実験医学 増刊
Vol.35-No.17 2017

JN254557

ヒト疾患の
データベースと
バイオバンク

情報をどう使い、どう活かすか？ゲノム医療をどう実現するか？

編集＝山本雅之，荻島創一

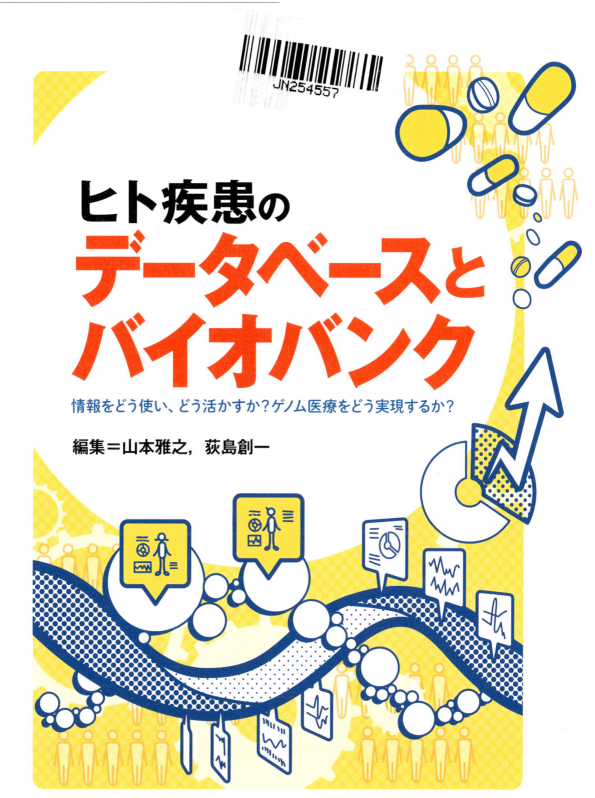

羊土社

本書の刊行に寄せて

　3つのLIFE（生命・生活・人生）を包含する医療研究開発の推進によって，一分一秒でも早く研究成果を社会実装し，患者さんやご家族のもとにお届けすることが，日本医療研究開発機構（AMED）の使命となっています．そのため，AMEDは，それまで3省庁に計上されていた日本の医療分野の研究開発に関する予算を一元化し，基礎から実用化まで切れ目のない研究開発の実現をめざし，研究マネジメントに取り組んでいます．その取り組みの1つが，情報共有による医療の研究開発の課題解決をめざした，積極的なデータシェアリングの推進です．

　AMEDは発足して最初のリーディングプロジェクトの1つとして「未診断疾患イニシアチブ（IRUD）」を立ち上げ，全国規模の診断体制構築を進めました．有効な検査・治療法が見つからない，その疾患の専門家がほとんどいない等，さまざまな困難に直面している未診断疾患の患者さんの診療に必要な体系的医療システムと患者情報を収集蓄積・開示するシステムの構築，そして研究開発の推進をめざすものです．プロジェクト開始から約1年半で患者さん約2,300家系を登録し，遺伝子解析拠点で一括して解析とマッチング作業を行い，新規疾患概念が報告ずみのものだけでも6例発見されました．2017年5月時点で，国内400近い協力病院が連携しています．

　IRUDなどで培った「広域連携・分散統合」の概念を他の疾患領域に広げることは，研究開発の推進に大きな効果が期待できます．AMEDでは，2016年度4月に，ゲノム情報のシェアリングにかかわる方針を示しました．「データシェアリングポリシー」を発表し，「疾病克服に向けたゲノム医療実現化プロジェクト」の研究課題を対象に適用する取り組みも進めています．また，あらゆるフェーズの専門家をつなぎ，さらなる医療研究開発を推進するため，データのシェアリングだけではなく，バイオバンク，情報基盤，倫理的・法的・社会的な課題（ELSI）等，ゲノム研究を支える研究者，技術者等を支援する活動を強化します．2017年4月に開設したポータルサイト（http://www.biobank.amed.go.jp/）では，これらの取り組みの情報発信の場として，学術界のみならず産業界にも，日本のバイオバンクやコホートを広く案内するとともに，バイオバンク等を横断的に検索できるサイト等を構築する試みも計画しています．今後もデータシェアリングなどの取り組みにより医療研究開発を推進し，AMEDの使命を果たしたいと思います．本増刊号が日本のバイオバンク事業のさらなるきっかけとなることを願って止みません．

2017年9月

日本医療研究開発機構　理事長

末松　誠

ゲノム医療研究開発の基盤としての
疾患データベースと複合バイオバンク

山本雅之

　大規模なゲノム解析技術や情報処理技術などの進歩・発達により，医学・生命科学の研究スタイルは大きく様変わりしつつある．ヒトの集団を対象に大規模サンプルを収集することや，それに基づいて作出・データベース化された大量の情報やバイオリソースを活用することが，疾患の理解を促しており，新しい治療法・診断法創出のために必須のインフラストラクチャーとなっている．本書では，データシェアリングを基盤とする新しいゲノム医療の研究開発動向を紹介しながら，国内外の疾患ゲノム研究，また，ゲノムコホートやバイオバンクの取り組み，さらに，それらの利用法などをご紹介したい．

　本書は4章から構成されているが，**第1章**はデータシェアリングを基盤として推進されるゲノム医療研究開発に焦点をあてている．わが国ではすでに，日本医療研究開発機構（AMED）による稀少・未診断疾患を対象としたクリニカルシークエンスの取り組み（IRUD）が開始されているが，今後，ゲノム医療はがん領域におけるクリニカルシークエンスに発展し，あわせて，多因子疾患のリスク予測や薬効予測など（Pharmacogenetics）にも着実に発展していくものと予想される．**第1章**では，稀少・未診断疾患やがん領域におけるクリニカルシークエンス・ゲノム医療の取り組みをご紹介するとともに，これらの基盤となる「データシェアリング」の現状・方向性などについてご紹介したい．

　次いで，**第2章**では疾患データベースとバイオバンクについて，国内外で本テーマに取り組んでいるプロジェクトの概要と最新動向，さらに，データベースやバイオバンク整備の状況をご紹介するとともに，それらがすでに利用可能な場合には，その利用方法についても実践的にご紹介することを試みている．そこで，**第2章**には「プロジェクトの最前線と利用の実践ガイド」という副題を添えさせていただいた．また，**第3章**では，ゲノム医療研究開発に関連する法律，セキュリティ，研究倫理などについて，第一線で活動している研究者からご紹介いただく．さらに，**第4章**では，疾患データベースとバイオバンクの今後の諸課題についてご紹介する．

　ところで，筆者は，東北メディカル・メガバンク計画にかかわり，同計画に基づくゲノムコホートとバイオバンクの設立に取り組んでいる[1]．東日本大震災の被害を受けて，

被災地の地域医療を復旧し，地域の人々の長期的な健康調査を行うとともに，バイオバンクを構築して最先端医学・生命科学研究の拠点となろうとする取り組みである[2]．すでに，15万人規模のゲノムコホートを形成し，現在は追跡調査とバイオバンク構築に取り組んでいる．

　東北大学と岩手医科大学が協力して，15万人規模のコホート調査に取り組んでいるが，そのうち8万人は一般成人を対象とした地域住民コホート調査であり，一方，7万人は三世代コホート調査である．本コホート調査は，次世代型医療の実現をめざしており，参加者のゲノム解析を行うこと，また，提供を受けた生体試料をバイオバンクとして保管し，全国研究者の利活用に供することを大きな目標としている．

　同計画のバイオバンクの特徴は，生体試料の保管のみならず，ゲノム・オミックス解析など代表的な解析を自ら行って，そのデータを蓄積・分譲する点にあり，われわれはこのシステムを複合バイオバンク（Integrated Biobank）と呼んでいる．ここで得られた解析情報は，アンケートや各種健康調査の結果，および試料とともに，外部委員を中心とする試料・情報分譲審査委員会の審査を通じて，全国の研究者の利用に供している．実際に，本複合バイオバンクの試料・情報分譲はすでに実績を重ねつつあり，広くデータシェアリングが実施されつつある．

　一例をあげると，同計画ではヒトの全ゲノム解析を進めているが[3]，その成果に基づいて，すでに2,049人分の解析より得られた全SNV（一塩基バリエーション）のアレル頻度情報などを公開している[4][5]．さらに，本書が発行される頃には，公開の対象を3,554人分に拡大する予定である．また，網羅的なメタボローム・プロテオーム解析にも挑んでおり[6]，すでに1,000人分のデータを公開しているが[7]，2017年9月には5,000人分に拡大する．さらに，岩手医科大学を中心に，エピゲノム（メチル化解析），トランスクリプトーム，ゲノムの3層オミックス解析の成果も公開している[8]．また，同計画の複合バイオバンクは，管理に自動化とロボット化を大幅にとり入れており，さらに，ISO 9001（品質管理）とISO 27001（情報セキュリティ）を取得して，検体・情報処理プロセスを厳しい国際標準に適合させるような運営を実施している．

　ところで，前述のように東北メディカル・メガバンク計画の複合バイオバンクでは，試料・情報分譲審査委員会による審議を経て，試料・情報の外部利用（分譲）を行っている．従来，わが国のバイオバンクでは共同研究による試料などの利用がはかられてきたが，それらと同計画の「分譲」のしくみが大きく異なるのは，知的財産取り扱いの点である．共同研究利用と異なり，同計画の分譲を経て外部に導出された成果については，受けとった外部機関に知的財産権が帰属する．このしくみは，今後，複合バイオバンクの試料と情報の産業利用を促進するものと考える．

筆者は，大規模な試料と情報の集積が疾患発生メカニズムの解明や効果的な予防法や治療法の開発のために重要であり，バイオバンクの整備は，国民の健康・福祉の向上，科学研究の発展，経済における国際競争力の維持などにおいて必要不可欠なものであると考えている．本稿でご紹介した，ゲノムコホート調査，複合バイオバンクなどはいずれも，わが国のような「知的存在感のある科学立国」をめざして，多くの先端的な学術研究や製品開発が行われている国には，なくてはならないインフラストラクチャーである．企業に対する試料・情報分譲も，大学人では思いもよらないようなご提案をいただきながら，多くの協力を得ることで，産業面だけではなく，より広く深い学術の成果が得られるものと期待している．本書が，わが国のゲノム医療・個別化医療の発展に寄与することを祈念したい．

文献

1）山本雅之：産学官連携ジャーナル，8：34-35, 2012
2）Kuriyama S, et al：J Epidemiol, 26：493-511, 2016
3）Nagasaki M, et al：Nat Commun, 6：8018, 2015
4）東北大学東北メディカル・メガバンク機構：「「全ゲノムリファレンスパネル」のアレル頻度公開情報を拡充しました（2015年12月15日）」http://www.megabank.tohoku.ac.jp/news/13358
5）東北大学東北メディカル・メガバンク機構：「日本人ヒト全ゲノム解析に基づく高精度の住民ゲノム参照パネル（2,049人）から全SNV頻度情報等を公開します（2016年6月15日）」http://www.megabank.tohoku.ac.jp/news/15894
6）Koshiba S, et al：Sci Rep, 6：31463, 2016
7）「jMorp（Japanese Multi-Omics Reference Panel），2015.07.02」https://jmorp.megabank.tohoku.ac.jp/
8）「iMETHYL（integrative DNA Methylation Database），2016.04.14」http://imethyl.iwate-mega-bank.org/

実験医学 増刊 Vol.35-No.17 2017

ヒト疾患のデータベースとバイオバンク

情報をどう使い、どう活かすか？ゲノム医療をどう実現するか？

第1章 データシェアリングにより推進するゲノム医療研究開発

第2章 疾患データベースとバイオバンク【プロジェクトの最前線と利用の実践ガイド】

CONTENTS

※ 実践ガイド：本文中にデータベース等の使い方について解説があります

第3章　法制度，知的財産，倫理等の諸問題

第4章　疾患データベースとバイオバンクの今後の課題

展望　バイオバンクのこれまでの発展の基本軸と将来の展望

実験医学 増刊 Vol.35-No.17 2017

ヒト疾患の
データベースと
バイオバンク

情報をどう使い、どう活かすか？ゲノム医療をどう実現するか？

編集＝山本雅之，荻島創一

1. ゲノム医療研究開発の稀少疾患領域における国内外の動向

小崎健次郎

5,000を超える遺伝性疾患が知られているが各疾患の頻度は低い．個別の医師や個別の医療センターが十分な症例数の診療経験を積むことは困難であり，データシェアリングが必須である．現在，そのデータシェアリングに有用な病的バリアントデータベース，正常人バリアントデータベース，診断症例の比較・診断のためのデータベースが開始・運営されており，本稿ではそれを概説する．これらのデータベースを駆使して診断不明患者を対象とした「未診断疾患イニシアチブ」が推進されている．

はじめに

Johns Hopkins Universityによって維持されている遺伝性疾患のカタログであるOMIM（Online Mendelian Inheritance in Man）によれば，2017年7月現在，5,020の遺伝性疾患が記載されている．診断不明の患者さんの相当数は，このような稀少遺伝性疾患（Rare or ultra-rare disease）に罹患している可能性がある．一般論として，患者数の少ない疾患を臨床症状のみから正確に診断することは，たとえその疾患が医学的に既知の疾患であっても，容易ではない．そこで

[キーワード＆略語]
稀少遺伝性疾患，病的バリアントデータベース，正常人バリアントデータベース

HPO：Human Phenotype Ontology
IRUD：Initiative on Rare and Undiagnosed Diseases（未診断疾患イニシアチブ）
OMIM：Online Mendelian Inheritance in Man

疾患原因遺伝子を特定しない，エクソーム解析や全ゲノム解析などの網羅的な遺伝学的解析方法をとり入れることが診断不明患者の病因診断に有用であろうと期待されている．Hypothesis-free approachといえる．

疾患数の多さに比較して，各疾患の頻度が低いことから，個別の医師や個別の医療センターが十分な症例数の診療経験を積むことは困難であり，よりよい医療を提供するために，データシェアリングが必須である．

稀少疾患領域において，後述の3カテゴリーのデータベースは特に有用性が高い．A.病的バリアントデータベース，B.正常人バリアントデータベース，C.診断症例の比較・診断のためのデータベースである．それぞれについて，概説したい．

1 データシェアリングポリシー

各カテゴリーのデータベースについて説明する前に，わが国のデータシェアリングに関する基本的な考え方

Genome research in rare and undiagnosed diseases: National and international progress
Kenjiro Kosaki：Center for Medical Genetics, Keio University School of Medicine（慶應義塾大学医学部臨床遺伝学センター）

として2016年4月に発表された「ゲノム医療実現のためのデータシェアリングポリシー」について説明する．医療分野の公的研究費の支援を統括している日本医療研究開発機構（AMED）では，ゲノム情報を活用することが国民の健康増進と疾患の克服に重要であるとして，研究者間でのデータの共有を推進することを明示し，研究資金を受ける研究者に対して，原則としてデータの共有を義務づける方針「ゲノム医療実現のためのデータシェアリングポリシー」を発表している[1]．研究参加者（患者など）の権利を保護し，データ・情報を提供した研究者の権利も保護する方針を示している．

データ共有のレベルは，①制限共有データ，②制限公開データ，③非制限公開データに分類される．

①については，特定の研究者のコミュニティのなかでのデータ共有であり，これまでの研究者間のデータの扱いと基本的には同じ考え方である．②については，データを一般公開はしないが，データ提供者と直接に共同研究の関係にないデータ利用希望研究者が申し出たときに，第三者の委員会組織が，データ利用申請の妥当性や利用希望者の研究者としての適格性などを確認したうえでデータを提供する．③は，アクセスに制限なく誰でも利用することが可能なデータとして公開する．それぞれのデータの提示方法について，事前に研究参加者（患者など）から適切な同意を得るものとする．

2 臨床ゲノム情報統合データベース整備事業

次世代シークエンサーを用いてエクソーム解析を行うと，ヒトの標準塩基配列と患者の塩基配列の差，すなわちバリアント（変異）が多数見出される．バリアントが病的意義をもつとは限らない．多数のバリアントのなかから患者の臨床症状を説明しうるバリアントを選び出さなければならない．このため，公的な病的バリアントデータベースの構築・運用が求められる．このようなバリアントデータベースは，超稀少疾患に対して，Hypothesis-free approachをとるときに特に有用である．

ゲノム情報と疾患特異性や臨床特性などの関連について，日本人を対象とした検証を行い，臨床および研究に活用することができる臨床情報と遺伝情報を統合

的に扱うデータベースを整備するとともに，その研究基盤を利活用した先端研究開発を一体的に推進する，という目的で，2016年度より「臨床ゲノム情報統合データベース整備事業」が開始されている．難病・がん・感染症・認知症などの疾患分野において，検体の収集およびゲノム解析，加えて臨床情報を含めた情報の統合・解析，臨床現場への還元（クリニカル・シークエンス）が進められている．詳細なデータを前述のゲノム医療実現のためのデータシェアリングポリシーにおける「制限共有」ないし「制限公開」することで，研究の推進が図られている．

3 病的バリアントデータベース

米国では10万を超える病的バリアントがコミュニティの努力で集積され，ClinVarデータベースとして世界に向けて非制限公開されている．大学などの研究機関ばかりでなく，臨床検査会社などからもデータが提供されている．また，英国からはHGMD（The Human Gene Mutation Database）が有償で公開されている．ただし古い文献がもとになっているものでは出版当時にアレル頻度に関する情報が不十分であり，現在となっては単に頻度の低い正常多型を「病的バリアント」と報告していることがあり注意を要する．また，これらの海外データベースに含まれる日本人特有の病的バリアントデータは限られている．さらに，正常日本人のバリアントの頻度に基づいて，海外で行われたバリアントの評価結果を再評価する必要もある．特に，常染色体劣性遺伝病では，病的アレルの分布の人種差が大きい．日本人の次世代シークエンサーの臨床応用が急速に進んでいることから，日本人の病的バリアントに関するデータが増加すると期待される．

得られた成果のうち，疾患原因の遺伝子名―当該遺伝子の病的バリアント―診断名という3つの組合わせについては，データシェアリングポリシーにおける「非制限公開」として，病的バリアントデータベースが公開される計画である．

4 正常人バリアントデータベース

正常人バリアントデータベースとしては京都大学の

HGVD（Human Genetic Variation Database），東北大学東北メディカル・メガバンク機構の「日本人ヒト全ゲノム解析に基づく高精度の住民ゲノム参照パネル（2,049人）」（2KJPN）が有用である．またあまり知られていないが台湾の正常人データベース（Taiwan Biobank）も有用である．ただし正常人バリアントデータベースに登録されていてもアレル頻度が低い（＜1%程度未満）場合には，劣性遺伝病の原因となる病的バリアントである可能性は残る．世界のいずれかの民族集団においてMAF（minor allele frequency）の最大値が0.03を超えるバリアントは疾患原因である可能性が低い．稀少疾患の研究になくてはならないデータベースである．

5 診断症例の比較・診断のためのデータベース

大学病院のような三次医療施設であっても，症状の組合わせだけからでは臨床診断名がつかない「診断不明」の患者が多数通院されているのが現状である．この問題を解決するために，国内外で診断がつかない患者（未診断疾患患者）に関するデータシェアリングが進められている．診断不明とされてきた患者集団のなかには，これまで固有の疾患として医学界で認識されていないが，じつは特異的な症状（複数）の組合わせにより定義される特定の病因を有するような新しい疾患単位が含まれている可能性がある．複数の患者たちがこれまで知られていなかった，独特だが類似の症状の組合わせを有していて，しかも，同じ特定の遺伝子に変異を有していることが示される場合には，新規疾患単位が発見された，ないし認識されたことになる．未発見の疾患単位が多く存在することを想定して，未診断疾患（undiagnosed diseases）という暫定的な疾患概念が用いられるようになった．未診断疾患の研究のためには，未診断症例間の表現型の比較が必須である．

わが国においては，AMEDにより「未診断疾患イニシアチブ（Initiative on Rare and Undiagnosed Diseases：IRUD）」というナショナル・プロジェクトが2015年の夏に開始され，約2年間で全国から2,000家系を超える患者・家族がプロジェクトに参加している．筆者の施設もIRUD拠点の1つであり，未診断疾患

者の診療とゲノムデータの解析を担当している．1,000家系を超える患者・家族のご協力をいただいている．データ解析の結果，分子遺伝学的確定診断率は約30%であった．これまで全く知られていなかった新規疾患も同定されている．

IRUD研究グループではIRUD-Exchangeデータベースが使用されている．海外とのデータシェアリングに際しては，PhenomeCentralやMatchmaker Exchangeなどの枠組みが使用されている．これらのデータベースにおいて標準的な臨床症状の表記法としてHPO（Human Phenotype Ontology）が使用されている．HPOでは，ヒトの疾患において認められうる症状名や異常な表現型に関する術語を網羅的に標準化し，症状名と症状名の関係を数学的に記述している[2]．HPOはオントロジー体系の一種である．オントロジーとは，知識体系を構成する術語と術語の間の意味的な関係を記述した知識体系である．術語は標準化されており，標準化された術語の間の意味的な関係についても定義が行われる．HPOは術語として症状名を取り扱っており，表現型の異常（例えば，心房中隔欠損）を標準的な術語を用いて記載する．遺伝性疾患については，約11,000の症状名を提供している．これに加えて約4,000の比較的頻度の高い疾患に対しても，標準的な症状名を提供している．ここでHPOが取り扱うのは，症状であって病名でないことに注意されたい．一般に病名は症状名の組合わせによって決定されるが，HPOが扱うのは，個別の症状名である．

なお，新規に同定された疾患単位が，医学界に認定されるようになれば，その症状の組合わせはもはや「未診断疾患」ではなくなり，「既知稀少疾患」に分類されるようになる．

おわりに

稀少疾患研究の促進のためには，症例情報の蓄積がきわめて重要である．genotypeのレベル，phenotypeのレベルの両方における情報の蓄積と共有が必要である．データの利活用に際しては，個人情報保護の観点が重要である．患者にデータシェアリングの意義を説明し，理解を得ることが重要である．特に病的バリアントのデータベースが未整備であるわが国の現況は，

10万単位のバリアントが公開され日々活用されている欧米諸国と比較して，憂うべき状況であり，学会・研究者などのコミュニティをあげての対応が望まれる．

　新規疾患の同定をめざし，また超稀少疾患の疾患スペクトラムを明らかにするためには，国際連携が不可欠である．2016年11月16〜17日に米国NIHとAMEDの支援により第4回国際未診断疾患会議（International Conference of Rare and Undiagnosed Diseases）が東京で開催され，20カ国60名の未診断疾患研究プロジェクトの代表者が一堂に会した．各国の取り組みが紹介されるとともに，未診断患者について熱心な意見交換が行われた．今後の国際協調の進め方についても議論が白熱した．協力を通じてより多くの患者の診断・新規疾患の同定・治療法の開発が促進することが期待される．

文献

1）日本医療研究開発機構：基盤研究事業部の事業一覧（http://www.amed.go.jp/program/list/04/）
2）Human Phenotype Ontology（http://human-phenotype-ontology.github.io/）

＜著者プロフィール＞
小崎健次郎：1989年，慶応大学医学部卒業，同小児科入局．'93年，米国カリフォルニア大学サンディエゴ校・ベーラー医科大学に留学．米国臨床遺伝学専門医資格の取得と並行して，ゲノム研究に従事．'98年，帰国後，慶応大医学部講師・助教授・准教授を経て，2011年より同大臨床遺伝学センター教授．慶大病院で診断不明の患者さんを対象とする外来を設立運営し，網羅的解析を介した稀少疾患の診断と新規疾患の同定・治療法の開発をめざしています．

1章

データシェアリングにより推進するゲノム医療研究開発

2. がん領域におけるゲノム医療研究開発の国内外の動向

大津　敦

がん領域でのゲノム医療開発研究は多遺伝子診断パネルの開発により大きく変貌しつつある. 新薬開発試験は, 稀少な driver/actionable 遺伝子[※1][※2] 変化に対応するため, いわゆる umbrella/basket type の試験が国家レベルで展開されている. 米国の先進施設を中心に, actionable 遺伝子変化も含めて効果の可能性のある薬剤を試みるクリニカルシークエンスも急速に普及している. 各国の保険医療制度や規制案件の差に起因する部分も大きいが, 実臨床への医療としての実装を考慮する際には臨床での有効性・安全性を含めた臨床試験や大規模な疾患データベース・レジストリでの評価が重要となる.

はじめに

ゲノム解析研究の急速な進歩により, 疾患の原因遺伝子の同定や個別化治療への応用など広く医療全体が変貌しつつある. そのなかでも, がん領域では数多くの研究が展開されており, 実診療の場への導入が世界的に急速に進みつつある. BCR–ABL陽性慢性骨髄性白血病に対するイマチニブの成功以来, driver遺伝子の診断とその特異的阻害剤の開発はがん新薬開発の王道となってきた. すなわち, 一つひとつのdriver遺伝子をスクリーニングし, 陽性例に対する特異的阻害剤の開発を行うコンパニオン診断に基づいた治療薬開発が主流であったが, 昨今, driver/actionableな遺伝子の増加とともに, 次世代シークエンサー（NGS）を用いた多遺伝子解析パネルの開発によって包括的な遺伝

[キーワード＆略語]
プレシジョン・メディシン, クリニカルシークエンス, driver/actionable 遺伝子, 分子標的治療薬

CNV：copy number variation（コピー数多型）
dMMR：mismatch repair deficient
LDT：laboratory developed test
　（薬事未承認検査法）
MSI-high：microsatellite instability high
OCP：Oncomine Cancer Research Panel
　（遺伝子解析パネル）
SNV：single nucleotide variant
　（単一塩基変異）

※1　driver 遺伝子
がん遺伝子・がん抑制遺伝子といった, がんの発生・進展において直接的に重要な役割を果たす遺伝子をdriver遺伝子と呼ぶ. がんの発生過程においては, ゲノム変異が起こりやすい状態（いわゆるゲノム不安定性）となるため, がんの発生には無関係な遺伝子にもランダムに変異が起こることが知られている（背景変異, あるいはパッセンジャー遺伝子と呼ばれる）.

※2　actionable 遺伝子
開発中の薬剤も含めて治療効果が期待できる可能性のある薬剤が存在する標的遺伝子.

Developmental study for genome-based precision medicine in oncology: current status in Japan/the world
Atsushi Ohtsu：National Cancer Center Hospital East（国立がん研究センター東病院）

子診断が可能となったことから，臨床での新薬開発試験や先端的施設での実地診療に大きな変化をもたらしている．米国オバマ前大統領の「Precision Medicine Initiative」が2015年に発表されたことも相まって，多くの多遺伝子解析パネルを用いた研究が世界的に進展している．米国の先進施設を中心に，自施設での多遺伝子パネル解析結果に基づいた主として既承認薬適応外使用による治療薬の投与も多数実施されており，実診療での一人ひとりの患者さんに対して，actionable遺伝子変化も含めて効果の可能性のある薬剤を試みるクリニカルシークエンスも急速に普及している．

一方で，「医療」の観点から，がんゲノム研究の臨床応用へのインパクトを考えると慎重な意見もある．クリニカルシークエンス実施施設において，現時点で既知のdriver/actionableな遺伝子の発現があり，標的遺伝子に適合した薬剤が投与されたのは3～13％とまだ少数である[1]．臓器横断的にみられる同一の遺伝子変化において，同一の薬剤によって同様な治療効果が得られるかに関しては，例えば，*BRAF*V600E変異に対するBRAF阻害剤でのメラノーマと大腸がんでの治療効果が前者では80％の奏効率を示すのに対し，後者では5％以下と全く異なる[2][3]など必ずしも一致しておらず，現時点ではまだ臓器別の臨床試験などでの評価が必要となる．多遺伝子パネルを用いた治療薬選択による治療成績向上もレトロスペクティブな比較では未承認薬のphase I試験などでは標的がマッチした症例はそうでない症例と比べて有効性が示唆される[4]～[6]ものの，既承認薬の適応外使用による前向きな比較試験では有意差がみられない[7]などまだ十分なエビデンスが得られていない．さらに，driver遺伝子自体の頻度が低くかつ多数のactionableな遺伝子異常に対する治療薬の臨床効果が不透明であること，有効薬剤でも完全寛解を得られる症例は稀であり耐性が生じやすいことや組織のheterogeneity・治療によるクローンの変化，コストの問題など，克服すべき課題が多数あり，実臨床への導入を考えるうえでは慎重な意見もある[1]．各国の保険医療制度や規制案件の差に起因する部分も大きいが，実臨床への医療としての実装を考慮する際には希少なdriver/actionable遺伝子発現症例に対する臨床での有効性・安全性を含めた臨床試験や大規模な疾患データベース・レジストリでの評価が重要となる．

1 多遺伝子パネル解析をめぐる最近の動向

がん医療へのゲノム研究の応用は，TCGAなどによる全ゲノム/エキソーム解析の疫学的データから，既知のdriver/actionable遺伝子解析を組み込んだ多遺伝子パネルの開発により大きく進歩している．解析コストの低減や解析時間の短縮により，実臨床の場での使用が可能となったことが大きい．昨今のパネルにおいては，遺伝子変異に加え増幅，融合遺伝子の検出などが可能となっているが，研究レベルから実臨床に導入する際の解析の質保証についても重要であり，coverage数やSNV（single nucleotide variant）の除去，CNV（copy number variation）算出時の組織heterogeneityの影響などまだ十分とはいえない課題も残っている[1]．米国の先端施設では，新規技術の診断法に関しては薬事未承認検査法（LDT）として実施され，施設内検査室の質保証に関する臨床検査室改善法（CLIA）でアメリカ食品医薬品局（FDA）が規制することにより，LDTの質保証が担保されて保険償還されるしくみとなっていることから，先端施設でのオリジナルな多遺伝子診断パネルの使用が可能となっている．また，複数の診断薬開発企業が多数の多遺伝子診断パネル開発を進めており，商用パネルの使用も急速に進んでいる．一方，わが国においては検査室の質保証に関する規制がなく，米国でのLDTと同様の施設内体制整備は，当センター中央病院などごく一部の施設に限られている．現在，検査室業務の質保証に関する内容を含んだ医療法改正の審議が進んでおり，厚生労働省の「がんゲノム医療推進コンソーシアム」での議論[8]をもとに，今後わが国でも同様の検査システムが中核施設を中心に導入されていくことも予想される．

2 がん新薬開発試験での最近の動向

多遺伝子パネルによる包括的な遺伝子診断が可能となったことにより，特に分子標的治療薬の開発試験デザインは大きく変化している．個々のdriver/actionable遺伝子変化の頻度は多くの場合数％以下と低いことから，臨床試験の実施には大規模なスクリーニングが必要であり，個々の遺伝子異常における比較試験の

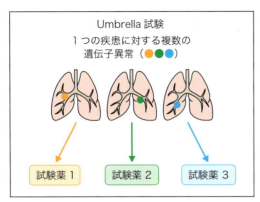
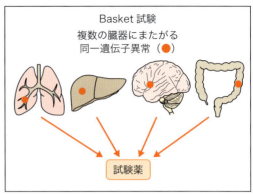

図1　プレシジョン・メディシン構築のための2つの開発試験デザイン
文献9より引用.

実施は困難である．このような背景から，稀少なフラクションでの新薬開発試験は，1つの疾患に対する複数の遺伝子異常のそれぞれに応じた複数薬剤によるumbrella typeでの試験や，複数の臓器にまたがる同一の遺伝子異常に対して1つの薬剤開発試験を行うbasket typeの試験などに変化している（**図1**）．各国の規制案件にもよるが，1つの薬剤での臨床試験データは，コントロールを置かない単アームでの試験で承認が取得される事例も散見されるようになってきており，臨床での開発試験の方法論自体が大きく変化しつつある．前述のように，同一の遺伝子異常が発現する他臓器のがんにおいて同一の薬剤が同じ効果を示すとは限らない．例えば，*BRAF*V600E変異陽性例に対するBRAF阻害剤がメラノーマと異なって大腸がんで無効である原因としては，*BRAF*V600E変異大腸がんにおいて，BRAFの阻害はEGFRのフィードバック活性化を引き起こし，これがBRAF阻害薬単剤の無効の原因とされ[10) 11)]，単剤ではなく抗EGFR抗体薬の併用などでの開発が進んでいる．また，HER2陽性乳がんと同様にHER2陽性胃がんでもトラスツズマブの生存延長に関する有効性は証明されたが，抗体薬物複合体（ADC）であるT-DM1に関する同様のデザインでの二次治療としての比較試験ではHER2乳がんでは有効性が証明されたものの[12)]，HER2胃がんでは効果が示されない[13)]など異なる結果となっている．胃がんで無効となった原因としては低分子薬剤（payload）であるDM1自体の感受性が低いことや，胃がんにおける

heterogeneityなどが考えられている．これらの事例が示す通り，臓器ごとの腫瘍自体によるさまざまな要因が影響するため，臓器横断的に同じ効果を示す分子標的治療薬はまだ得られておらず，個々のがん種ごとでの臨床試験による評価が必要な状況にある．以下，代表的なumbrella/basket typeの開発試験を記載する．

1）肺がんにおけるumbrella type study

　現時点において，driver遺伝子が最も多く発見され，かつ，有効薬剤も多く開発されている肺がんでの臨床試験が最も先行しており，米国におけるLung-MAP試験と英国でのLung-MATRIX試験が進行している．前者は，米国NCI傘下のSWOG（Southwest Oncology Group）が製薬企業4社との共同研究で，肺扁平上皮がんを対象とし，NGSパネルおよび相補的な免疫染色によるスクリーニングを行い，その結果に応じて5つの遺伝子変化サブタイプ（PI3K，CDK4/6，FGFR，c-MET，PD-L1）での新薬と標準治療との比較試験を実施するphase Ⅱ/Ⅲ試験デザインを採用している．phase Ⅱ partで無増悪生存期間（PFS）による初期の有効性セレクションを行った後に，phase Ⅲ partで全生存期間での検証を行う形式となっているため，かなり大規模な症例集積と時間を要する[14)]．後者においては，英国のCancer Research UKと製薬企業2社との共同研究で非小細胞肺がんを対象とし，NGS多遺伝子パネル（28遺伝子）による解析結果によって参加企業の8つの薬剤の開発試験へ組み入れを行い，それぞれの試験ごとにエンドポイントが異なっている[15)]．

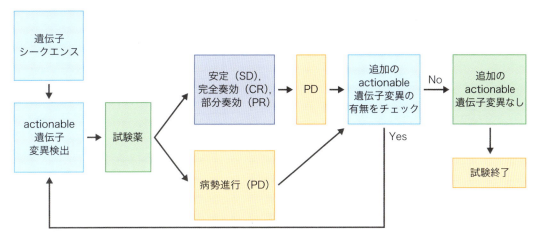

図2　NCI-MATCH study のデザイン
文献16より引用.

2）NCI-MATCH study

　米国でのプレシジョン・メディシンの実現をめざして固形がんを対象とした全米での大規模な臨床試験（NCI-molecular analysis for therapy choice program：NCI-MATCH）が展開されている[16]．本試験では，リンパ腫を含む固形がんで標準治療が無効となった症例を対象として，143の遺伝子変異・増幅・融合遺伝子解析パネル（Oncomine Cancer Research Panel：OCP）を用いてCLIA認証施設で解析後，それぞれの遺伝子異常にマッチした試験薬の臨床試験への登録を実施するデザインである（**図2**）．当初は，3,000例を目標に10種類の単剤あるいは併用療法の臨床試験（多くの場合適応拡大試験の位置づけ）への組み入れで開始し，その後，20〜25の試験への拡大が予定されている．それぞれの試験は探索的試験の位置づけで，有効性が認められれば検証的な試験へと移行し，承認取得をめざすスキーマとなっている．

3）SCRUM-Japan

　わが国においては，当センターを中心とした産学連携全国がんゲノムスクリーニング事業（SCRUM-Japan）が肺・消化器がんを対象に展開されている（**図3**）．本事業は，国立がん研究センターと製薬企業15社（2017年5月現在16社）および全国240の医療機関との共同研究として2015年2月から正式な活動を開始している．本事業では，NCI-MATCHと同じOCPパネルを用い，CLIA認証を取得した日米2カ所の検査ラボで解析を行い，遺伝子異常のactionability（活性の可能性）に関しては，企業の標準的知識データベースおよびSCRUM事務局の専門家による解釈を加えて施設担当医へ結果を返却する．現在，関連するumbrella type24試験，basket type15試験の計396試験が進行中であり，ホームページ上での公開および事務局からの治験情報通知で治験への参加を促している．2016年度末までに4,805例の登録があり，日本人の疾患ゲノム疫学データの取得とともに臨床ゲノムデータベースの構築と参加企業・医療機関とのオンラインでのデータ共有システムも稼働し（**図4**），産学での研究利用を推進している．また，2016年にAMEDでの研究事業として「臨床ゲノム統合データベース整備事業」が開始され，がん領域のクリニカルシークエンスに関する分野ではSCRUM-Japanをはじめ複数のグループからの臨床ゲノムデータの提供およびその統合が計画され，現在共通フォーマットの作成が行われている．また，開発治験に関しては，当センター研究所などで発見された*RET*融合遺伝子陽性非小細胞肺がん[17]に対する抗悪性腫瘍薬バンデタニブの医師主導治験の登録が終了し，奏効率53％（9/17）と良好な成績を得て[18]，現在適応拡大承認申請に向けて準備を進めている．さらに，リキッドバイオプシー※3や免疫ゲノムパネル※4などの新しい技術を導入した個別研究もまもなく開始予定であり，わが国での新薬・診断法開発の促進をめざしている．

全国 245 施設の参加

SCRUM-Japan 参加医療機関
（2017 年 3 月）

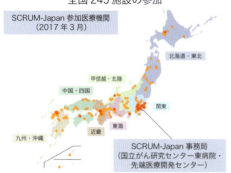

北海道・東北

甲信越・北陸

中国・四国

関東

近畿

東海

九州・沖縄

SCRUM-Japan 事務局
（国立がん研究センター東病院・
先端医療開発センター）

製薬企業 15 社との共同研究

産学連携全国がんゲノムスクリーニング事業 -SCRUM-Japan-

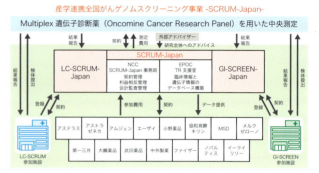

最先端の pan-cancer panel（OCP）でのゲノム解析

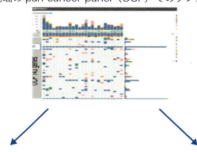

ゲノム解析結果に基づく企業・医師主導治験

Umbrella type 24 試験（赤字は医師主導治験）

Organ	Target	agent	Phase
NSCLC	RET	vandetanib	I / II
NSCLC	RET	alectinib	I / II
NSCLC	RET	lenvatinib	II
NSCLC	ROS1	entrectinib	II
NSCLC	ROS1	Crizotinib	II
NSCLC	ROS1	DS6051b	II
NSCLC	ROS1/ALK	PF06463922	II
NSCLC	MET	capmatinib	II
NSCLC	MET	tepotinib	II
NSCLC	MET	AZD6049	II
NSCLC	ALK	capmatinib	II
NSCLC	ALK	LDK378	II
NSCLC	ALK	entrectinib	II
NSCLC	ALK	Alectinib	III
NSCLC	HER2	T-DM1	II
NSCLC	HER2	Trastuzumab	II
NSCLC	KRAS	abemaciclib	III
NSCLC	BARF	Dabra＋trame	II
SCLC	PI3K/AKT/mTOR	gedatolisib	II
CRC	MSI-H	pemprclizumab	III
CRC	HER2	Tmab＋Pertuzumab	II
CRC	BRAF V600E	Eriblin	II
CRC	BRAF nonV600E	Cmab＋Bim＋Enc	II
BTC	HER2	DS8201a	II

All comer（basket type）15 試験

Organ	Target	agent	Phase
Solid tumor	MET	Merestuinib	I
Solid tumor	FGFR	DS1123	I
Solid tumor	FGFR	TAS120	I
Solid tumor	EGFR/HER2	varlitinib	I
Solid tumor	HER2	DS8201a	I
Solid tumor	NTRK1/2/3	LOXO-101	I
Solid tumor	NTRK1/2/3	entrectinib	I
Solid tumor	NTRK1/2/3	DS6051	I
Solid tumor	ROS1/ALK	entrectinib	I
Solid tumor	PI3K/AKT/mTOR	TAS117	I
Solid tumor	PI3K/AKT/mTOR	AZD5363	I
Solid tumor	PI3K/AKT/mTOR	BYL719	I
Solid tumor	FGFR	TAS120	I
Solid tumor	FGFR	BGJ398	I
Solid tumor	FGFR	ASP5878	I

図3　SCRUM-Japanの概要

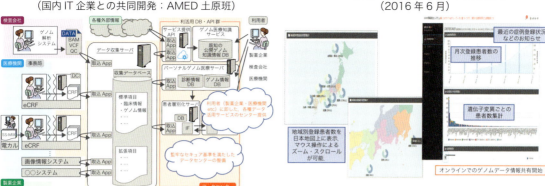

高セキュリティーデータストレージシステム
（国内 IT 企業との共同開発：AMED 土原班）

ゲノム情報のオンラインデータ共有開始
（2016 年 6 月）

データセンターに関する各省ガイドラインおよび ISO 規格について

・医療情報システムの安全管理に関するガイドライン（厚生労働省）
・ASP・SaaS における情報セキュリティ対策ガイドライン
　（ASP・SaaS の情報セキュリティ対策に関する研究会）
・ASP・SaaS 事業者が医療情報を取り扱う際の安全管理に関するガイドライン（総務省）
・医療情報を受託管理する情報処理事業者向けガイドライン（経済産業省）
・ISO 基準
　・情報セキュリティマネジメントシステム（ISMS）に関する国際規格（ISO 27001）
　・IT サービスマネジメント（ITSMS）認証規格（ISO 20000）
　・品質マネジメントシステム（QMS）に関する国際規格（ISO 09001）
　・その他　情報セキュリティ格付審査企業による格付評価
　　・情報セキュリティマネジメントのレベルの高さ
　　・利用者の重要な情報資産を保存している施設内での強固なセキュリティ対策
　　・悪意ある外部者に対する管理策，従業員に対する教育

・2016 年 2 月　共同研究企業と共有開始
・2016 年 6 月　GI-SCREEN 参加施設と共有開始
・2016 年 6 月の利用実績
　　アクセス　　　5,632 件
　　企業　　　　　5,025 件
　　医療機関　　　607 件
　　ダウンロード　53 件
・2016 年 7 月からファイル定義公開，バージョン
　管理を厳密化

図 4　SCRUM-Japan での臨床ゲノムデータのオンライン共有

4）免疫チェックポイント阻害剤での新しい動き

　昨今，著しい進歩がみられる免疫チェックポイント阻害剤の開発試験において MSI-high（microsatellite instability high），もしくは，dMMR（mismatch repair deficient）陽性大腸がんを対象とした抗 PD-1 抗体であるペンブロリズマブの高い抗腫瘍効果が示された[19]．それに続いて，大腸がん以外の複数のがん種での MSI-high/dMMR 陽性例に対する basket type の開発治験結果でも同様の有効性が示されたことから，

2017 年 5 月に米国 FDA が本対象例に対して，臓器横断的な承認をはじめて与えている．本試験では，MSI-high/dMMR は遺伝子変異量が一般の腫瘍と比べて明らかに高く抗 PD-1 抗体の効果が期待できる明確な根拠と臨床でのエビデンスが伴ったことで承認に至ったと考えられるが，basket type の開発試験ではじめて臓器横断的な承認が得られたことはきわめて意義深い．この結果により，広範囲のがん種で MSI-high/dMMR のスクリーニングが実臨床の場で急速に普及することが予想されるとともに，リンチ症候群など遺伝性腫瘍に対する相談体制の整備も必要となってくる．

※3　リキッドバイオプシー

腫瘍組織を用いずに血液などの体液を用いてバイオマーカーを診断・測定する方法の総称．解析対象としては，血中循環腫瘍細胞，がん細胞由来 DNA，エキソソームなどがあげられる．簡便に採取できるため，臨床での応用が広く期待されている．

※4　免疫ゲノムパネル

免疫に関与する可能性のある遺伝子をパネル化し，免疫チェックポイント阻害剤などの治療効果との相関を見るために開発された多遺伝子解析パネル．

3 疾患レジストリを利用した新たな動き

　民間保険が主体の米国においては，臨床試験以外でも適応外の薬剤使用が広く投与可能であり，施設ごとに多数の症例での genome-guided treatment がさまざまな薬剤を用いて実施されている状況から，前項の臨床試験ベースとは異なり，疾患レジストリをベース

に各遺伝子異常での薬剤の有効性や安全性を集積しようとする試みがみられる．米国臨床腫瘍学会（ASCO）は複数の製薬企業と共同で，TAPUR（Targeted Agent and Profiling Utilization Registry）studyを2017年から開始している．参加施設それぞれで実施された多遺伝子パネル（CLIA下で実施されていれば種類は問わない）での診断結果をもとに，学会内に組織された専門家チームによるMolecular Tumor Boardが治療薬選択へのアドバイスを行い，マッチするものがあれば参加企業から提供された薬剤を供与し，その治療効果と安全性情報を収集する試みである．今後は集積されたデータをもとに，学会としてガイドラインなどを作成していくものと予想される．施設内クリニカルシークエンス体制が広く普及し，かつ民間保険での適応外使用が広く可能な米国医療制度の特殊性もあり，米国以外での実現性はまだ不透明である．特に，公的医療保険制度下でかつ高価な分子標的治療薬の適応外使用が現実的に難しいわが国においては，まずは多遺伝子診断パネルの保険適用承認や先進医療保険などの普及に期待がかかる．

一方で，レジストリを活用した新薬承認審査の効率化が世界的に期待されている．2016年度からAMEDの研究事業としてSCRUM–Japanでのレジストリ研究が採択され，構築を開始している．現在企業・医師主導治験として新薬開発試験が実施され，今後，新薬承認申請が予想される遺伝子異常など陽性例を対象として，有効性評価における画像検査間隔などを一定にした質の高い臨床データを前向きに収集し，治験登録前の臨床情報や治験非登録例の臨床データなどからヒストリカルコントロールデータの作成を行う予定である．すでに，医薬品医療機器総合機構（PMDA）との協議のもとに，セントラルデータの質保証のための標準業務手順書（SOP）の作成やサンプリングSDV（source data verification）の方法などの策定を進めている．規制案件に耐えうるコントロールデータ作成により，開発試験および新薬承認審査の効率化を行い，いち早く実臨床の場に有効薬剤が届くことを期待している．さらに，臨床データは国際的な承認申請データとして使用可能となるようにCDISC（Clinical Data Interchange Standards Consortium）変換作業も進めており，今後予定している国際的なデータ統合に備えている．欧米においても質保証された国際

的互換性をもった臨床ゲノムデータはきわめて限られており，わが国がこの領域で国際的にリードできる基盤データとなることを期待している．

おわりに

がんゲノム医療はまさに現実のものになろうとしているが，まだ臨床実装への課題も多い．わが国においては，規制面での整備とともに，分子腫瘍内科医／病理医，遺伝相談カウンセラー，専門CRC（治験コーディネーター）などの人材が不足しており，その育成も急務である．

文献

1) Tannock IF & Hickman JA：N Engl J Med, 375：1289-1294, 2016
2) Chapman PB, et al：N Engl J Med, 364：2507-2516, 2011
3) Kopetz S, et al：J Clin Oncol, 33：4032-4038, 2015
4) Schwaederle M, et al：J Clin Oncol, 33：3817-3825, 2015
5) Tsimberidou AM, et al：Clin Cancer Res, 20：4827-4836, 2014
6) Schwaederle M, et al：JAMA Oncol, 2：1452-1459, 2016
7) Le Tourneau C, et al：Lancet Oncol, 16：1324-1334, 2015
8) 厚生労働省「がんゲノム医療推進コンソーシアム懇談会」（http://www.mhlw.go.jp/stf/shingi/other-kenkou.html）
9) Hward（Jack）West MD：JAMA Oncol, 3：423, 2017
10) Corcoran RB, et al：Cancer Discov, 2：227-235, 2012
11) Prahallad A, et al：Nature, 483：100-103, 2012
12) Verma S, et al：N Engl J Med, 367：1783-1791, 2012
13) Thuss–Patience PC, et al：Lancet Oncol, 18：640-653, 2017
14) Herbst RS, et al：Clin Cancer Res, 21：1514-1524, 2015
15) Middleton G, et al：Ann Oncol, 26：2464-2469, 2015
16) Bando H & Takebe N：Jpn J Clin Oncol, 46：106-110, 2016
17) Kohno T, et al：Nat Med, 18：375-377, 2012
18) Yoh K, et al：Lancet Respir Med, 5：42-50, 2017
19) Le DT, et al：N Engl J Med, 372：2509-2520, 2015

＜著者プロフィール＞

大津 敦：1983年，東北大学医学部卒業．国立がんセンター病院レジデント等を経て，'92年，国立がんセンター東病院消化器内科勤務．'97年，MDアンダーソンがんセンター留学．2002年，国立がんセンター東病院内視鏡部長，'07年，同通院治療センター部長，'08年，同臨床開発センター長．その後国立がん研究センター先端医療開発センター長を経て'16年より同東病院長．わが国からのがん新薬開発をめざして各方面での基盤整備を進めている．

3. 国際的なデータシェアリングの加速と国内の取り組み

川嶋実苗，児玉悠一，高木利久

1990年にはじまった「ヒトゲノム計画」において採用された「バミューダ原則」により，データ産生後24時間以内に共有され，当初の予定よりも早くプロジェクトが完了したことから，ライフサイエンス分野における研究データの共有が必要不可欠であることが決定付けられた．一方で，個人情報など機微情報を多く含むヒトを対象とした研究においては，国際的に整合のとれた制度のもと，個人情報の保護や倫理的側面に配慮しつつデータを共有していく必要がある．

はじめに

　2013年6月に英国で開催されたG8科学大臣会合の共同声明において，「論文のオープンアクセス化，研究データのオープン化」の基本原則が採択されたことで[1]，オープンサイエンスの概念が国際的な枠組みで急速に広まり，世界的な議論が加速されるきっかけとなった．この声明を受け，日本がとるべき基本姿勢を明らかにしたうえで，早急に講ずべき施策などを検討するため，「国際的動向を踏まえたオープンサイエンスに関する検討会（内閣府）」が2014～2015年にかけて開催され，日本におけるオープンサイエンス推進のあり方についての基本姿勢・基本方針がとりまとめられた（2015年3月30日）[2]．それによれば，「公的研究資金による研究成果（論文，研究データなど）の利活用促進を拡大することをわが国のオープンサイエンス推進の基本姿勢」としている．2013年のG8科学大臣会合の共同声明から3年後に開催されたG7茨城・つくば科学技術大臣会合（2016年5月）[3]では，公的資金による研究成果（研究データおよび論文など）を共有するとしつつも，研究分野の特性にも配慮したうえで，オープンサイエンスを推進するアプローチが支

[キーワード＆略語]
データ共有，オープンサイエンス，データベース，ヒト由来試料からのデータの共有

DDBJ：DNA Data Bank of Japan
GA4GH：Global Alliance for Genomics and Health

INSDC：International Nucleotide Sequence Database Collaboration
MME：Matchmaker Exchange
NBDC：National Bioscience Database Center

Acceleration of international data sharing and efforts in Japan
Minae Kawashima[1] /Yuichi Kodama[2] /Toshihisa Takagi[1] ～[3] : National Bioscience Database Center (NBDC), Japan Science and Technology Agency (JST)[1] /DNA Data Bank of Japan (DDBJ) Center, National Institute of Genetics (NIG)[2] /Department of Biological Sciences, Graduate School of Science, The University of Tokyo[3] （科学技術振興機構バイオサイエンスデータベースセンター[1] /国立遺伝学研究所DDBJセンター[2] /東京大学大学院理学系研究科生物科学専攻[3]）

持された．近年の世界的なオープンサイエンス・オープンデータの潮流に乗じて，急激にデータの共有化が進みそうではあるが，現在の，特にライフサイエンス分野におけるオープンサイエンスの現状および課題について紹介する．

1 データ共有の背景

　ライフサイエンス分野における研究データの共有は，1960年代の文献データ（書誌情報，アブストラクト）を皮切りに，1970年代より研究データが徐々に共有されはじめ，1990年に開始された，ヒトの全塩基配列を解読することを目的とした「ヒトゲノム計画」では，欧米や日本をはじめとする多数の国が参加し，解読された遺伝子配列を解析後24時間以内にINSDC（後述）を介してパブリックドメインから公開し，誰でも自由に利用できるようにするという「バミューダ原則」のもとで進められ，2003年に完了した．現在は，ゲノム分野に限らず，分野別・目的別に国際的なデータ共有の枠組みが数多く存在し，その分野内の研究者が協力してデータを生産し，それらのデータを共有するためのデータベースを構築している．例えば，タンパク質立体構造のPDB（Protein Data Bank）[4]，アルツハイマー病患者などの脳画像および臨床データのADNI（Alzheimer's Disease Neuroimaging Initiative）[5]，がんゲノムデータおよび臨床データのICGC（International Cancer Genome Consortium）[6] などがある．

2 日本におけるデータ共有拠点

　日本におけるゲノムデータの共有は，国立遺伝学研究所に設置されているDDBJ（DNA Data Bank of Japan）センターが，1980年代後半から塩基配列と付随する生物学的情報を共有するための国際塩基配列データベース「INSDC（International Nucleotide Sequence Database Collaboration）」の運用を米国国立衛生研究所（National Institutes of Health：NIH）の国立生物工学情報センター（National Center for Biotechnology Information：NCBI）と，欧州分子生物学研究所（European Molecular Biology Laboratory：EMBL）の欧州バイオインフォマティクス研究所（European Bioinformatics Institute：EBI）と三極連携体制のもとで進めてきた[7]．研究者はデータをINSDC構成拠点のDDBJセンター，EBI，NCBIが運営するいずれかのデータベースに登録することで論文公表に必要なアクセッション番号を取得することができ，一拠点から公開されたデータは他拠点にも自動的にコピーされるミラーリング体制が構築されている．この枠組みによって塩基配列データがINSDCに集積し，公開されたデータには利用制限を課さないというポリシーのもとで世界中の研究者がデータを活用することができるようになっており，INSDCは必要不可欠な情報共有基盤として生命科学の発展を支えてきた（**表1**）．

3 何がデータ共有を促進したのか

　ライフサイエンス分野の活発なデータ共有を支えてきた要因として，大きく以下の3つがあげられる．

1）出版社からの要請

　塩基配列データを使った論文を発表する条件として「INSDCからデータに対して発行されるアクセッション番号を取得し，論文中で番号を引用すること」を科学系雑誌出版社が求めている．

　研究データの専用データベースへの集約，研究成果の再現性担保や研究不正対策として，論文作成にあたり使用したデータを公的データベースへ登録して公開することがより一層求められるようになってきている．Nature Publishing Group[8] やアメリカ科学振興協会[9]，Public Library of Science[10] などでは，さまざまな種類のデータごとに推奨されるデータベースを提示しており，そこへのデータ登録を求めている．

2）ファンディング側からの圧力

　欧米では主要なファンディング機関や団体は研究費を使用して得られたデータをデータベースに登録することを義務付けている．

　米国NIHや英国ウェルカムトラスト財団はデータ共有ポリシーを策定し，助成を受けた研究者に対して，データベースへのデータ登録を義務付けている[11][12]．日本の公的な研究費助成機関によるデータ登録の義務付けは欧米のように強力ではないものの，一部の公的研究資金の公募要領などには「バイオサイエンスデー

表1　日米欧の各拠点が構築する公的データベース

データの種類	DDBJ	EMBL-EBI	NCBI
Next Generation Reads	Sequence Read Archive		Sequence Read Archive
Capillary Reads	Trace Archive		Trace Archive
Annotated Sequences	DDBJ	ENA（European Nucleotide Archive）	GenBank
Samples	BioSample		BioSample
Studies	BioProject		BioProject
Functional Genomics Data	DOR（DDBJ Omics Archive）	ArrayExpress	GEO（Gene Expression Omnibus）
Structural Variations	—	DGVa（Database of Genomic Variants archive）	dbVar
Variations	—	EVA（European Variation Archive）	dbSNP
Controlled-access Human Data	JGA（Japanese Genotype-phenotype Archive）	EGA（European Genome-phenome Archive）	dbGaP（database of Geno-types and Phenotypes）

タベースセンターへの協力」のような文言が盛り込まれ，データ登録依頼がなされるようになっている．また，日本医療研究開発機構（Japan Agency for Medical Research and Development：AMED）は「ゲノム医療実現のためのデータシェアリングポリシー」を策定し，研究費の申請時にデータマネジメントプランを作成することを2016年度から義務付けている[13]．研究データから引き出される価値の最大化，研究の重複排除といった研究費分配の効率化という観点からも研究費助成機関によるデータ共有義務化が望まれる．

3）研究現場における必要性

未診断疾患や希少疾患においては，国際的に情報共有をしなければ，診断することも困難である．

臨床的な所見を有しながらも，なかなか診断に至らない未診断疾患や，症例数が非常に少なく，通常の診療のなかでは滅多に遭遇しない希少疾患では，複数の医療機関で診察をしても診断がつかず，的確な治療法にもたどり着けないまま，日々さまざまな症状に悩まされることになる．このような未診断疾患や希少疾患の分野では，国際的に情報共有することがきわめて重要である．類似する症状をもつ患者さんに関する情報を広く集めることで，疾患に共通する遺伝要因などを探索することが可能になり，疾患メカニズムの解明や診断法・治療法の確立につながる可能性を高めることができる．もちろん，未診断疾患や希少疾患に限ったことではなく，どのような疾患においても，個別化医

療をめざすには，症状や薬剤応答性などにより層別化・細分化した解析を実施する際に意味のある差を見出すためには，情報を共有することがきわめて重要である．

4 次世代シークエンサーの登場

2005年頃から「次世代シークエンサー（next generation sequencer：NGS）」と総称される装置が登場し，従来法では到底得られなかったような莫大なデータが，あらゆるライフサイエンス分野で生み出されるようになった．INSDCは登録データ量の爆発的な増大に直面し，これに対応するために次世代シークエンサーからの出力データを格納するデータベース「SRA（Sequence Read Archive）」を2009年に稼働させている．NGSによる配列解析コストの劇的な低下は，さまざまな分野で研究手法の変革を引き起こしているが，その最たるものはヒトを対象とした医学研究分野である．現在，1人あたりの全ゲノム解読コストは10万円を下回っており，数万人を対象にした疾患ゲノム研究，数十万人規模のコホート研究，世界に数人しかいない難病の遺伝子変異解析などが国内外でさかんに行われている．このような大量データの解析が医学研究ではきわめて重要となっており，研究成果を疾患の原因解明，診断法・治療法の確立，創薬や的確な予防医療を通じた公衆衛生の向上に結び付けるためには，ヒト由来試料を対象とした研究データ（ヒトデータ）の情報

共有基盤を構築することが不可欠となっている.

　一方で，ヒトデータは個人を識別しうる可能性のある情報であることから，人権やプライバシーを配慮しながらデータを利用することが求められており，データ共有に関するルールとデータベースを整備し，関係する法令や指針を遵守して運用することが必須である.しかしながら，利用制限が課されていないINSDCなどの非アクセス制限データベース（unrestricted-access database）だけでは取り扱うことができず，利用制限が課されたアクセス制限データベース（controlled-access database）が必要である.そのため，個人情報の保護や倫理的側面に配慮しつつ個人ごとのデータを共有するためのアクセス制限データベースとして，NCBIは「dbGaP（database of Genotypes and Phenotypes）」を，EMBL-EBIは「EGA（European Genome-phenome Archive）」を，日本では，DDBJセンターとNBDC（National Bioscience Database Center）が協力して「NBDCヒトデータベース・JGA（Japanese Genotype-phenotype Archive）」を構築し，それぞれ2007年，2008年，2013年から運営を開始している（**表1**）.NBDCヒトデータベースの詳細については，第2章-9を参照されたい.

5 ヒトデータを共有する枠組み

　dbGaP・EGA・JGAは，基礎医学研究や臨床研究，ゲノムコホート研究などにおいて産出されたヒトデータを登録・保管・分譲するためのデータベースであり，データ利用審査委員会（Data Access Committee：DAC）による審査によって承認された研究者のみが利用制限事項に従ったデータ利用をすることができる.

　グローバルなデータ共有に取り組んでいる国際的な組織がいくつか存在しているが，ここでは，ゲノム解析情報と臨床情報を最大限に統合・活用することでヒトの健康増進を図ることを目標に2013年10月に発足したGA4GH（Global Alliance for Genomics and Health）[14]について紹介する（**図**）.

　2017年9月現在で45カ国496団体がメンバーとなっており，日本からも，大阪大学やAMEDをはじめ15団体が参加している.GA4GHには次の4つのWG（working group），表現型データのオントロジーやゲ

ノムデータとのリンク付けなどを検討しているClinical WG，クラウド解析環境・API（Application Programming Interface）などの開発を行っているData WG，倫理的・法的・社会的な影響について検討することで国際的なデータ共有を可能にする枠組みの提案をするRegulatory and Ethics WG，データを安全に保管・共有・解析するためのデータベースやソフトウェアのセキュリティなどを検討するSecurity WG，が存在し，WGの下には検討テーマごとのタスクチームが形成されている（**表2**）.それぞれのWGおよびタスクチームに，研究者や医療従事者，データベース運営者，クラウドプロバイダ，法律家，出版社，健康医療産業，ICT関連企業，政府系機関といったさまざまなステークホルダーが参集し，機微情報を含むヒトデータを安全，かつ，効果的に共有するために解消すべき問題・課題について活発に議論を重ね，データ共有のための世界標準を提案している.ここで議論されているテーマの多くは，日本のデータ共有が抱えている問題と共通しているため，実際にヒトデータの共有と国際協調を進めるうえで重要な役割を果たすと考えられる.

　GA4GHでは，ヒトデータを共有する実証プロジェクトをWG連携のもとで実践しており，Beacon Project，MME（Matchmaker Exchange），BRCA Challenge，Cancer Gene Trustの4つのプロジェクトが動いている.

1）Beacon Project

　Beacon Projectでは，Beacon Network（https://beacon-network.org//#/）[17]に登録されている変異情報を有するデータベースに対して，指定した染色体上の位置に指定したアレルデータ（例：12番染色体上の112，241，766番目の塩基がアデニン）を保有するかどうか，yes/noで回答するシンプルな検索が可能である.NBDCヒトデータベースは，Beacon Networkの一員になっており，NBDCヒトデータベースのトップページ（https://humandbs.biosciencedbc.jp/）からも，非制限公開のデータセットに限定しているが，Beacon検索できるようにしている.Beacon Projectでは，検索結果から個人を特定するに至らない条件，検索アルゴリズムの最適化，アクセスレベル（Unrestricted access，Registered access，Controlled access）の設定などについて検討しており，今後，デー

表2　GA4GH各ワーキンググループのタスクチームおよびプロダクト

Clinical Working Group	Clinical Work Products
Clinical Cancer Genome	Catalogue of Global Activities-eHealth
eHealth	Catalogue of Global Activities-Family History Tools
Phenotype Ontologies	Catalogue of Global Activities-International Genomic Data Initiatives
Catalogues of Global Activities	Catalogue of Global Activities-Mendelian
	Family History Collection Tools-Statement of Best Practice
Data Working Group	**Data Work Products**
Benchmarking	File Formats: CRAM
Containers and Workflows	File Formats: SAM/BAM
Directory and Streaming API	File Formats: VCF/BCF
File Formats	Genomics API
Metadata Task Team	Metadata: Specification
Reference Genomes	
RNAseq Team	
Variant Annotation	
Variant Interpretation for Cancer Consortium	
Genotype2Phenotype Association	
Reads Task Team	
Regulatory and Ethics Working Group	**Regulatory and Ethics Work Products**
Ageing and Dementia	Accountability Policy
Automatable Discovery and Access	Automatable Discovery and Access Matrix
Data Protection Regulation	Consent Codes
Ethics Review Equivalency	Consent Policy
Mobile Health Consent	Consent Tools
Paediatric	Data Sharing Lexicon
Privacy-Preserving Record Linkage Task Team	Ethics Review Recognition Policy
Participant Values	Framework for Responsible Sharing of Genomic and Health-Related Data
Registered Access	Policy Template
Accountability Policy	Privacy and Security Policy
Consent	Security Infrastructure
Data Safe Havens	
Data Sharing Lexicon	
Framework	
Privacy and Security Policy	
Security Working Group	**Security Work Products**
Cloud Security	Framework for Responsible Sharing of Genomic and Health-Related Data
Software Security	Policy Template
Privacy and Security Policy	Privacy and Security Policy
Data Safe Havens	Security Infrastructure
Framework	
Demonstration Projects	
Beacon Project	
Match Maker Exchange	
BRCA Challenge	
Cancer Gene Trust	

文献16をもとに作成.

1章　データシェアリングにより推進するゲノム医療研究開発

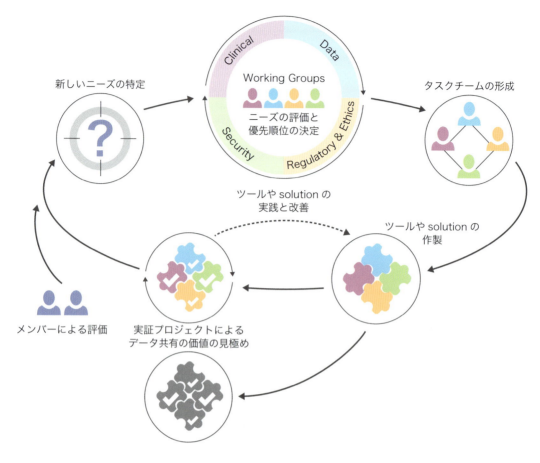

図　GA4GHの組織図
文献15より引用.

タの特性に合わせて，検索できるデータセットを増や
していく予定である．

2）MME

　MMEでは，類似する表現型と遺伝子型のプロファ
イルを照合することで，希少疾患や未診断疾患の遺伝
要因をグローバルに探索することを目的としたデータ
ベースの連邦型ネットワークである[18]．PhenomeCen-
tralやGeneMatcherといった欧米を中心としたデータ
ベースがネットワークに参加しており，データベース
を横断して患者数を増やし，希少疾患 "Neuro-
immuno-skeletal Dysplasia Syndrome" の原因遺伝
子変異を同定するに至った成果があげられている[19]．
MMEでは個人特定性やインフォームド・コンセント，
情報を共有する範囲の限定などについて検討しながら
ネットワーク形成を進めている．

3）BRCA ChallengeおよびCancer Gene Trust

　BRCA Challengeでは，世界中の乳がんをはじめとす
るがんに関連する変異データや表現型データを集めて，
遺伝学的理解を深めることを目的としたプロジェクトで
あり，プロジェクト参加者（現時点では，患者自身の
データを登録することは認められていない）は最新デー
タを登録する責任を負っている．一方，Cancer Gene
Trustでは，研究利用を目的とした体細胞変異・遺伝子
発現情報と，個人を特定できない程度の簡素な臨床情報
などを集約するネットワークである．どの範囲の情報を
どの範囲の研究者と共有するか，これらのプロジェクト
を実施するうえで "十分な" インフォームド・コンセン
トなどについて検討しながら進めている．

　年1～2回開催される総会では，それぞれのWGお
よびタスクチームメンバーが一堂に会した議論および

全体の進捗報告会となっている．OECD（経済協力開発機構）やUNESCO（国際連合教育科学文化機関）の国際Bioethics Committeeなどとも連携を図りつつ活動している．

⑥ まとめと今後の課題

オープンサイエンスの推進に向けた研究データの共有では，FAIR（Findable, Accessible, Interoperable, Reusable）原則[20]をベースとした研究基盤構築が不可欠である．とはいえ，ライフサイエンス分野の研究では，研究目的や研究対象が多様であり，データの種類，データファイルのフォーマット，使用されている用語などが統一されているわけではない．そのうえ，曖昧性や複雑性を含むため，データの解釈が非常に多様であり，出力されたデータをそのまま集めるだけでは不十分で，再利用を可能にする工夫が必要である．また，国際的にデータを共有することを視野に入れたデータ共有ポリシーの策定および浸透，データ生産者が生成したデータを公的データベースへ登録するにあたってのインセンティブの検討，研究業績の正当な評価方法の確立，ビッグデータを解析できる環境の提供および維持（スパコン・クラウドの活用），データの共有によって得られた新たな知識を集約・蓄積・活用するための基盤構築，ICTの技術革新ペースをはるかに上回る勢いで増え続けるデータを散逸・消失させることなくセキュアな環境で保管していけるコスト負担も含めた持続可能な体制の構築，などが研究基盤を構築するうえで解決すべき課題として残っている．

国内において倫理的な配慮が必要な医療研究分野におけるヒトデータ（ゲノムデータや臨床情報など）の共有に影響を及ぼす大きな出来事があった．それは，個人情報の保護に関する法律，行政機関の保有する個人情報の保護に関する法律，ならびに，独立行政法人等の保有する個人情報の保護に関する法律（以下「個人情報保護法」という）の改正である．改正法は2017年5月30日に施行され，あわせて個人情報保護法の事業分野ごとのガイドラインとして位置付けられる医療研究分野の各種倫理指針も改正され，同日施行された．今回の改正において新たに個人情報の定義として設定された「個人識別符号」にゲノムデータの一部が，ま

た，「要配慮個人情報」に病歴や健康状態が判明する検査結果，医療を提供する施設において診療の過程で患者の身体の状況・病状・治療状況などについて医療従事者が知り得た情報すべて，などが該当することになった．つまり，施行日以降はゲノムデータや臨床情報の多くは「個人情報」として適切に取り扱う必要がある．新たな定義の設定は，EU一般データ保護規則（General Data Protection Regulation：GDPR）が2016年5月に採択され，そのなかでgenetic dataがspecial categories of personal dataに分類された影響ではあるが，GDPRでは，scientific researchやhealth researchなどにおけるspecial category dataの使用は適用除外対象となっているため，日本のゲノムデータの取り扱い基準とは異なっている．今後，海外とのデータ共有に大きな影響を及ぼすのではないかという懸念があり，個人情報保護法制の見直しの必要性について多くの意見があがっている．

文献

1）「G8 科学大臣及びアカデミー会長会合の結果概要」http://www8.cao.go.jp/cstp/gaiyo/yusikisha/20130620/ko1-1.pdf
2）内閣府 国際的動向を踏まえたオープンサイエンスに関する検討会「わが国におけるオープンサイエンス推進のあり方について」http://www8.cao.go.jp/cstp/sonota/openscience/
3）G7 茨城・つくば科学技術大臣会合「つくばコミュニケ」http://www8.cao.go.jp/cstp/kokusaiteki/g7_2016/20160517communique.pdf
4）Helen B, et al：Nature Structural & Molecular Biology, 10：980, 2003
5）Shaw LM, et al：Ann Neurol, 65：403–413, 2009
6）Hudson TJ, et al：Nature, 464：993–998, 2010
7）Nakamura Y, et al：Nucleic Acids Res, 44：D48–D50, 2013
8）Springer Nature：Availability of data, material and methods（http://www.nature.com/authors/policies/availability.html）
9）Science：editorial policies（http://www.sciencemag.org/authors/science-editorial-policies）
10）PLOS：Data Availability（http://journals.plos.org/plosone/s/data-availability）
11）NIH Genomic Data Sharing（https://osp.od.nih.gov/scientific-sharing/genomic-data-sharing/）
12）Policy on data, software and materials management and sharing（https://wellcome.ac.uk/funding/managing-grant/policy-data-software-materials-management-and-sharing）
13）日本医療研究開発機構「疾病克服に向けたゲノム医療実現化プロジェクト ゲノム医療実現のためのデータシェアリングポリシー」http://www.biobank.amed.go.jp/content/pdf/itc/0401_datasharing-policy.pdf

14) Global Alliance for Genomics and Health (GA4GH)
(http://genomicsandhealth.org/)

15) Global Alliance for Genomics and Health：How We
Work（http://genomicsandhealth.org/about-the-global-
alliance/how-we-work）

16) Global Alliance for Genomics and Health：Working
Groups（http://genomicsandhealth.org/working-groups）

17) Page A, et al：Science, 352：1278-1280, 2016

18) Philippakis AA, et al：Hum Mutat, 36：915-921, 2015

19) Oud MM, et al：Am J Hum Genet, 100：281-296, 2017

20) FORCE11：FAIR原則「Guiding Principles For Findable,
Accessible, Interoperable and Re-Usable Data Pub-
lishing Version B1.0」https://www.force11.org/fairprin
ciples

＜著者プロフィール＞

川嶋実苗：東京大学大学院医学系研究科人類遺伝学教室
にて学位取得後，寄附講座教員やスタンフォード大学ポス
ドクを経て，現職．自分の研究にも使えるDBをめざして
日々奮闘している．

児玉悠一：奈良先端科学技術大学院大学バイオサイエンス
研究科で博士号取得後，DDBJ で主に次世代シークエンス
データ周りのデータベースを担当．ウェットからドライに
転身する長い道のりが続く．

疾患データベースとバイオバンクの現状と動向

峯岸直子

ヒトゲノム情報が明らかになった 2000 年代から，欧米を中心に大規模なバイオバンクの構築がなされた．現在では，コホート研究の試料・情報を保管する大規模なポピュレーションバイオバンクが活動しており，東アジア地域においても疾患バイオバンクやポピュレーションバイオバンクの整備が進んでいる．大規模解析の必要性が高まるなか，ヒト疾患データベースの整備や，試料・情報の標準化によるバイオバンク相互の連携の動きも活発であり，精度の高い研究成果につながっている．また，バイオバンク提供者の積極的参加による新たな取り組みもはじまっている．

はじめに

　　本稿では，本書の趣旨に沿って，「ヒトから直接得られる生体試料を，その提供者の情報と一緒に収集・保管する」バイオバンク，および，ヒト疾患データベースなどについて，連携の重要性を中心に紹介する．

1．疾患バイオバンクとポピュレーションバイオバンク

　　バイオバンクには疾患バイオバンクとポピュレーションバイオバンクの2種類があり，それぞれ異なった役割を果たしている．

1）疾患バイオバンク

　　疾患バイオバンク（病院バイオバンク）では，疾患罹患者を対象として同意を取得し，臨床情報と生体試料を収集する．生体試料としては，血液，尿などの他，手術などによって得られ

[キーワード＆略語]
疾患バイオバンク（病院バイオバンク），ポピュレーションバイオバンク（住民型バイオバンク）

dbGaP：database of Genotypes and Phenotypes
eMERGE：Electronic Medical Records and Genomics
ISO：International Organization for Standardization

Current trends of biobanks and databases
Naoko Minegishi：Group of Biobank, Tohoku Medical Megabank Organization, Tohoku University（東北大学東北メディカル・メガバンク機構バイオバンク事業部バイオバンク室）

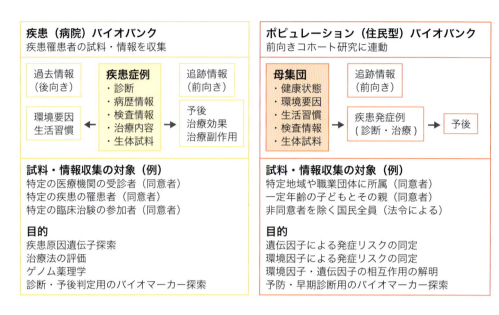

図1　疾患バイオバンクとポピュレーションバイオバンクの特徴
疾患バイオバンクは疾患症例を多数集め，関連解析によりその原因となる遺伝要因を探索するのに適したバイオバンクであるが，発症リスクの同定など，個別化医療の実現に必須の情報を得るには，ポピュレーションバイオバンクのデータが必要である．

る組織検体などがある．組織検体は，組織学的解析や体細胞遺伝子変異の同定などに用いられる．国内外ともに，医療機関併設型のバイオバンクが多いが，特定の疾患に関する試料・情報を広く収集する場合もあり[1][2]，患者やその関係者が運営するものも存在する（**図1左**）．

2）ポピュレーションバイオバンク

　ポピュレーションバイオバンク（住民型バイオバンク）は，コホート研究の開始段階において，一定の人々を母集団として確保し，その生体試料や健康情報を収集・保管するものである．その後，その集団を長期間追跡して試料や情報を蓄積し，一定期間経過中に特定の疾患を発症した群を抽出し，遺伝要因および環境要因による疾患発症リスクを同定し，それらの相互作用を明らかにする．環境因子や遺伝因子による疾患発症リスクの計算，また，それら因子の相互作用の解明には，このタイプのバイオバンクの情報が不可欠である．なお，populationの訳語として，「人口」「全住民」「総数」「住民」「人々」「集団」「母集団」などがあり，また，追跡調査時の利便性から，特定地域の居住者を対象とする場合も多いことから，「住民型バイオバンク」と訳されることもある．「健常人コホート」と呼ばれる場合もあるが，実際には，疾患の既往歴がある人や，服薬中の人を含む集団である（**図1右**）．

　欧米や東アジア地域では，大規模なポピュレーションバイオバンクの構築が進んでいる．例えば，米国のAll of Us（https://allofus.nih.gov）計画では，100万人規模の試料・情報収集が予定されている．All of Usのウェブサイトには，100万人規模のバイオバンクによって可能となる研究として，①遺伝因子と環境因子の相互作用による種々の疾患発症のリスクを決定する方法を明らかにし，②薬に対する反応性の個体差の原因を解明し，③疾患リスクの指標となる生理学的マーカーを明らかにし，④モバイルヘルス技術を使って活動量・生理的測定値・環境曝露と健康との関連を明らかにし，⑤新しい疾患分類をつくったうえで，⑥研究参加者が自分

のデータを使って自身の健康を増進する能力を高め，⑦新しい治療法の治験を行う土台を構築する，などがあげられている.

前述①については，頻度の高い疾患であっても，その原因遺伝子の多くが低頻度の遺伝子型であるという多くの報告を受けて，統一プロトコールのもとで100万人規模のコホート研究と大規模な遺伝子関連解析を行うことにより，稀少変異による疾患発症リスクの解明をめざすものである．また，⑦の方向性は，UK Biobankやフィンランドなどでも検討されており，参加者に対して次の研究への参加を促す積極的な方向性である.

2．海外諸国の動向

1）米国

米国では，各組織の自主的な活動としてバイオバンクが整備され，大学や病院グループ[3]，民間企業や団体（Kaiser Permanente，Geisinger Health Systemなど）[4]，退役軍人の団体[5] などの取り組みが成果を上げてきた．この国では，各団体や企業，公的医療プログラムなどが契約した民間保険会社から医療費が支払われることから，そのようなしくみにかかわる病院や団体を運営主体とするバイオバンクが多く，それらでは，データベース化された電子カルテ情報や，医療保険情報が効率よく活用されている．このようなバイオバンクの試料・情報は，同じグループ内の研究利用を基本とする場合が多いが，運営費用の一部として対価をとって提供されている事例もある.

大きな製薬会社では，臨床治験研究のために収集した生体試料や情報を蓄え，それらを企業内の別の研究にも利用している．また，Alphabet社（Google社の親会社）などの企業もゲノム情報を含む独自の情報収集を行っている．23andMe社は，直接顧客への遺伝子情報を返却するタイプの遺伝子解析サービスを提供する企業であるが，その巨大なデータを利用して大規模な遺伝子解析研究も実施しており，顧客から提供される簡略な自己申告データを使っても疾患原因遺伝子の同定が可能であったことを報告している[6]．医療機関や健康保険会社のもつ医療情報を，まとめて何億人分も購入し，それらを使って深層学習などによる高度な診断や治療法選択の方法の確立をめざす営利企業もあり，一部の成果については医療現場に提供されている.

一方で，米国では国家による手厚い施策も行われている．2007年からは，eMERGE（Electronic Medical Records and Genomics）Networkに参加する12の機関において，電子カルテ情報からの病名アルゴリズムの作成や，遺伝子解析結果の提供者への返却など，臨床情報とゲノム研究をつなぐ研究が進んでいる[7]．また，dbGaP（database of Genotypes and Phenotypes）には，NIH（National Institutes of Health）予算の研究計画により取得された遺伝子データが蓄積されている[8]．前述のAll of Us計画も，オバマ前大統領による「Precision Medicine Initiative」に基づく計画である.

2）欧州

国により事情が異なるものの，欧州にはバイオバンク関連の法規が整備されている国も多く，アイスランドのdeCODE[9]やUK Biobank[10]など，数万〜数十万人規模の多数のバイオバンクが存在する．国民の数％がバイオバンクに参加している国もある[11]〜[14]．多くのバイオバンクでは，医療や社会保障情報の管理に使われる個人識別ID（わが国のマイナンバーに近い）を使った電子カルテ情報，医療費情報，社会福祉情報，収入（税金情報）などを追跡情報として利用しており，それらの匿名データベース構築が進んでいる国もある.

なお，カナダも欧州に近い医療や社会保障の体制をもっており，多数の公的バイオバンクが活発な活動を展開しており，欧州のバイオバンクとの連携も深い[15]．

3）東アジア

東アジア地域は，欧米の次にバイオバンク構築が進んでいる地域であり，特に，国家予算によるバイオバンクの活動が目立つ[16]．

韓国では，National Biobank of Koreaが，ポピュレーションバイオバンクとして384,000人分の生体試料と情報を保有するほか，他の19のバイオバンク保管分も合わせて328,000人の疾患例からの生体試料と疾患情報を保有して管理し，研究者に安価で提供されている．

また，Taiwan Biobankも，すでに数万人規模の生体試料，医療情報，ゲノム解析情報を収集し，その研究成果の一部は健康保険診療に還元されている[17]．

中国大陸では，最近10年間に，北京や上海をはじめ各地の大学などに多数の疾患バイオバンクがつくられ，それらのゲノム解析研究の成果はChina National Genebankに集約されている[16]．ポピュレーションバイオバンクとしては，2003年から英国の協力を得て収集がはじまった51万人規模のChina Kadoorie Biobank[18]や，Guangzhou Biobank Cohort Studyが成果を上げている．

4）その他

タイ，マレーシア，シンガポール，インド，オーストラリア[19]，クエートなど中東諸国など多くの国においてヒト試料を収集するバイオバンクが構築されている[16]．

3. バイオバンク連携と標準化の動き

1）地域連携

小国が多い欧州では，各国のバイオバンクの連携をめざして，EUの下部組織であるBBMRI-ERIC（http://www.bbmri-eric.eu）が活動している（**図2**）[20]．この組織では，各国が独立性を保ちながら，欧州全体として相互利用可能なITシステムの構築や，コホートデータ・臨床データ・生体試料品質の標準化などを進め，相互に試料や情報の利用ができる環境が整備されつつある．さらに，製薬会社などの協力を得て解析拠点を設立し，大規模な解析研究も進めている．

2）グローバルな連携と標準化の動き

創薬の立場からは，民族性を超えて，遺伝的に多様な人々にも効果が高い薬剤の開発が重要であり，多くの民族を対象とした研究が進められるべきである．そのため，EU諸国やWHO（世界保健機構）では，中東やアフリカなどの発展途上国におけるバイオバンク構築の援助を行っている．China Kadoorie Biobankも英国の関与により構築されたものであるが，2014年のエボラ出血熱の流行後には，英国の支援を受けてシエラレオネにバイオバンクが設立された．このバイオバンクは，原則はエボラ出血熱の病態や感染防御の研究に資するものであるが，疾患感受性遺伝子の解析などの目的でゲノム解析も行われており，ヒト遺伝情報の民族的多様性の情報を蓄積するのにも役立つものと考えられる．

このようなグローバルな大規模研究の実施には，試料品質や臨床情報，ゲノム解析データの標準化が重要である．そのため，バイオバンクのマネジメントや試料品質に関する国際標準（International Organization for Standardization：ISO）規格の制定に向けた取り組みが進んでおり，わが国の研究者もこれに協力している．

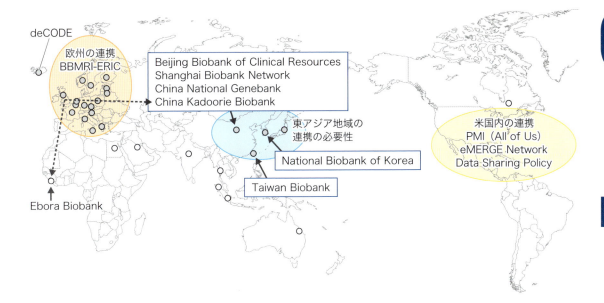

図2　バイオバンク連携の現状
欧州のバイオバンク連携組織であるBBMRI-ERICについては，その参加国を◯（closed）で示した．その他に2国がオブザーバー参加している．┈▶は英国からの支援を示す．その他のバイオバンク保有国は○で示した．米国内の連携体制も示す．一部の主要なバイオバンクを除いて個々のバイオバンクの記載を省略した．

4. 日本のバイオバンク連携の方向性

　疾患原因遺伝子を効率よく見つけるには，遺伝的に均質な集団を使った解析が有利である．日本には，30万人以上の疾患症例[21]と同等数のコホート参加者の試料が蓄積されており[22][23]，均質な民族構成，単一言語，高い教育水準，高均質で高品位の医療など，疾患遺伝子研究には有利な環境にある．

　一方，大規模解析の必要性を考慮すると，東アジア地域内の連携も重要である．これまでに解析されたヒトゲノム情報の80％以上は欧米白人由来であるが，欧米人以外では，アジア系の情報も十数％蓄積されている[24]．日本人2,000人分の全ゲノム解析では，欧米人にはみられない多数の新規多型が同定されているが，その多くは東アジアの民族間で共有されており，この地域での連携が進めば，解析規模の拡大が可能となり，より精度の高い研究成果につながることが期待される．

おわりに

　欧州の研究者からはよく「日本は恵まれている」といわれる．欧州のバイオバンク連携には，国ごとに異なる法令や，多言語の医療情報などが大きな障害とのことであった．バイオバンクやデータベースのオールジャパン体制の構築は，ゲノム医療推進の課題であるが，国内のバイオバンク関係者の協力によって十分に達成可能であると考えている．

文献

1）Bruna A, et al：Cell, 167：260–274.e22, 2016
2）Buxbaum JD, et al：Neuron, 76：1052–1056, 2012
3）Olson JE, et al：Mayo Clin Proc, 88：952–962, 2013
4）Hoffmann TJ, et al：Nat Genet, 49：54–64, 2017
5）Gaziano JM, et al：J Clin Epidemiol, 70：214–23, 2016
6）Hyde CL, et al：Nat Genet, 48：1031–1036, 2016
7）Fullerton SM, et al：Genet Med, 14：424–431, 2012
8）Paltoo DN, et al：Nat Genet, 46：934–938, 2014
9）Gudbjartsson DF, et al：Nat Genet, 47：435–444, 2015
10）Sudlow C, et al：PLoS Med, 12：e1001779, 2015
11）Scholtens S, et al：Int J Epidemiol, 44：1172–1180, 2015
12）Magnus P & Holmen J：Nor Epidemiol, 25：47–52, 2015
13）Krokstad S, et al：Int J Epidemiol, 42：968–977, 2013
14）Almqvist C, et al：Eur J Epidemiol, 26：67–77, 2011
15）Matzke L, et al：Biopreserv Biobank, 12：234–239, 2014
16）Lee S, et al：Springerplus, 5：1080, 2016
17）Chen CH, et al：Hum Mol Genet, 25：5321–5331, 2016
18）Chen Z, et al：Int J Epidemiol, 40：1652–1666, 2011
19）Rush A, et al：Biopreserv Biobank, 13：212–218, 2015
20）Holub P, et al：Biopreserv Biobank, 14：559–562, 2016
21）Low SK, et al：Nat Genet, 49：953–958, 2017
22）Nishiwaki Y, et al：J Atheroscler Thromb, 20：296–309, 2013
23）Hishida A, et al：J Nephrol, 27：143–149, 2014
24）Lek M, et al：Nature, 536：285–291, 2016

＜著者プロフィール＞
峯岸直子：東北大学医学部，同大学院医学系研究科卒（医学博士）．小児科臨床（血液学）に携わった後，東北大学，筑波大学において，血液細胞における転写制御の研究に従事．2012年より東北大学東北メディカル・メガバンク機構において，バイオバンクの構築と管理を担当し現在に至る．バイオバンク担当者として，そのマネジメント全般にかかわり，試料品質の管理や，ヒューマンエラーの防止の視点から検討を続けている．

1. 東北メディカル・メガバンク計画
—震災復興からのコホートと次世代型バイオバンク構築

清水厚志，布施昇男

東北メディカル・メガバンク計画は，2011年に発生した東日本大震災からの科学および医療の創造的復興・再生における「核」になることを目的として設立された，健常人を対象とするゲノムコホートおよび複合バイオバンクを構築するプロジェクトである[1]．2016年度までの第1段階では，地域住民コホート約8万人と出生コホートである三世代コホート約7万人の参加者を募り，計15万人の生体試料（血液，尿，DNAなど）と健康情報を複合バイオバンクに格納し，最新の解析基盤を駆使することにより，これらの試料・情報にゲノム，オミックス情報などを付帯して分譲する体制を構築した．2017年度からの第2段階では，被災地住民に提供いただいた貴重なデータの他研究機関や企業への共有を進め，わが国のゲノム研究，次世代医療の基盤形成に向けて進んでいる．本稿ではこれらの取り組みについて紹介する．

はじめに

　東北メディカル・メガバンク計画（TMM）は2011年3月11日に発生した東日本大震災からの科学および医療の創造的復興・再生における「核」になり，日本のゲノムサイエンス，ライフイノベーションをリードする新規拠点機能を設定することを目的としている．同年6月に山本雅之東北大学大学院医学系研究科長（当時）が発案し，2011年にTMMが開始した．この計画を受けて，東北大学および岩手医科大学にそれぞれ東北大学東北メディカル・メガバンク機構（ToMMo）と岩手医科大学いわて東北メディカル・メガバンク機構（IMM）が設置された（**図1**，**図2**）．宮城・岩手両県の被災地を含む広域で地域住民型コホート8万人（宮城県5万人，岩手県3万人），三世代コホート7万人を

目標とし2013年5月からリクルートを開始した．2016年11月までに目標の15万人を達成し，2017年度からは大規模な二次調査を開始している．

　本稿ではTMMの目的とこれまでの取り組みについて紹介する．

1 東日本大震災からの復興

　東日本大震災に伴う地震，津波などにより多くの公的病院が壊滅的被害を受け，医療過疎の進行がさらに進むのではないかと危惧され，医療復興は急務であった．そこで，被災された地域住民の方々にコホート調査によって長期健康支援を行うとともに，次世代医療として注目されている個別化医療，個別化予防を実現する拠点を構築し，震災後の創造的復興を成し遂げる

Tohoku Medical Megabank Project-Cohort and next-generation biobank construction in the post-disaster reconstruction process
Atsushi Shimizu[1] /Nobuo Fuse[2]：Division of Biomedical Information Analysis, Iwate Tohoku Medical Megabank Organization, Iwate Medical University[1] /General Affairs and Planning Sector, Tohoku Medical Megabank Organization, Tohoku University[2]（岩手医科大学いわて東北メディカル・メガバンク機構生体情報解析部門[1] /東北大学東北メディカル・メガバンク機構総務・企画事業部[2]）

2011 年 3 月 11 日 東日本大震災

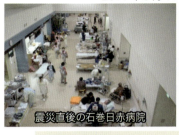

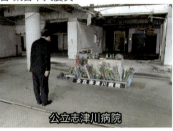

震災直後の石巻日赤病院　　　　公立志津川病院

・多くの病院が被災
・沿岸部の医師不足の深刻化
・カルテなどの流失
・住民への長期的な健康影響

大学病院→緊急の医師派遣
2カ月間で延べ1,500名の派遣
**医学系研究者が中・長期的に
できることはないのか？**

復興に向けて
東北地方の発展に資する新たな目標を設定し，日本のライフ
イノベーションをリードする新規拠点機能を設定して被災地
の復興と活性化に貢献

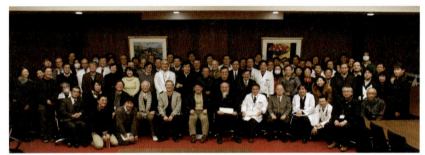

東北大学医学系研究科の災害対策本部　2011 年 3 月 25 日

図1　東北メディカル・メガバンク設立の経緯

ため，TMMが計画された．

　この計画をうけて，被災地を中心とした大規模ゲノ
ムコホート研究と複合バイオバンク構築を推進するプ
ロジェクトを進めるため，復興特別会計補正予算の支
援を受け，東北大学および岩手医科大学にそれぞれ東
北メディカル・メガバンク機構が設置された（**図2**）．

2011 〜 2016 年度までを第1段階，2017 〜 2020 年度
までを第2段階として段階的に進められている．第1段
階では基盤整備とコホートのリクルートに主眼を置き，
第2段階ではAMED（日本医療研究開発機構）が推進
する未診断疾患イニシアチブ（IRUD）やその他公的バ
イオバンクとのデータ共有を進め，わが国のゲノム研

［キーワード＆略語］
ゲノムコホート，地域住民コホート，三世代コホート，複合バイオバンク

BBJ：BioBank Japan（バイオバンク・ジャパン）
BBMRI：Biobanking and BioMolecular
　Resources Research Infrastructure
FH：familial hypercholesterolemia
　（家族性高コレステロール血症）
J-MICC STUDY：Japan Multi-Institutional
　Collaborative Cohort Study（日本多施設共同
　コーホート研究）
JPHC Study：Japan Public Health Center-
　based Prospective Study
　（多目的コホート研究）

SNV：single nucleotide variation
　（一塩基バリアント）
STMG：smooth-threshold multivariate
　genetic prediction
TMM：Tohoku Medical Megabank Project
　（東北メディカル・メガバンク計画）
PGM：polygenic model
WGS：whole genome sequencing
　（全ゲノムシークエンシング）

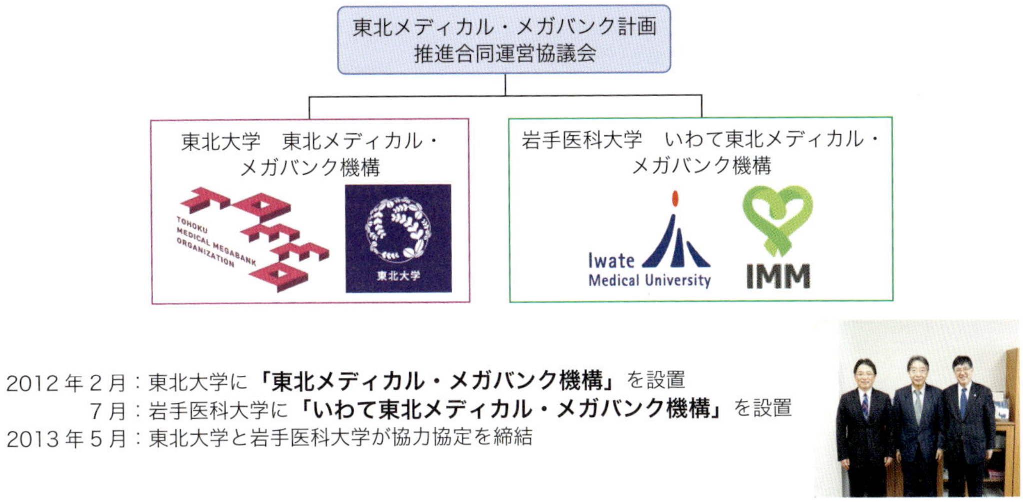

東北メディカル・メガバンク計画
推進合同運営協議会
東北大学　東北メディカル・メガバンク機構
TOHOKU MEDICAL MEGABANK ORGANIZATION
東北大学
岩手医科大学　いわて東北メディカル・メガバンク機構
Iwate Medical University
IMM
2012年２月：東北大学に「東北メディカル・メガバンク機構」を設置
７月：岩手医科大学に「いわて東北メディカル・メガバンク機構」を設置
2013年５月：東北大学と岩手医科大学が協力協定を締結

図２　東北メディカル・メガバンク計画体制図

究の基盤として機能させ，被災地における地域医療の復興および次世代医療の実現に向けて進んでいる．

2 東北メディカル・メガバンク計画

近年，ゲノム医療を支えるゲノム医科学の発展はめざましいものがある．2000年にヒトゲノムのドラフト配列が決定され，その後，国際HapMap計画の完遂，ゲノムワイド相関解析（GWAS）による多因子疾患の感受性遺伝子同定，そして次世代シークエンサーによる全ゲノム解析と急速に進歩してきている．ゲノム情報を活用した，ゲノム医療の時代が目前まで来ている．しかし，これらのゲノム情報を活用した医療を現実にするためには，病気－遺伝子－環境の３つの因果関係を明らかにしていかなければならない．

海外に目を向ければ，欧米中ともにゲノム情報などが付随した正確な健康情報，各種オミックス情報の臨床的な解釈に資するエビデンスの蓄積と利用に向けたインフラ整備，ゲノム情報などのデータシェアリングの取り組みおよび研究基盤の整備を推進している．これらの研究基盤を活用し，疾患ゲノム研究に加え，健常人ゲノムコホートなどを通じて多因子疾患に対するゲノム医療研究を推進しようとしている．米国では，「Precision Medicine Initiative」のもとに，米国国立衛生研究所（NIH）が，一般的な疾患から希少疾患まで，ゲノムコホートを有機的に連携し，100万人以上の研究コホートの構築をめざしている．英国では国家主導で，欧州最大規模の50万人から収集した生体試料を保存するUK Biobankを構築している．さらに欧州においては，BBMRI-ERIC（Biobanking and BioMolecular Resources Research Infrastructure-European Research Infrastructure Consortium）として，欧州30カ国，280以上のバイオバンクの連携ならびに標準化を行っており，世界中で複数の巨大バイオバンクが構築されつつある．

今回われわれも，前向きゲノムコホート研究を遂行するためのバイオバンクを構築した．また，今回の計画は，ゲノム医科学の進展による解析から得られた結果で対象者に遺伝情報を回付できるものは，いち早く対象者にフィードバックし，健康維持・向上に役立てていただくことを目標としているところが従来の研究と大きく異なるところである．

第１段階では，地域住民コホート８万人と出生コホートである三世代コホート７万人の参加者を募り，計15万人の生体試料（血液，尿，DNAなど）と健康調査情報を複合バイオバンクに格納するとともに，最新の解析基盤を駆使することにより，これらの試料・健康調査情報にゲノム情報などを付帯して分譲する体制を構築した．収集した健康調査情報などは，住民に回付するとともに自治体へ情報提供し，住民の健康増

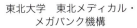

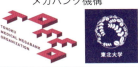

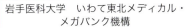

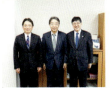

個別化予防 Personalized Healthcare（PHC） 先制医療（preemptive medicine）	個別化医療 Personalized Medicine
・健康診断 ・遺伝因子と環境因子の調査 ・将来かかる疾病リスクを予測して 　健康なときから生活習慣を改善，予防	・遺伝子検査，診断 ・一人ひとりに適した医療

基礎研究基盤の強化 コホート研究・複合バイオバンク	医療情報・ゲノム情報の 適正な活用の促進	ICT インフラ 整備	診断法の 促進

より健康で豊かな生活を実現し「健康長寿の国」をつくる　波及効果

創薬や医療情報産業の拠点形成による東北地方の再生・復興

図3　個別化医療・個別化予防

進および自治体での健康施策に貢献している．

　第2段階では，解析を進めるとともに，効率的な追跡調査と詳細二次調査を行い，複合バイオバンクを充実させる．これにより，被災地の健康復興に貢献する成果を創出するとともに，わが国のゲノム医療の基盤として利活用されることに努める．また，国内のみならず世界のゲノム医療研究における重要な拠点となるよう，国内外の公的バイオバンクなどと連携し，個別化医療・個別化予防などの次世代医療研究を加速する（**図3**）．それに向けて，われわれは有益と考えられる遺伝情報に関して，対象者に段階を踏んで回付を行うパイロットスタディを，まずは単一遺伝子疾患である家族性高コレステロール血症（familial hypercholes-terolemia：FH）をターゲット疾患として開始した．コホートにおける遺伝情報の回付は，臨床との橋渡しになる次世代医療に向けた大きな一歩である（第4章-3参照）．

❸ 複合バイオバンク

　われわれは，単なる検体収集を行うバイオバンクではなく，世界最先端の試みとして，新しいタイプの次世代の複合バイオバンクを構築し，①全世界に情報を発信すること，②臨床情報と関連した次世代型生命医療統合情報システムを構築し，最先端の個別化医療，個別化予防のための研究の基盤を形成すること，③個別化医療，個別化予防に対応できる人材育成を行うことを目的としている．

　また，複合バイオバンク（**図4**）などの利用拡大に向けて，次の5点について進めている．

1）試料・情報分譲などの推進

　最新の解析基盤を駆使することにより，収集した試料・健康調査情報にゲノム，オミックス情報などを付帯して分譲するという新しい体制構築に取り組んでいる．全国の研究者の求めに応じて，試料・情報分譲審査委員会の審査を経て分譲する方針としており，エラー検証および適切なクリーニングが終了したデータについては，順次分譲を開始した．

　症例対照研究などに貢献するため，複数のプラットフォームを検討することにより達成した非常に高精度な2,049人の日本人の全ゲノムリファレンスパネルを構築，公開した（iJGVD）[2]〜[6]．また，これらの多型情報を集約することで日本人に最適化したDNAアレイ（ジャポニカアレイ）を実用化している[7]．オミックス解析については，102名（単球，CD4陽性Tリンパ球）および106名（好中球）の異なる細胞におけるエピゲノム（DNAメチル化）の違いや多様性をトランスクリプトーム情報，ゲノム情報と合わせて3層オミックス参照パネルとして公開している（iMETHYL）[8]．プロテオーム，メタボロームについても，それぞれ501名，1,008名のデータを公開している（jMorp）[9][10]．

　第2段階においては，本事業で蓄積した情報や，他

長期健康調査による被災地健康支援
・地域住民コホート調査と三世代コホート調査で 15 万人規模の
　長期健康調査
・7 つの地域支援センターを宮城県内に設置
・メンタルヘルスの要注意者への電話支援実施
・調査を通じた試料・情報の収集でバイオバンク構築へ

調査施設（地域支援センター，サテライト）

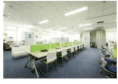 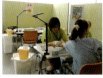

バイオバンク施設
左：全自動倉庫，右：液体窒素タンク

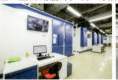 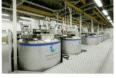

最先端研究のための複合バイオバンク構築
・コホート調査由来の試料・情報を長期に保管
・試料・情報分譲のしくみを整備しデータシェアリングを促進

シークエンス解析　　　　オミックス解析（NMR）

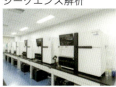 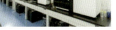 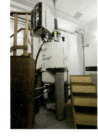

個別化医療・予防のためのゲノム・オミックス解析
・数千人規模の DNA の全ゲノム解析・アレイ解析
・スーパーコンピューターを活用し全ゲノムリファレンスパネル
　を構築
・数千人規模のオミックス解析

スーパーコンピューター

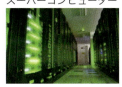

図 4　複合バイオバンクの特徴

バイオバンクやコホートなどと連携して解析した情報，さらに，分譲先での解析情報をメガバンクに統合し，多くの国民が罹患する一般的な病気のリスク予測を実現するための大規模統合データベースや，それに関連する研究成果を収集する知識ベースを構築する予定である．最終的には，一次調査で収集した15万人規模の試料・情報を分譲対象とすることをめざしている．

2）バイオバンクの新たな機能に向けた取り組み

収集した試料より形質転換B細胞株（EBV-LCL）[※1]および増殖T細胞[※1]を作製・保管している．今後，コホート情報や全ゲノム情報を備えたiPS細胞としての利用を考慮するなど，二次的試料の活用に取り組む予定である．

3）日本人全ゲノムリファレンスパネルの充実

アレイ解析やインピュテーションの基盤となる日本人全ゲノムリファレンスパネルについては8,000人規模をめざし，各年1,000人程度を目途として解析を進

めている．また，リファレンスパネルの精度向上のため，HLA（ヒト白血球型抗原）領域，コピー数多型や挿入欠失配列などについては一分子長鎖型シークエンサーなどを用いて正確な日本人集団のゲノム情報を獲得し，個別化医療実現の情報基盤確立に取り組む．

4）日本人オミックス参照パネルの拡充

疾患関連因子の解析に際し必要となるゲノム，メタボローム，エピゲノム，トランスクリプトームにより構成される「日本人多層オミックス参照パネル」につ

※1　EBV-LCL，増殖T細胞

B細胞はエプスタイン–バーウイルス（Epstein-Barr virus：EBV）を感染させることにより長期間増殖培養可能な細胞株様の性質をもつようになる（EBV不死化細胞：EBV-LCL）．また，IL（インターロイキン）などによりT細胞を活性化させることで，増殖T細胞を作製することが可能である．TMMでは検体の枯渇を避けるため，コホート参加者から収集した末梢血から抗体ビーズなどを用いてB細胞とT細胞を分取し，前述処理後に両細胞を分譲対象試料として保管している．

いて，数百〜数千人程度まで解析対象を拡充し，年齢・性別などの差を考慮したより精度の高いオミックス参照データを構築する[11]．

5）当バイオバンクから分譲された研究試料・情報を用いて得られた研究成果，知財とオーサーシップの放棄

当バイオバンクから分譲された研究試料・情報を用いて解析し，得られた研究成果に知的財産となりうる成果が出た場合，この知的財産にかかる権利は，原則として分譲先に帰属することになる．また，論文化した際のオーサーシップも当機構では放棄する．もちろん，その知的財産を得るにあたって共同研究者の協力があった場合は，この共同研究者との共有となる（第3章-3参照）．

このように，第2段階では，効率的な追跡調査と詳細二次調査を行い，解析を進めるとともに，複合バイオバンクを充実させる．これにより，ゲノム医療の基盤として利活用されることに努める．特にTMMは，計画開始時にすでに健常人大規模コホートである多目的コホート（JPHC Study）と日本多施設共同コーホート研究（J-MICC STUDY）が開始されていたため，これらの2つの大規模コホートの協力を得て調査項目やアンケート情報の共通化を図っており，コホート横断的な解析が可能となっている．そこで，国内外の公的バイオバンクなどと連携し，個別化医療・個別化予防などの次世代医療研究を加速する．一部対象数は限られているものの，ヘリコバクター・ピロリ抗体や，中心血圧，高感度トロポニンTなど，他のコホートが測定していない項目があり，TMMではこれらの検査値の分譲と，加えてアドオンコホートとして身体活動や尿ナトカリ計などの新規検査項目の拡充を進める予定である．

4 ゲノムプラットフォーム連携センター

ゲノムプラットフォーム連携センターは，①本機構が保有するスーパーコンピューター※2などの解析・研究基盤を全国の研究者に利活用してもらうこと，②TMMや他バイオバンクなどと連携して収集した情報を統合解析し，解析基盤やデータベースを整備すること，③それらにより，全国のゲノム医療研究者，ゲノ

ムコホート研究者と連携し，わが国のゲノム医療研究水準の向上に寄与することを目的に設立された．シークエンス解析室，オミックス解析室，ゲノム情報解析室，統合ゲノム情報基盤室，統合データベース室などの分野を超えた融合的なセンターである．AMEDゲノム医療研究支援センターによる研究支援のためにToMMoスーパーコンピューター資源（データ・ストレージ，CPU，解析ツールなど）を確保し，全国の研究者からの申請に基づいて，一定のルールのもとで利用を割り当てている．生データからの再解析も含めた情報解析を実施可能な，解析センターとしての機能を担っており，VPN回線によって遠隔地からでも，情報セキュリティを担保しながらアクセス，利用することを可能にしている．

5 コホート・バイオバンク連携の取り組み

前述の通りTMMは国内ゲノムコホートの基盤形成のため，他のコホートとの連携を積極的に行っている．検査項目や調査票についての共有はすでに記載説明してきたが，複合バイオバンクとしてゲノム，オミックス解析を通じたコホート・バイオバンク連携を推進している．

日本人リファレンスゲノムパネルの構築においては，これまでに宮城の検体を中心として2,049人のゲノム多型アレル頻度データを公開してきたが，2017年中に

※2　ToMMoスーパーコンピューター

ToMMoスーパーコンピューターは計算ノードが800ノード，16,000 CPUコアのCPUを有し，約18 PBのLustreファイルシステムで構築されたストレージで構成される．データはRAID6で冗長記録されており，さらに一定期間の後に外部テープバックアップも作成されるなどデータの保全にも十分な配慮を行っている．ToMMoスーパーコンピューターシステムは，4つのユニットにより構成されている．ユニット1は，分譲・公開ユニット，ユニット2は統合データベースユニット，ユニット3と4は，大規模ゲノムオミックス解析を行っている．それぞれのユニットは，そこに置くデータに応じたセキュリティレベルが設定されている．例えば，大規模ゲノム解析を行っているユニットは論理的な閉鎖ネットワークとして構築され，シンクライアントのみのアクセスで実施されるなどセキュリティに最大限の配慮をしている一方，分譲区画は遠隔セキュリティエリアからもVPN回線でアクセス可能で，セキュリティにも配慮しつつ，利便性を確保し，データシェアリングの基盤として活用している．

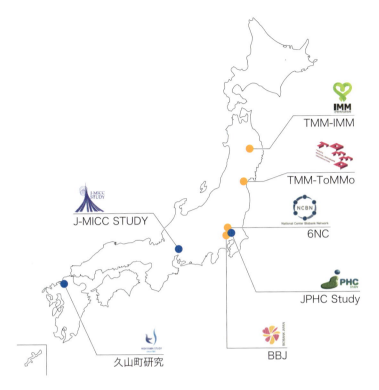

コホート連携（●）
コホートデータを相互利用した
コホート横断的疾患関連解析を
実現

バイオバンク連携（●）
検体の相互利用によるバイオバ
ンク横断的疾患関連解析を実現

図5　全国コホート連携による個別化予防医療の実現

はTMMの岩手検体や西日本の他コホートからの検体を積極的にとり入れた網羅性の高い3,500人以上の日本人ゲノム多型頻度情報を公開予定である．また，これらのゲノムデータの個々人のデータについても遠隔地からアクセス可能なスーパーコンピューター上での分譲を開始している．

さらに，コホート・バイオバンク連携の一環として，新規の遺伝統計手法による疾患リスク予測モデルを用いた脳梗塞の発症リスク予測法を確立した[12]．バイオバンク・ジャパン（BBJ）の有する脳梗塞検体とTMM，JPHC Study，J-MICC STUDYの対照群を用いてリスク予測モデルを構築し，久山町コホートでの症例対照検体，さらに，JPHC Study，J-MICC STUDYの前向きコホート検体を用いた検証を行ったところ，われわれの構築したモデルが脳梗塞としてははじめて有意に発症を予測できたモデルであることを明らかとした．この際に測定したTMMの検体1万人のジェノタイプ情報もすでに分譲対象として提供をはじめている．また，膨大な組合わせにのぼる遺伝子・環境相互作用か

らリスク要因を柔軟に抽出するために，統計的機械学習手法の一種である高次元変数選択（スパースモデリング）の枠組みを利用したゲノムリスク予測法の開発を行った．独自に開発したSTMG（smooth-threshold multivariate genetic prediction）法をアルツハイマー病公共次世代シークエンサー（NGS）データに適用し，一般のPGM（polygenic model）よりも高い精度を示すリスク予測モデルの構築を行った[13]．

一方，オミックス解析においても，エピゲノムについてはTMM，JPHC Study，J-MICC STUDY，BBJ，久山町コホートの検体処理方法を再現して実施した解析により，検体処理がエピゲノム情報にバイアスを与えることを明らかにしたうえで，その原因が血液中の細胞組成の比率であることを明らかにし，細胞組成の推定をエピゲノムデータから逆算することで高精度なエピゲノム解析法を確立した[14]．さらに，6つのナショナルセンター（6NC）バイオバンクの1つである国立がん研究センターの患者検体とTMM対象検体を用いたエピゲノム関連解析を実施した疾患マーカーの同定

を通して，BBJ，TMM，6NCの3大バイオバンクの連携の実現も果たした．メタボロームについても，すでにBBJや6NCの検体の提供を受けて解析を行い，機関を超えたメタボローム解析の実現性についての検討を開始している．

以上のように，健常人3大コホートおよび3大バイオバンクの連携をすでに実現しており，第2段階においてはその連携をさらに発展，強化していく（**図5**）．

東北メディカル・メガバンクが提供する生体試料と情報，サービス

TMMで提供している生体試料と情報，サービスの利用ガイド

検索 東北メディカル・メガバンク機構 [15] 🔍

検索 いわて東北メディカル・メガバンク機構 [16] 🔍

このツールでできること

❶ 生体試料〔DNA，血漿，血清，尿，EBV-LCL（一部対象者），増殖T細胞（一部対象者）〕

❷ TMM約2,000人の全ゲノム解析対象者の全ゲノム情報と健康調査情報（基本情報，検体検査値，調査票回答，特定健康診査検査値）【統合データベースdbTMMおよびカタログ】

❸ TMM約2.3万人のSNPアレイ解析対象者のジェノタイプ情報と健康調査情報【統合データベースdbTMMおよびカタログ】

❹ TMM 約2,000人の全ゲノム配列の頻度情報の閲覧【iJGVD】

❺ TMM 約100人のゲノム，エピゲノム，トランスクリプトームデータの多層オミックス頻度情報の閲覧【iMETHYL】

❻ TMM 1,008人のNMR・質量分析による代謝物測定値，501人の質量分析によるタンパク質・ペプチド測定値の頻度情報の閲覧【jMorp】

❼ バイオインフォマティクス解析支援

❽ スーパーコンピューターの利活用

東北メディカル・メガバンク計画（TMM）は宮城

県，岩手県約15万人のゲノムコホートを形成し，生体試料を解析して情報として提供する「複合バイオバンク」として，ゲノム医療研究開発に広く試料・情報を提供することを目的の1つとしている．本項ではTMMが提供している生体試料，情報，サービスを概説する（**図6**）．各データベースの詳細については本書他稿を参考いただきたい．

TMMは東北大学東北メディカル・メガバンク機構（ToMMo）と岩手医科大学いわて東北メディカル・メガバンク機構（IMM）が共通のコホート調査を実施し，1つのバイオバンクを構築している．バイオバンクに保管されている生体試料の利用や個人ごとの健康調査情報やゲノム・オミックス解析情報の利用にあたっては，分譲または共同研究の申請と審査，MTAなどの契約の締結が必要である．分譲または共同研究の申請がウェブサイト [17] から可能であるので，詳細は，**第2章-16**を参照されたい．現在，約2,000人の全ゲノム解析対象者と約2.3万人のSNPアレイ解析対象者の生体試料，健康調査情報，ゲノム情報が利用可能であり，その他，EBV-LCLや増殖T細胞も利用可能である．申請にあたっては，事前に，東北メディカル・メガバンク統合データベースdbTMMにより，利用したい生体試料，情報があるかを確認することができる（詳細は**第2章-10**を参照）．統合データベースdbTMMでは詳細な個人ごとの情報を検索，閲覧することができるが，統計情報について統合データベースdbTMMカタログにまとめられており，インターネットから利用可能である．

ダウンロードして利用可能な情報としてはゲノム・オミックスの頻度情報があげられる．iJGVD [2]，iMETHYL [8]，jMorp [9] が公開されており，詳細は**第2章-14**を参照されたい．

この他に，ゲノム医療研究開発のため，TMMのスーパーコンピューターを利用することや，バイオインフォマティクス解析支援としてインピュテーションサービスも利用できる．

現在ロードマップ [18] に則り，データの整理，ゲノム・オミックス解析の拡充を進めており，将来的には15万人のコホート情報および全ゲノム・オミックス情報の公開，分譲を予定している．分譲の場合は執筆権ならびに知財のすべてを利用者が有するので，ぜひ積極的な利用申請をいただきたい．

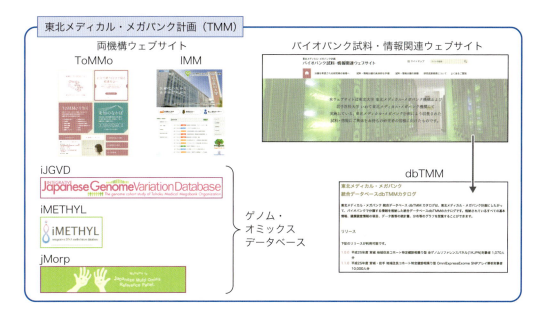

図6　東北メディカル・メガバンク計画（TMM）両機構ウェブサイトおよびデータベーストップページ
TMMでは，東北大学はToMMoの機構ウェブサイト，岩手医科大学はIMMの機構ウェブサイトでそれぞれの機構の計画の進捗などの情報を発信している．バイオバンクについては，バイオバンク試料・情報関連ウェブサイトにて，共通して発信しており，統合データベースdbTMMおよびそのカタログを制限付き公開している．ダウンロードして利用可能な情報としてゲノム・オミックスの頻度情報を，iJGVD，iMETHYL, jMorpとして公開している．

おわりに

　一人ひとりの身体にあわせた個別化医療・予防という次世代医療の大きな柱に，個人のゲノム情報と各種オミックス検査情報をもとにして，その人の体質や病状に適した医療を行う「ゲノム医療」がある．そのために，新しいタイプの複合バイオバンクを構築し，解析研究を推進するとともに，ゲノム医療の実現に向け，対象者の方の個別化医療・予防に役立つような遺伝情報の回付に向けた検討を行っている．

　またこの研究からの展開として，
①遺伝要因と環境要因の交互作用による疾患（高血圧，動脈硬化などの生活習慣病，精神疾患など）の発症の解明・リスク予測手法の開発
②がん，感染症，認知症などの次世代医療への利用に向けた研究
を考えており，今後，複数の遺伝要因と，生活習慣など環境要因が複合的に影響して生じる疾病の病因解明や予防法・治療法の確立に向けて進んでいく予定である．

　本総説にて紹介したわれわれの研究を進めるにあたり，東北大学東北メディカル・メガバンク機構の先生方，岩手医科大学いわて東北メディカル・メガバンク機構の先生方，宮城・岩手両県の広い地域をキャラバンのように移動して参加者にお声がけしてくださりましたGMRC（ゲノム・メディカルリサーチコーディネーター）の皆様に感謝いたします．図の作成にご助力いただいたToMMo 長神風二氏，IMM 篠崎夏子氏に感謝します．また，アンケート調査のデザインに際し，プロトコールの共通化にご助力いただいた日本多施設共同コホート研究，多目的コホート研究の先生方，リクルート開始時にご指導いただいたながはま0次コホートの先生方に感謝いたします．本計画の立案維持に支援いただいた文部科学省ライフサイエンス課の皆様，国立研究開発法人日本医療研究開発機構バイオバンク事業部の皆様に感謝いたします．最後に東北メディカル・メガバンク計画に参加，協力いただきました岩手県，宮城県の住民の方々，自治体の方々，保健師の皆様に深く感謝いたします．

文献

1）Kuriyama S, et al：J Epidemiol, 26：493-511, 2016
2）Integrative Japanese Genome Variation Database (iJGVD)（https://ijgvd.megabank.tohoku.ac.jp）
3）Motoike IN, et al：BMC Genomics, 15：673, 2014
4）Katsuoka F, et al：Anal Biochem, 466：27-29, 2014

5) Nagasaki M, et al：Nat Commun, 6：8018, 2015
6) Yamaguchi-Kabata Y, et al：Hum Genome Var, 2：15050, 2015
7) Kawai Y, et al：J Hum Genet, 60：581-587, 2015
8) iMETHYL（http://imethyl.iwate-megabank.org）
9) jMorp（https://jmorp.megabank.tohoku.ac.jp/2016/compounds）
10) Koshiba S, et al：Sci Rep, 6：31463, 2016
11) Hachiya T, et al：npj Genomic Medicine, 2：1-14, 2017
12) Hachiya T, et al：Stroke, 48：253-258, 2017
13) Ueki M & Tamiya G：Genet Epidemiol, 40：233-243, 2016
14) Shiwa Y, et al：PLoS One, 11：e0147519, 2016
15) 東北大学東北メディカル・メガバンク機構（http://www.megabank.tohoku.ac.jp/）
16) 岩手医科大学いわて東北メディカル・メガバンク機構（http://iwate-megabank.org/）
17) 東北メディカル・メガバンク計画：バイオバンク試料・情報関連ウェブサイト（http://www.dist.megabank.tohoku.ac.jp）
18) 東北メディカル・メガバンク計画：バイオバンク試料・情報関連ウェブサイト「試料・情報分譲のロードマップ」（http://www.dist.megabank.tohoku.ac.jp/about/roadmap/）

＜著者プロフィール＞
清水厚志：1999年，青山学院大学理工学研究科博士課程修了．同年より慶應義塾大学医学部の故 清水信義教授の元でバイオインフォマティクスの技術を活かし，博士研究員としてヒトゲノム計画と疾患原因遺伝子探索に従事開始．准教授を経て，2013年2月から現職．現在は複合オミックス解析と疾患発症リスク予測，遺伝情報授受による意識変容，それらの結果に基づく多因子疾患の遺伝情報回付による個別化予防の実現をめざしている．

布施昇男：1991年，東北大学医学部卒業．東北大学眼科助教，アメリカ合衆国ミシガン大学ケロッグアイセンター研究員，東北大学眼科講師・准教授を経て，2012年，東北メディカル・メガバンク機構発足に際して着任．専門は，ゲノム科学，眼科学．臨床医の観点から，複合バイオバンクにおけるゲノム・オミックス解析を発展させ，それらの有益な情報を対象者に還元できるような個別化予防，個別化医療の基盤形成をめざしている．

2. 日本の疾患コホートとしての バイオバンク・ジャパンの取り組み

村上善則

患者や健常人の血清，ゲノムDNAなどの生体試料と臨床情報を大規模に収集，保管，配布してゲノムなどの研究に供するバイオバンクが世界中で構築され，プレシジョン・メディシン※の基盤となっている．バイオバンク・ジャパンは2003年に設立され，51疾患，26万人，44万症例を有する世界最大級の疾患バイオバンクとして，日本人の塩基配列多型，疾患感受性遺伝子の同定などに大きく貢献してきた．今後，全ゲノムシークエンス解析や血清利用による疾患の病態解析や診断，治療，予防法の確立へのさらなる貢献が期待される．

はじめに

近年，患者や健常人の血清，ゲノムDNAなどの生体試料と臨床情報を大規模に収集，保管，配布する生体試料コホート（バイオバンク）が世界中で構築され，プレシジョン・メディシンの基盤となりつつある．ここでは，世界最大級の疾患バイオバンクであるバイオバンク・ジャパンの取り組みと成果について紹介する．

[キーワード＆略語]
生体試料，ポピュレーション（住民型）バイオバンク，疾患バイオバンク，バイオバンク・ジャパン（BBJ），プレシジョン・メディシン，臨床情報，追跡調査，疾患の易罹患性，食道がん，薬剤の副作用，データ公開，経時的血清試料

BBJ：BioBank Japan（バイオバンク・ジャパン）
SNP：single nucleotide polymorphism（一塩基多型）

1 疾患バイオバンクの意義

医学は，疾患に関する膨大な経験・情報のうえになり立っているが，カルテや検査データなどの臨床情報のみならず，血清やDNAを含む生体試料を大規模に収集，保管し，さらに研究者間に配布して解析できるようにすれば，稀少疾患の原因や，さまざまな疾患の比較的わずかな病態の差異も理解することができる．また，疾患の発症にかかわる遺伝因子と環境因子の相互作用の関連を解明することが可能となる．この目的で，古くからさまざまな疾患試料の保管が行われていたが，1990年代以降のゲノム科学の発展に伴い，疾患

※ **プレシジョン・メディシン**
患者個々人の体質や各腫瘍の形質をゲノム情報解析などの最先端技術を用いて分子レベルで把握し，その結果に基づいて最適な治療法や予防法を選択し，実施する医療．精密医療．2015年に米国オバマ前大統領が提唱し，医療の世界的目標となっている．

Activity of the BioBank Japan as a disease-oriented cohort in Japan
Yoshinori Murakami：Division of Molecular Pathology, the Institute of Medical Science, The University of Tokyo（東京大学医科学研究所人癌病因遺伝子分野）

表1 バイオバンク・ジャパン登録症例（第1コホート：199,998名，340,298症例）

疾患名	症例数	疾患名	症例数	疾患名	症例数	疾患名	症例数
脂質異常症	53,863	尿路結石症	7,028	COPD	3,504	ネフローゼ症候群	1,180
糖尿病	44,346	乳がん	6,629	肝硬変	3,348	肺線維症	1,158
白内障	26,067	C型慢性肝炎	6,392	アトピー性皮膚炎	3,002	子宮体がん	1,087
脳梗塞	18,862	子宮筋腫	6,217	脳動脈瘤	2,999	肺結核	1,011
不整脈	19,037	花粉症	6,282	てんかん	2,727	卵巣がん	928
安定狭心症	17,655	緑内障	6,135	バセドウ病	2,494	ケロイド	896
心筋梗塞	13,988	前立腺がん	5,694	肝がん	2,509	ALS	785
心不全	10,063	不安定狭心症	5,286	子宮内膜症	1,907	薬疹	740
気管支喘息	9,561	関節リウマチ	4,449	B型慢性肝炎	1,508	膵がん	569
骨粗鬆症	8,376	肺がん	4,396	造血器腫瘍	1,478	胆嚢・胆管がん	504
大腸・直腸がん	7,638	歯周病	3,958	食道がん	1,453	熱性けいれん	341
胃がん	7,166	ASO	3,824	子宮頸がん	1,258		

ASO：閉塞性動脈硬化症，COPD：慢性閉塞性肺疾患，ALS：筋萎縮性側索硬化症．

の易罹患性や薬剤応答性，副作用など個々人の表現型の多様性と，ゲノムDNA上の塩基配列多型との関連を探るゲノム疫学研究が隆盛になると，これを支援するために，DNA，血清などの生体試料と臨床情報を収集，保管，配布する大規模バイオバンクが構築されるようになった．

　バイオバンクには，健常人を対象とするポピュレーション（住民型）バイオバンクと，患者を対象とする疾患バイオバンクとが区別される．ポピュレーションバイオバンクは，前向き研究により，疾患に罹患する誘因を疫学的手法により同定することを主な目的とし，公衆衛生学的側面が強い．一方，疾患バイオバンクは，多数の症例の長期間の追跡データを基盤として，疾患の易罹患性のみならず，重症化や合併症，治療による修飾などの要因まで解析可能であることから，医学・医療における効果が大きいことが特徴である．世界的には，1998年に開始されたアイスランドのdeCODE社による27万人を対象とした前向き住民コホートが，大規模ゲノムコホートの草分けであるが，疾患ゲノムコホートとしては，ともに2003年に開始されたカロリンスカ研究所バイオバンク（対象：スウェーデンの患者28万人）と，バイオバンク・ジャパン（BBJ）（対象：日本の患者26万人）が世界最大規模の疾患バイオバンクである．

2 バイオバンク・ジャパンの構成

　個々人のゲノムの多様性の集積としての体質の差異に応じて，疾患の易罹患性や薬剤応答性，副作用などのリスクを診断し，疾患の予防や早期診断，また治療法の選択に役立てようとする新しい医療を，オーダーメイド医療と呼び，最近の動向であるプレシジョン・メディシンの重要な一翼を担っている．日本では，2003年から「オーダーメイド医療の実現プログラム研究事業」が文部科学省委託研究として東京大学医科学研究所，理化学研究所統合生命科学研究センターを中心に開始された．そして，生活習慣病，がんなど47種類の多因子疾患に罹患した患者20万人を，全国12の協力医療機関の50カ所以上の病院においてリクルートし，末梢血DNAと経時的に採取された血清，ならびに連結可能匿名化した臨床情報を大規模に収集，管理し，研究者間に配布してきた（第1コホート）．12の協力医療機関は，大阪府立成人病センター，がん研究所有明病院，順天堂大学，東京都健康長寿医療センター，日本医科大学，日本大学，岩手医科大学，徳洲会病院グループ，滋賀医科大学，複十字病院，国立病院大阪医療センター，麻生飯塚病院であり，その所属病院は全国に分布し，症例の地域による偏りが少ないことも特長である．対象疾患と収集した症例数を**表1**に示す．2013年からは第2コホートとして，38疾患6万人，10万症例の追加収集を進めて

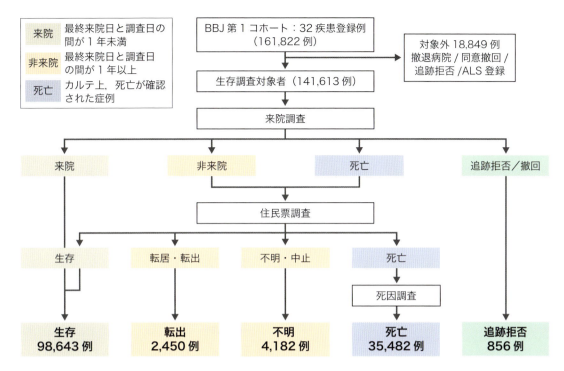

図1　バイオバンク・ジャパンにおける第2回生存調査
生存の有無が重要となる32疾患の登録症例161,822例のうち，2012年5月の第1回調査時対象外であった18,849例を除く141,613例を対象として実施した．1年以上来院しなかった患者については，住民票調査を行った．追跡率は，（生存者数＋死亡者数）／（生存調査対象者数−追跡拒否者数）として求められ，95.3％であった．ALS：筋萎縮性側索硬化症．

いる．この結果，糖尿病などの主な多因子疾患については，日本全国の症例の1％強を収集したことになり，仮想上120万人程度の住民コホートから発生した疾患をすべて収集していることに相当する．

　加えて2015年からは，がんの体細胞変異の意義の解明と臨床応用をめざして，日本臨床研究学グループ（JCOG），日本小児がん研究グループ（JCCG），国立病院機構と共同で，がんの治療効果などに関するがんの体細胞変異と宿主のゲノム多型をともに大規模に解析する計画を立て，腫瘍組織を中心に組織バンクも立ち上げている．ゲノムの網羅的解析手法は，多型解析に基づくゲノムワイド関連解析から，次世代シークエンサーを利用した全ゲノムシークエンス解析へと移行している．

3 臨床情報の整備

　患者の臨床情報は，疾患コホートとしてのBBJの最重要項目の1つである．臨床情報は，全疾患に共通す

る性別，年齢をはじめとする基本情報，検査情報，処方情報などからなる約2,500の共通項目と，各疾患に特異的な項目，例えば，がんにおける病理検査や特殊検査の結果，治療プロトコールなどの情報からなり，総計5,800項目の情報が，各病院のメディカルコーディネーターによって診療カルテから抽出され，厳重な情報セキュリティーのもと，データベースとして構築され，利用可能となっている．これらの項目は，1年ごとにカルテから追加抽出され，経時的に蓄積されるとともに，新規疾患に診断された場合には，その疾患に対する特異的項目が付加されるしくみである．

　BBJでは，2008年に第1コホート47疾患20万人の登録・初回試料収集を完了し，2018年には第2コホート38疾患6万人の登録・初回試料収集を完了する予定である．1人の患者が複数の対象疾患に罹患し，重複登録される場合もあるので，登録症例数は第1コホート34万症例，第2コホート10万症例に及ぶ．これら症例のゲノムDNAは，初回のみ収集され，血清，臨床情報

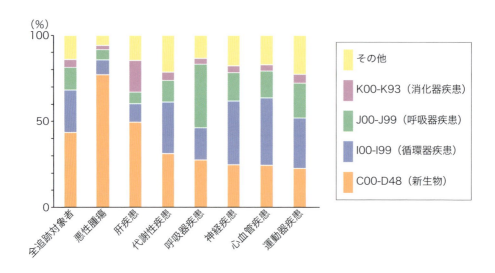

図2　バイオバンク・ジャパン登録症例の最終死因
悪性腫瘍のみならず，肝疾患や代謝性疾患においても，悪性腫瘍が最終死因の第1位を占める．

については，第1コホートでは1年ごとに追加収集して継時的試料とし，追跡調査も1～2年ごとに行った．BBJの追跡調査の特徴は，来院調査，住民票調査，人口動態調査の3段階で調査することである．病院をベースとした来院調査は，最も一般的であるが，対象患者に中高齢者が多いこと，観察期間が長くなることから，当然のこととして，転院，転居，院外での死亡などにより来院しなくなる場合が増え，正確な予後の追跡が困難になることが多い．参加者の同意を得て行う住民票調査は，来院調査での追跡不能症例を対象として，その転居や死亡の実態を自治体に確認する作業である．さらに，死亡が確認された場合には，1年後に公表される厚生労働省の人口動態調査との対応により，死因を確定する．このような大規模で詳細な調査は国内で例がないが，**図1**に示すように，20万人という膨大な症例を対象としながら，追跡率95.3％というきわめて高い結果を得て，日本人の疾患の基本的な情報となっている．一例として，日本の各種疾患罹患者の最終死因の集計では，悪性腫瘍のみならず，肝疾患や代謝性疾患の患者でも，悪性腫瘍が最終死因の第1位を占める実状が平田らにより示されている（**図2**）[1]．

4 オーダーメイド医療の実現化プロジェクトによる成果

BBJの活動と共同研究の結果，基礎的には日本人のゲノム多型の実態の解明が進み，国際HapMap計画に大きく貢献した．また，多数の症例のゲノムワイド関連解析によって，疾患の易罹患性に関連するゲノム多型が同定できることが世界に先駆けて示され，実際に，さまざまな疾患の易罹患性にかかわるゲノム多型が250以上同定され，Nature誌9報，Nature Genetics誌40報以上をはじめ多数の一流雑誌に論文として発表された（**表2**）．

この他に，疫学的に飲酒，喫煙との関連が強いことが知られている食道がんの易罹患性に関する研究においては，飲酒による毒性が発揮されやすいアルコール脱水素酵素1B（ADH1B）GG型とアルデヒド脱水素酵素2（ALDH2）AA/AG型の多型をもつことが，食道がん罹患の独立した危険因子となることが松田らにより示された．さらに，これら食道がん罹患リスクの高いADH1B，ALDH2の遺伝子多型が重なった症例に，飲酒，喫煙という生活習慣が加わった場合には，高リスク多型を保持せず，飲酒歴，喫煙歴のない対照群と比較して，食道がんの罹患率が189倍に増加すること，一方，飲酒，喫煙を行わない場合には，食道がんの罹患率の増加は6.8倍に留まることを示した[2]．こ

表2 バイオバンク・ジャパン試料を用いた国内共同研究により，全ゲノム関連解析で同定された主な疾患関連遺伝子の報告

疾患	共同研究機関	雑誌	発行年
関節リウマチ	京大，東京女子医大など	Arthritis Res Ther	2015
		Arthritis Rheumatol	2015
		Nature Genetics	2012
		Hum Mol Genet	2011
歯周病	北海道医療大学	J Dent Res	2015
痛風	防衛医大，久留米医大，国立遺伝研，など	Ann Rheum Dis	2015
膀胱がん	高知大，京都府立大，岩手医大，岡山大など	Hum Mol Genet	2015
後縦靭帯骨化症	慶応大，熊本大，福井大など	Nature Genetics	2014
薬疹	国立医薬品食品衛生研究所	Pharmacogenomics	2013
		PLoS One	2013
特発性側弯症	慶応大，京大など	Nature Genetics	2013
		Nature Genetics	2011
炎症性腸疾患	札幌医大，九州大など	J Gastroenterol	2013
		Inflamm Bowel Dis	2013
尿路結石	名古屋市大など	J Hum Genet	2013
アレルギー性鼻炎	福井大，山梨大など	Allergy	2013
強皮症	京大，東京女子医大，慶応大など	Arthritis Rheum	2012
肺がん	国立がんセンター	Nature Genetics	2012
肝がん	東大，国際医療センターなど	BMC Med Genet	2012
加齢黄斑変性	九州大，横浜市大など	Nature Genetics	2011

の例は，生まれつきの遺伝子配列は変えることができないが，その意味を理解して生活習慣に反映させることにより，疾患の予防が期待できることを示しており，オーダーメイド医療の現実性と効果を如実に示すものといえる．一方，薬剤の副作用に関する研究は，理化学研究所の久保らによって進められ，カルバマゼピン，ワルファリン，タモキシフェンについて，関連する有望なDNA多型が同定され，臨床試験が進みつつある．

また，日本人のゲノム多型には欧米人とは異なるものが多いことから，BBJが行ってきた多型解析は，日本人のゲノム医療に今後とも欠かせない貴重なデータを供給している．さらに，本プロジェクトの支援で行われた研究倫理に関する研究・活動は，日本のゲノム医療の倫理・法・社会面の研究発展に初期から大きく貢献していることも高く評価されている．

5 今後の展開と長期経過観察症例の意義

現在，BBJは設立15年を経過し，新たな展開を模索している．ゲノム研究においては，第1コホート20万人中17万人以上のゲノムDNAについて，ゲノムワイド関連解析が可能な95万SNPのタイピング結果を対応させ，情報として配布可能であることは，プロジェクトの大きな成果である．さらに，1,000人を超える症例に関する解析済み全ゲノムシークエンスデータの公開も準備中であり，今後さらに，全ゲノムシークエンスの解析とデータ公開を進める予定である．

一方，これまでは疾患の易罹患性の解析を主としてきたことから，必ずしも活発に有効利用される機会の多くなかった個々の症例の詳細な臨床情報と経時的血清試料の意義は，今後大いに注目されることになると思われる．第1コホート34万症例の平均追跡期間は現在約9年半であり，疾患コホートの有効な追跡期間とされる15〜20年間の半ばに達したところである．生活習慣病の多くが慢性疾患であり，疾患の重症化や合併症の進展，近年注目されている複数の疾患の併存，服薬による重症化，合併症，併存疾患の影響の把握など，医学的にも財政的にも日本が直面している医療の

表3 バイオバンク・ジャパンで経年的に収集されている疾患別血清数

疾患名	血清採取回数										
	1回	2回	3回	4回	5回	6回	7回	8回	9回	10回	合計
脳梗塞	5,713	2,826	2,218	1,901	1,824	1,700	1,214	780	491	182	18,849
心筋梗塞	3,205	1,849	1,554	1,502	1,518	1,644	1,235	788	473	219	13,987
不安定狭心症	1,271	706	581	596	579	567	444	269	187	80	5,280
安定狭心症	3,863	2,438	2,138	1,971	1,879	1,929	1,435	1,007	667	321	17,648
不整脈	4,583	2,532	2,114	1,935	2,001	2,262	1,578	1,140	642	244	19,031
心不全	2,637	1,385	1,169	1,061	997	1,140	768	528	268	101	10,054
糖尿病	10,340	5,556	4,450	4,116	4,480	5,399	4,283	2,993	1,843	876	44,336
脂質異常症	11,748	7,045	5,892	5,739	6,071	6,656	4,955	3,167	1,821	741	53,835
47疾患の合計	99,250	46,885	36,476	32,905	33,339	35,104	25,387	16,795	9,741	4,000	339,882

大きな課題に対する回答を得るうえで，BBJに蓄積され，ゲノム情報の付加された長期追跡症例の価値は計り知れない．一例として経時的に採取された血清試料の一覧を表3に示す．ほぼ1年おき，経時的に10回採取された血清を有する症例は全体で4,000例に及ぶ．BBJの血清は，これまでにもメタボロミクス，エキソソーム，異常糖鎖，チオール修飾などの解析に用いられ，乳がんやリウマチ性疾患の診断や重症度判定法の開発に役立っている[3)〜5)]．今後，血清診断薬の開発などにさらに有効に利用されることが期待される．

　ここで，血清の利用に関して，その品質管理は重要である．BBJの試料は，各病院における一般診療に付随して収集され，長期間液体窒素下で保管されているため，一定の条件を満たすものであるが，収集開始が15年前であることから，例えば，現在，血清試料の品質保証として要求される，採血から保管までの時間や採取日の気温などの記載のない試料も含まれる．この点に関して最近，プロテオーム学会と共同で血清試料のプロテオーム解析を行い，安定性の異なる内在性ペプチドの量的比較から，プロテオーム解析に対する血清試料の品質保証が可能となる手法を開発し，特許出願した．今後はこの手順に則り，貴重な試料の有効利用の促進が期待される．

おわりに

　疾患型，住民型，組織型バイオバンクが日本でとも

に発展し，新しい医学，医療の基盤となりつつあることは素晴らしいことである．一方，バンク共通の課題として，個人情報の保護，電子化による臨床情報取り込みの効率化，試料の品質管理・品質保証，製薬企業なども含めた共同研究の促進，全ゲノム解析の処理能力と情報解析力の向上，得られたデータの公開の促進など，今後さらに加速が必要な課題も多い．特に，疾患バイオバンク基盤は，疾患の新規診断，治療，予防法の開発や，激化する海外との製薬競争の鍵を握る貴重な資源であることから，長期展望に立った国家プロジェクトとしての取り組みが必要と思われる．

文献

1）Hirata M, et al：J Epidemiol, 27：S22–S28, 2017
2）Cui R, et al：Gastroenterology, 137：1768–1775, 2009
3）Suhara T, et al：Proc Natl Acad Sci U S A, 112：11642–11647, 2015
4）Kawano Y, et al：J Biosci Bioeng, 119：310–313, 2015
5）Takeshita M, et al：Arthritis Res Ther, 18：112, 2016

<著者プロフィール>
村上善則：1983年，東京大学医学部卒．医学博士．東京大学医学部消化器内科，米国ユタ大学ハワードヒューズ研究所，国立がん研究センター研究所等を経て，2007年より東京大学医科学研究所人癌病因遺伝子分野教授．’15年より同研究所所長．専門は分子腫瘍学，ゲノム医科学．’15年よりAMED委託事業「バイオバンクの構築と臨床情報データベース化」研究開発担当者を務めている．日本癌学会理事，日本人類遺伝学会理事，臨床遺伝専門医・指導医．

3. ナショナルセンター・バイオバンクネットワーク

後藤雄一

主要疾患の基礎研究，臨床研究を行っている6つのナショナルセンター（NC）は，その研究基盤としてバイオリソースを収集してきた．各NCは担当する疾患の専門性を生かしながら，中央バイオバンクをハブとして，連邦型のネットワークを組織し，カタログデータベースをウェブ公開している．多様な患者由来生体試料は高品質で豊富な医療情報を有しているという特徴をもち，疾患研究，薬剤開発ばかりでなく，ライフサイエンス研究全般に利用可能な汎用性を有している．共同研究での提供に加えて，分譲での提供にも対応できる試料を有している．

はじめに

多くの高頻度の慢性疾患（common disease：がん，心血管病，認知症など）の成因・病態はきわめて複雑であり，その解明や克服のためには多面的かつ統合的な研究アプローチが必要とされる．また，難病（rare disease：稀少疾患）の有効な治療法開発にも，実態調査・基盤研究から臨床への展開研究が必要である．従来，ヒトの生体由来試料（バイオリソース）が研究目的で収集保管され，それを活用することで最先端疾患

研究を推進する動きがみられた．特に近年，ゲノム・オミックス医学の技術革新が進むにつれ，バイオリソースのバンク化の重要性が認識され，各国が競って「バイオバンク」構築にとり組んでいる．

1 ナショナルセンター・バイオバンクネットワークの始動

6つのナショナルセンター（NC）には病院と研究所が併設され，がん，循環器疾患，精神・神経・筋疾患，多くの慢性疾患や感染症，小児疾患，老年疾患などの主要な疾患を対象とする基礎研究と臨床研究が行われている．そこでは，おのおのの専門性を生かしてバイオリソースを収集し，医療や研究に活用してきたが，新たに2011年度から厚生労働省の支援を受けて，ナショナルセンター・バイオバンクネットワーク（NCBN）として，ネットワーク型・連邦型の組織形態を構成し，患者由来の生体試料を医療・研究に利活用できる体制

[キーワード＆略語]
ナショナルセンター，カタログデータベース，稀少疾患，分譲

MTA：material transfer agreement（成果有体物移転契約）
NC：National Center（ナショナルセンター）
NCBN：National Center Biobank Network（ナショナルセンター・バイオバンクネットワーク）

National Center Biobank Network（NCBN）
Yu-ichi Goto：Medical Genome Center, National Center of Neurology and Psychiatry（国立精神・神経医療研究センターメディカル・ゲノムセンター）

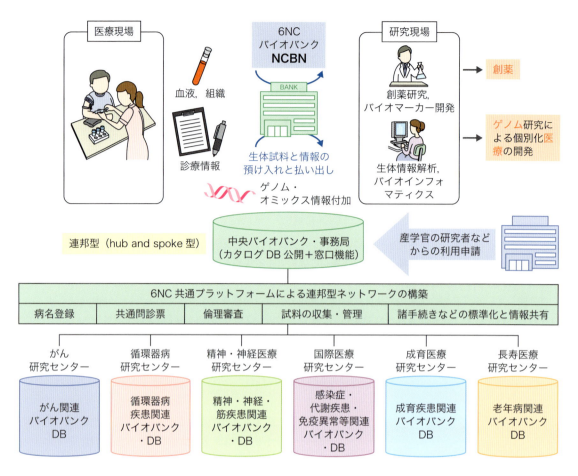

図1　NCBNの連邦型組織形態
ナショナルセンター（NC）では医療現場と研究現場が隣接しており，各NCが対象としている疾患の専門医と種々の解析手段に精通した研究者が協議して，適切な試料採取や処理，豊富な医療情報へのアクセスが可能である．6NCでは中央バイオバンクをハブとして，連邦型のネットワークを組織し，病名登録，共通問診票，倫理的配慮などの共通プラットフォームを構築している．ナショナルセンター・バイオバンクネットワークプロジェクトのホームページ（http://www.ncbiobank.org/outline.html）をもとに作成．

の構築を開始した（**図1**）．

　共通化が可能な倫理審査関係（包括的同意取得準備），臨床情報関係（共通問診票／病名登録），試料の標準的取扱関係（SOPの標準化や公開）に加えて，調整機関として中央バイオバンクを新設し，カタログ情報の公開や広報活動を開始した．

② NCBNの特徴

　NCBNの最大の特徴は，各NCが担当する主要疾患の専門医が収集した，詳細な医療情報の付随した患者由来の各種生体試料をもつことであり，基礎研究ばか

りでなく，創薬，個別化医療，再生医療の開発などの先端的医学研究の基礎となる「高品質」な研究資源を提供できることにある．

　これは，医療現場と研究現場が近接していて，医師と研究者の両者の視点で，最適な試料収集法や必要な臨床情報の選別を可能にできることが基本にある．じつは当該疾患をよく知る医師であり，しかも研究者でもある人材が最も適切なバイオリソースを収集でき，当該疾患を研究している大学などの研究者と連携をとることが研究推進に重要である．ただし，NCの研究者が大学などの研究者と異なる点は，NCでは当該疾患の研究を継続的に進めている点であり，10年，20

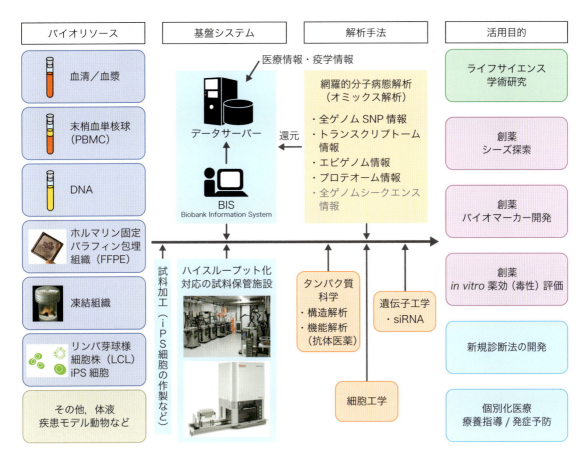

図2　6NCバイオバンク事業で提供するバイオリソースの例
　NCBNの収集し，提供できるバイオリソースの種類は，血漿／血清，DNAばかりでなく，凍結骨格筋やパラフィン
包埋がん組織などの病理組織，髄液や尿，線維芽細胞や筋芽細胞など多彩である．これらの試料は多様な解析手法
に対応でき，その応用範囲は疾患研究，薬剤開発，ひいてはライフサイエンス研究全般に利用可能な汎用性をもつ.
ナショナルセンター・バイオバンクネットワークプロジェクトのホームページ（http://www.ncbiobank.org/sample.
html）より転載.

年という長いスパンでバイオリソースが蓄積される．
実際に国立精神・神経医療研究センターには1978年
からの凍結筋が16,000件以上も確保できている．こ
の「継続性」という特徴は，稀少疾患のバイオリソー
スを収集し研究利用する場合に，NCBNの欠くことの
できない有利な点であり，逆にこの有利な点を損なわ
ない運営方針を貫く必要がある．

　具体的に，NCBNから提供できるバイオリソースの
概要を**図2**に示す．ゲノム解析を行う対象は多くの場
合，末梢血DNAである．しかし，その変異の意義づ
けを行うには，RNAやタンパク質レベルの確認が必要
になることも多い．また，解析手法もゲノムを含むオ
ミックス解析に加えて，生化学的，病理学的解析など

が必要になる．このような各種の解析に対応できるよ
うに，多様な生体試料を適切に処理し，保存し，利用
できるシステムづくりを意図している．それゆえに，
その利用範囲はライフサイエンス全般に広げることが
できる可能性がある．この「広範な利用範囲」も，
NCBNが有するバイオリソースの特徴の1つである．

　外部からの問い合わせに対しては，基本的に中央バ
イオバンク，もしくは，各NCのローカルバンクにメー
ルで問い合わせをすれば，試料提供の可否についての
情報が得られるしくみになっている．6NCの対象疾患
は多様であり，試料の種類や保存方法も多様なので，
まずはカタログデータベースでの検索を行って，希望
する情報と試料の有無を調べて問い合わせをしていた

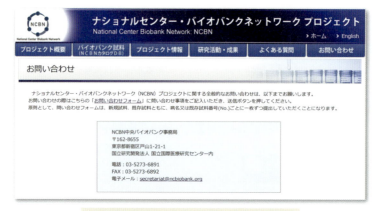

問い合わせ先　secretariat@ncbiobank.org

図3　外部からの問い合わせに対する対応
　　NCBNに対する問い合わせは，一次窓口として中央バイオバンク事務局が対応しており，各NCバンクへの連絡や回答集約を行っている．複数のNCが有している試料の提供が希望された場合など，必要に応じて，中央バイオバンクの調整部門が対応する．

だくことが肝要と考える．NCによっては，カタログデータベースに詳細なデータを載せていない試料（特に既存試料）をもっていることがあり，また複数のNCに試料が存在する場合など，中央バイオバンク事務局への問い合わせをいただきたい（**図3**）．

　また，バイオリソースの提供の方法には，「共同研究」の場合と「分譲」の場合がある．「共同研究」での提供は，①各NC内の臨床医や研究者が共同研究者として関与する形態になり，豊富な臨床情報を必要とする場合，②受領者側が希望する医療情報を改めて収集する必要がある場合，③疾患自体の特性を熟知した臨床医や研究者が必要な場合などに適しているといえる．

　一方，「分譲」※は，限定した付随情報でも進められる研究に適しており，協議によって知的財産権をプロバイダー側が主張しないMTAにすることも可能である．現在のところ，この分譲での提供が可能なNCは4つであるが，2017年度中には，すべてのNCで分譲での提供を可能にし，できるだけ手続きを簡略化，統一化することをめざしている．

※　分譲
成果有体物提供契約書（material transfer agreement：MTA）をもって試料提供を行うことを分譲といい，提供に必要な事務手続きなどの実費のかかる場合を有償分譲という．

実践ガイド

NCBN

主要疾患の高品質バイオバンクのカタログデータベース

検索 http://www.ncbiobank.org/

このツールでできること

❶ 病名（ICD10コード，ICD分類リスト，MEDIS管理番号）で検索できる
❷ バイオリソースの種類（血漿，DNA，髄液，病理組織など）で検索できる
❸ 分譲での提供可能数，共同研究での提供可能数を検索できる
❹ 年齢（10歳刻み），性別で絞り込める
❺ 既往歴（がん，高血圧，糖尿病，心臓病，肝臓病，腎臓病など）で絞り込める
❻ 家族歴（高血圧，糖尿病，脂質異常症，精神疾患など）で絞り込める
❼ 喫煙歴，飲酒歴のデータ有無で絞り込める

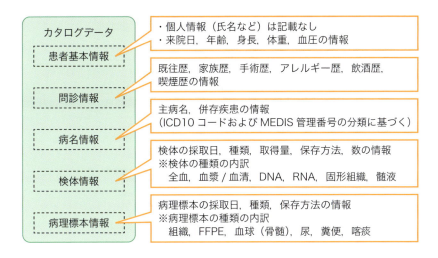

図4　カタログデータ概要
FFPE：ホルマリン固定パラフィン包埋.

■ このデータベースの特徴

　6NCが研究利用の同意に基づき提供を受けた資料・情報がカタログ情報としてデータベース化されている. 2017年7月までの総登録者数は58,036名で, 保存検体としては, 血液検体359,802検体, 病理標本5,365検体となっている.

　カタログデータの概要を**図4**に示す. 年齢, 性別などの患者基本情報に加えて, 共通問診項目として, 既往歴や家族歴, アレルギー歴, さらに飲酒歴・喫煙歴の情報を入れている. 病名は, 主病名とともに併存疾患の情報をICD10コードおよびMEDIS管理番号の分類で登録している. 検体情報は詳細であり, 採取日, 取得量, 保存方法の情報を含んだ多様な種類（血漿／血清, DNA, 固形組織, 髄液など）の検体情報がある. また, 病理標本について, 種々の種類とともに, その保存方法についての標準業務手順書（SOP）もデータベースに含まれている.

■ 使い方

　データベース登録試料としては新規試料と既存試料がある. 新規試料の検索方法を**図5**に示す. NCBNカタログデータベースのURLからログインすると, 検索条件のウィンドウが開く. そこに検索ページの使い方がハイライトされており, 詳細な使い方の説明が読めるようになっている.

　具体的には, 病名からの検索, 性別での絞り込み, バイオリソースの種類での検索, 年齢での絞り込みができるようになっている. バイオリソースの種類での検索においては, 包括的同意で分譲可能な試料数の検索も可能である.

　続いて, 問診情報での検索が可能であり, 既往歴, 現病歴（現在, 治療中）, 家族歴での検索, 喫煙歴と飲酒歴データの有無での絞り込みが可能になっている.

　例として, インスリン非依存性糖尿病で検索を行ってみると, 病名の項からICD10分類で当該疾患を選ぶと, NC別の症例数が表示される. そこでNCGMのところがハイライトされているのは, 付加情報があることを示しており, 薬剤情報, 検査情報などを知ることができるようになっている. 基本的に検索項目を変更しても, 表示されるのはNC別症例数であり, その情報から, 中央バイオバンク事務局に問い合わせを行っていただくことになる.

　また, カタログデータベース上では詳細な検索はできないものの, 既存試料として33,058名の情報を集約して公開している（個別研究において提供を受け, すでに保有している試料・情報）[1].

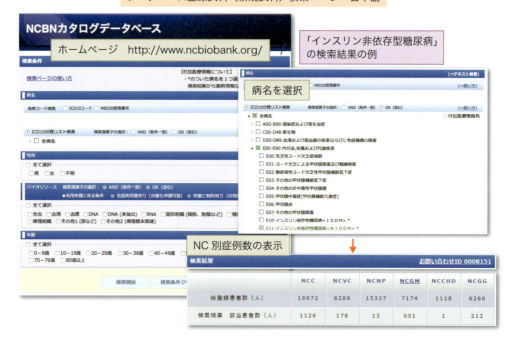

データベース登録試料（新規試料）検索ページ：日本語

図5 NCBNカタログデータの検索方法

おわりに

　疾患研究の基盤となる患者由来バイオリソースの有用性はますます高まっている．特に，試料管理状況と付随する臨床情報の正確性と網羅性が重要である．その意味で，試料管理については，国際標準化活動との連携が不可欠になっており，一方，臨床情報については，患者レジストリーとの連携が重要な課題になっている．今後はこれらの連携活動を通じて，NCBNは疾患バイオリソースとしての役割を果たすことをめざしている．

文献

1）NCBN：ナショナルセンター・バイオバンクネットワークプロジェクト「個別研究において提供を受け，既に保有している試料・情報（既存試料）」http://www.ncbiobank.org/database/sample_total_exists.html
2）「加藤規弘ら，6NC バイオバンク等の検討ワーキンググループ報告書」http://www.ncbiobank.org/report.pdf
3）「加藤規弘ら，6NC バイオバンク将来構想ワーキンググループ報告書」http://www.ncbiobank.org/report_new_roadmap_201610.pdf

<著者プロフィール>
後藤雄一：北海道大学医学部を卒業後に小児科に入局．臨床研修中に「ミトコンドリア病」患者に出会い，国立精神・神経センター（当時）での研究の道に入る．以降，約30年にわたり骨格筋レポジトリー等の疾患バイオバンクにかかわるとともに，NCBN事業の立ち上げから現在までの活動に関与してきた．患者由来細胞や組織の医学研究への貢献とその有用性については，自らの経験としてよく知っていると自認している．

4. 次世代多目的コホート研究 JPHC-NEXT

澤田典絵，津金昌一郎

国立がん研究センターでは，新しい世代において個別化予防に資するエビデンスをさらに蓄積するために，2011年から次世代多目的コホート研究（JPHC-NEXT）を行っている．全国7県7地域に在住の40〜74歳の約26万人を対象とし，約11.5万人から研究参加への同意と生活習慣に関するアンケート調査への回答が得られた（同意率44.2％）．加えて，特定健診会場などで約5.5万人から生体試料（血清・血漿・白血球DNA・赤血球・尿）の研究利用の同意を得て超低温下での保存を行った．追跡情報としては，異動（死亡の際は死因）や電子化医療情報などを活用した疾病罹患・治療状況，さらには介護の状況について収集を行っている．今後は，収集した試料と情報の整理・活用，精度の高い追跡，くり返し調査を実施する．将来的には，国際競争力をもてる日本人数十万人規模の分子疫学コホートでの解析が可能となるよう，進行中の各コホート研究と連携して，統合できる方法やしくみを検討することが課題である．

はじめに

　国立がん研究センターでは，1990〜1994年に，全国11保健所管内の40〜69歳の14万人を対象とした，大規模で長期にわたる観察型の前向き追跡調査である，多目的コホート研究（Japan Public Health Center-based Prospective Study：JPHC Study）を開始し，2017年現在も追跡調査などが続けられている（2009年までは厚生労働省がん研究助成金にて，2010年以降は国立がん研究センターの研究開発費による）（図1）[1]．

　国立がん研究センターに中央事務局を置き，各地域の保健所が地域事務局となり，各地域の自治体・医療機関・健診機関などの協力を得ながら調査が行われ，精度の高い追跡が維持されている．研究の実施は，国立がん研究センター以外にも，さまざまな研究機関・大学などの研究者の参加により行われている．

　開始から27年が経過しているが，"多目的"コホート研究という名の通り，がんの原因と予防に関するエビデンスのみならず，循環器疾患や糖尿病などの生活習慣に関連する疾病や健康寿命の延伸に関連するエビデンスとして，あわせて約300報を英文雑誌に公表し，国民への情報還元を行うべく，ホームページにて研究

［キーワード＆略語］
多目的コホート研究，次世代多目的コホート研究，個別化予防，分子疫学コホート

DPC : Diagnosis Procedure Combination
JPHC Study : Japan Public Health Center-based Prospective Study
（多目的コホート研究）
JPHC-NEXT : Japan Public Health Center-based Prospective Study for the Next Generation（次世代多目的コホート研究）

Japan Public Health Center-based Prospective Study for the Next Generation（JPHC-NEXT）
Norie Sawada/Shoichiro Tsugane：Epidemiology and Prevention Group, Center for Public Health Sciences, National Cancer Center（国立がん研究センター社会と健康研究センター予防研究グループ）

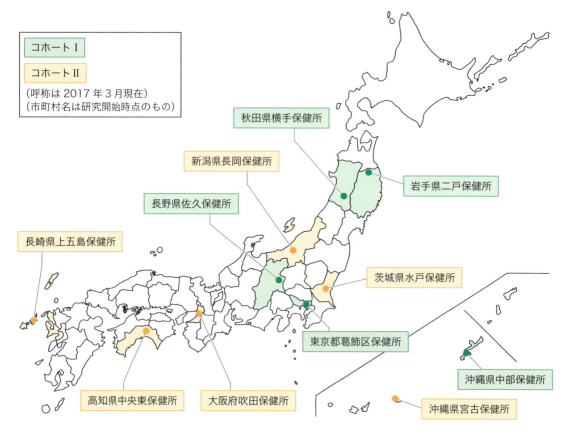

図1 **多目的コホート研究対象地域**
文献3より引用.

コホートⅠ
コホートⅡ
（呼称は2017年3月現在）
（市町村名は研究開始時点のもの）

秋田県横手保健所
新潟県長岡保健所
長野県佐久保健所
長崎県上五島保健所
岩手県二戸保健所
茨城県水戸保健所
東京都葛飾区保健所
沖縄県中部保健所
沖縄県宮古保健所
高知県中央東保健所
大阪府吹田保健所

結果の概要を日本語で公開してきた[2]．これらのエビデンスの蓄積が，がん予防など疾病予防や健康増進のための科学的根拠の一翼を担っている．

　しかし，多目的コホート研究開始以来，喫煙率の低下や，食生活の変化など，生活習慣や食生活が大きく変化している．また，近年の分子疫学研究では，遺伝的素因，エピジェネティックな変化など，生体試料を用いたバイオマーカーが，個人の疾病リスクを精度よく予測するために有用であることが期待されている．したがって，より個別化予防に資するエビデンスの蓄積のためには，広く利活用可能なインフォームド・コンセントの下での生体試料収集を含む，新たな世代を対象とした新たなコホート研究が必要と考えられるようになってきた．

　そこで，国立がん研究センターでは，2011年から，次世代多目的コホート研究（JPHC for the Next Generation：JPHC-NEXT）を開始することとなった．

1 次世代多目的コホート研究とは

1）対象地域と対象者

　国立がん研究センターでは，2011〜2016年に，全国7県7地域16市町村でJPHC-NEXTベースライン調査を行った（**図2**）．対象地域のうち，岩手県二戸地域，秋田県横手地域，長野県佐久地域，高知県香南地域の4地域で，多目的コホート研究地域と重複している．

　7地域それぞれに地域事務局を設けたが，多目的コホート研究開始時とは異なり，保健所が地域事務局となった地域もあれば，その地域の基幹大学が地域事務局となっている地域もあり，自治体・協力医療機関・健診機関・保健所，それぞれの協力体制が最もとれると考えられた機関が地域事務局の役割を担った．

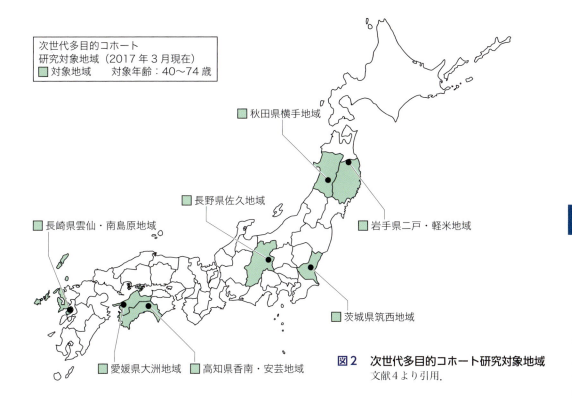

次世代多目的コホート
研究対象地域（2017年3月現在）
■ 対象地域　　対象年齢：40〜74歳

■ 秋田県横手地域

■ 長野県佐久地域

■ 長崎県雲仙・南島原地域

■ 岩手県二戸・軽米地域

■ 茨城県筑西地域

■ 愛媛県大洲地域　■ 高知県香南・安芸地域

図2　次世代多目的コホート研究対象地域
文献4より引用.

JPHC-NEXTベースライン調査は，原則，対象地域の住民基本台帳に登録されている40〜74歳の在住者すべてである，261,939人を対象として行った．

2）ベースライン調査

ベースライン調査実績を**表**に示す．各地域のフィージビリティ（現実の可能性）を考慮しながらベースライン調査は行われたが，その方法は，①市町村協力のもと，地域組織の協力・補助を得て，戸別訪問にて（一部郵送），アンケートの配布回収を行った．②市町村から意向調査を行い，協力の意思のある対象者にアンケートの郵送を行った．③郵送のみで行った，の3通りにわかれる．調査への同意率は，①→③の順に低くなることが予想されたために，どの地域も，①の方法を行うことをまずは検討したが，さまざまな事情により，①を行うことが叶わなかった地域もあった．

2016年12月末にてベースライン調査は終了した．調査には115,405人の同意が得られ，全体の同意率（住民登録者に占める参加者割合）は44.1％であった．アンケート郵送の割合が多い地域の同意率は低く，地域組織の協力が多く得られた地域は高く，同意率には14.7〜74.5％と幅があった．

年齢構成をみてみると，全地域の定義対象者と同意者の年齢構成があまり変わらないことから，年齢構成に偏りはなかったといえる（**図3**）．回答率が全地域住民の約半数は得られたが，多目的コホート研究におけるアンケート回答率は80％以上であったことから[1]，JPHC-NEXTの同意率は決して高いとはいえない．研究に参加した人の生活習慣やその後の死亡状況などに偏りがある可能性は否めない[5][6]．

3）アンケート調査結果

本研究で使用したアンケートは，将来の他研究集団との統合解析の実現可能性を考慮し，各質問項目については，その質問方法や選択肢（カテゴリー分け）を，JPHC研究と合わせ，また，原則として国内外の先行研究において妥当性の確認されている質問方法を採用している．内容は，喫煙・飲酒・体格・睡眠など生活習慣要因や，既往歴，家族歴，社会心理要因などについて把握し，食生活については，196食品について尋ね，55栄養素，17食品群が把握可能な，妥当性が確認されたアンケートである．

2017年5月現在，データ整理中のため，一部地域での結果ではあるが，横手・佐久・香南・安芸・筑西の

表　ベースライン調査実績（一部中間報告含む）

地域事務局	対象地域・対象自治体	方法	対象人口（人）	同意者（人）	同意率（%）	生体試料提供者（人）（2017年5月現在・整理中）	提供率（%）
岩手医科大学	岩手県二戸・軽米地域		18,747	10,570	56.4	4,026	38.1
	二戸市	地域組織協力	13,895	7,436	53.5	2,733	36.8
	軽米町	地域組織協力	4,852	3,134	64.6	1,293	41.3
横手保健所	秋田県横手地域		45,964	29,898	65.0	16,141	54.0
	横手市	地域組織協力	45,964	29,898	65.0	16,141	54.0
佐久保健所	長野県佐久地域		56,439	31,476	55.8	13,333	42.4
	佐久市	地域組織協力	44,344	23,420	52.8	8,847	37.8
	佐久穂町	地域組織協力	5,620	3,693	65.7	2,154	58.3
	小海町	地域組織協力	2,385	1,748	73.3	704	40.3
	南牧村	地域組織協力	1,434	717	50.0	482	67.2
	北相木村	地域組織協力	345	257	74.5	143	55.6
	南相木村	地域組織協力	474	343	72.4	210	61.2
	川上村	地域組織協力	1,837	1,298	70.7	793	61.1
大阪大学（筑波大学）	茨城県筑西地域		55,003	17,312	31.5	10,125	58.5
	筑西市	会場誘致型＋地域組織補助	55,003	17,312	31.5	10,125	58.5
高知大学	高知県香南・安芸地域		20,434	7,458	36.5	3,635	48.7
	香南市	地域組織協力	11,151	3,709	33.3	1,570	42.3
	安芸市	会場誘致型＋地域組織補助	9,283	3,749	40.4	2,065	55.1
愛媛大学	愛媛県大洲地域		21,421	7,006	32.7	3,454	49.3
	大洲市	会場誘致型＋意向調査	21,421	7,006	32.7	3,454	49.3
長崎大学	長崎県雲仙・南島原地域		43,931	11,685	26.6	4,741	40.6
	雲仙市	郵送	21,135	3,107	14.7	1,743	56.1
	南島原市	地域組織協力＋郵送	22,796	8,578	37.6	2,998	34.9
総計			261,939	115,405	44.1	55,455	48.1

5地域について，アンケートによる主な生活習慣（喫煙状況・飲酒状況・体格）について**図4**に示す．

　喫煙状況については，回答率が影響している可能性もあるが，男性では，横手地域でやや高く（38.9％），香南地域でやや低い（28.4％）傾向にあった．女性では，佐久・安芸地域でやや高く（8.6％，8.5％），香南地域でやや低かった（6.6％）．

　飲酒状況については，男性では，横手地域で，週450 gエタノール換算以上飲む割合が19.1％とやや高く，佐久地域で14.5％とやや低かった．女性では，飲まない人の割合が，筑西地域で62.1％と多く，香南地域で51.0％とやや少なかった．

　体格については，BMIが25以上の割合の男性が，筑西地域で33.9％とやや多く，佐久地域で29.6％とやや少なかった．女性では，安芸地域で28.1％とやや多く，佐久地域で20.2％と少なかった．

　今後，すべての地域のアンケート集計結果について，データ集を作成し，ホームページにも掲載していく予

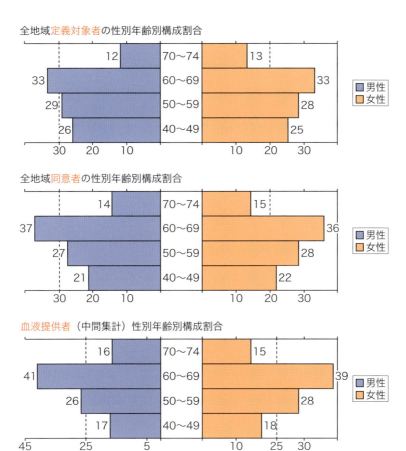

全地域定義対象者の性別年齢別構成割合

全地域同意者の性別年齢別構成割合

血液提供者（中間集計）性別年齢別構成割合

図3　定義対象者・同意者・生体試料提供者の性別年齢別構成割合

定である[7]．

4）生体試料収集・保存

　近年の分子疫学研究の発展に伴い，同じような生活習慣をもっている人のなかでも，病気のかかりやすさには個人差があることから，生まれながらの体質（遺伝的素因）も病気のかかりやすさと関係していると考えられている．生活習慣・生活環境と遺伝因子の両方に注目しながら，それらががんなどの生活習慣病にどのような影響を与えているのかを解明することは，個人の体質にあわせた生活習慣病予防法を進展させるために有用と考えられており，JPHC-NEXTを行う大きな意義の1つである．分子疫学コホート研究を行うためには，生体試料の収集が必須であるが，対面で説明し同意取得を行うことから，多くの人が集まる会場を設ける必要がある．それゆえ，市町村が行う特定健診の集団健診会場の機会に，本研究における説明と同意取得を行うことが，最も効率的である．

　本研究においても，特定健診の集団健診会場にて，生体試料の収集を行ったが，国民健康保険加入者以外，若年者の生体試料を少しでも多く収集するために，追加で，基幹病院での人間ドックの受診者を対象にしたり，生体試料収集会場を研究用に別途設けて来場してもらったりして，生体試料の収集を行った．その結果，2017年5月現在，整理中であるが，55,455人（同意者の48.1％）から生体試料の提供が得られた（**表**）．**図3**に示した生体試料提供者の性別年齢構成別人口割合をみると，定義対象人口と比較して，男女ともに40代が少なく，60代が多かった（**図3**）．これは，特定健診の受診率の年齢による差異を反映しているものと推定される．

　生体試料は，血液試料〔研究用採血7 mL，健（検）診用に採血された残余血清1.5 mL〕，尿検体（4 mL）

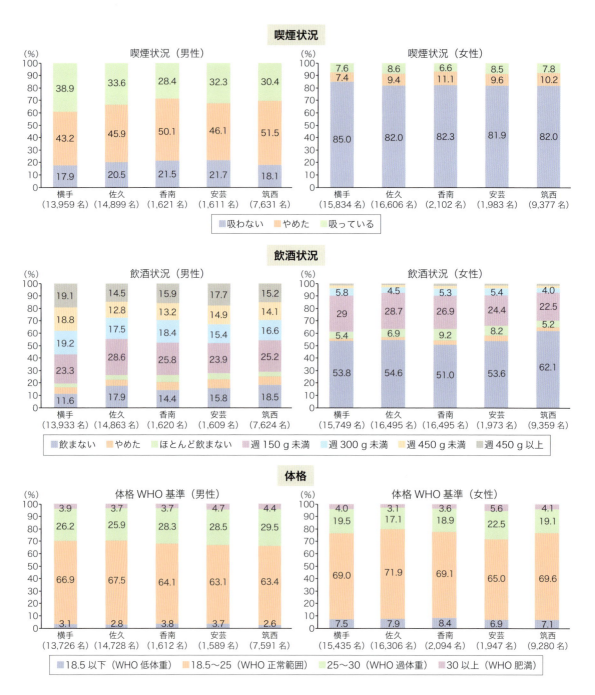

図4　JPHC-NEXTベースライン調査結果（一部地域，2016年3月現在）

が収集され，血液試料は，共通の手順書にのっとって，血漿は1 mL×3本，白血球DNAは1 mL×1本，赤血球は1 mL×1本，尿検体は4 mL×1本に分注され，各地域で一時凍結保存し，ドライアイスを用いて中央事務局に集められ，−80℃で凍結保管されている．

本研究はバイオバンクではないため，試料の分譲を行うことを目的としていないが，国際的に行われている数十万人規模の分子疫学コホートを，日本においては，1つのコホート研究で実現するのは現実的ではないことから，生体試料を用いた共同研究を行うことが必要であ

ると考えている．遺伝−環境交互作用を検討する場合には，生活習慣の情報がかかせないが，研究間でアンケートが異なることで，生活習慣，特に食事・栄養項目を統合することが難しくなる．1992年に開始された，欧州10カ国のコホート研究を統合したEPIC研究（European Prospective Investigation into Cancer and Nutrition）では，各国の異なるアンケートから得られた食品や栄養素を統合して解析するために，改めてコホート集団の偏りのない集団の約１割に食事記録調査を行い，そのデータを用いて，統計学的にキャリブレーションする方法などをとっている[8]．しかし，その方法もカテゴリーでのハザード比を求めるのはさらなる検討が必要など，万能ではない．他のコホート研究と共同研究を行う際に，同じアンケートを用いていれば，統合することはいうまでもなく容易である．

そこで，コホートの運営は独自で行われている連携地域のコホート研究である，新潟県村上健康コホート調査[9]，新潟県魚沼コホート[10]，千葉県がんセンターゲノムコホート事業[11]では，JPHC-NEXTベースラインアンケートと同じアンケートが用いられている．また，東北大学東北メディカル・メガバンク機構[12]，岩手医科大学いわて東北メディカル・メガバンク機構[13]では，JPHC-NEXTベースラインアンケートと類似のアンケートを使用している．二戸市・軽米町は，JPHC-NEXTと，岩手医科大学いわて東北メディカル・メガバンク機構が重複している地域であり，２つの研究の同意者は，２つのアンケートに回答しているので，食事や栄養素の比較を行う解析計画を立てつつある．さらに，国立がん研究センターでは，2011年から３年間で「大規模コホート研究の推進と統合プロジェクト」（社会システム改革と研究開発の一体的推進 平成23年度〜25年度）が行われ，独自のアンケートを用いている日本多施設共同コホート研究（J-MICC STUDY）[14]とJPHC-NEXTの双方の食事記録およびアンケートを用いて，食品・栄養素の統合が可能か検討も行っている[15]．

5）追跡情報の収集

本研究では，対象者から同意を得て，異動（転居，転出など），死亡，死因の情報を得ている．対象地域から転出した同意者については，中央事務局による該当市町村への住民票照会を行うことで，死亡まで追跡することとしている．

本研究では，特定疾患の予防にとどまることなく，健康長寿に資する因子を明らかにすることが重要と考えていることから，対象疾患は，「がん，循環器疾患，動脈硬化性疾患，高血圧症，肥満，代謝性疾患（糖尿病，耐糖能異常，脂質異常症，高尿酸血症など），肝・胆管疾患，腎疾患，呼吸器疾患，血液疾患，骨粗鬆症，骨折，精神疾患（うつ病，認知症など），眼科疾患，歯科疾患（う蝕，歯周病など）など生活習慣および生活環境が関連する可能性がある病態，疾病，障害など」としている．したがって，多くの疾病・病態・障害を把握するためには，電子カルテ・DPC（Diagnosis Procedure Combination）・介護保険・診療報酬明細（レセプト）情報などを含めた，電子化医療情報の活用が必須である．

罹患情報について，がんは地域がん登録（将来的には全国がん登録）の研究利用申請で行っているが，その他の疾患は，系統的な全国データベースが存在しないため，効率的，かつ，正確に把握するためには新たなしくみが必要である．可能性として，①対象市町村と協力して，国民健康保険加入者のレセプト情報・健診情報により把握する．②対象地域の基幹病院と協力して，同意者の診療記録（電子化医療情報・DPC）を抽出するなどの方法を検討しているが，精度の高い疾病登録を行うには，電子化利用情報の活用により得られたデータの正確性について，カルテの確認による確定診断の情報と比較した，妥当性研究が必須である．

2 今後の課題と展望

コホート研究の追跡は長期にわたるので，生活習慣の変化や，健康状態の変化を把握するための，くり返し調査は非常に重要である．本研究は20年間の追跡を予定しており，５年ごとのくり返し調査を行う計画である（**図5**）．2016年から５年後調査が開始されており，アンケートと同様，生体試料の収集も，ベースライン調査と同様に行っている．５年後調査を行いつつ，精度の高い追跡を行い，さらに５年後に控えている10年後調査の準備を行っていく必要があり，対象市町村・関係医療機関・共同研究者と密接に協力して，コホート構築を行うことが現在の課題である．

生体試料の収集数の増加に伴い，ディープフリーザー

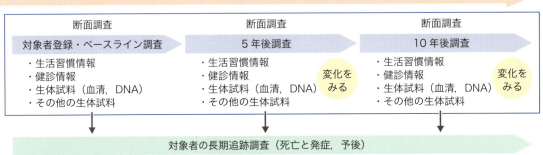

図5　次世代多目的コホート研究計画
文献4より引用.

本体と設置場所の確保も重要な課題である．また，得られた電子化医療情報のデータも膨大であり，そのデータを研究へ活用できる形式へ変換し，また，精度の高い疾病登録を可能にすべく検討することも，今後の課題である．

　また，個別化予防を同じ目的とした，現在進行中の他の分子疫学コホート研究とも，情報交換を行いながら，将来的には，国際的競争力のもてる大規模分子疫学コホートにすべく，統合できるよう，協力していきたいと考えている．

文献

1） Tsugane S & Sawada N：Jpn J Clin Oncol, 44：777-782, 2014
2） 国立がん研究センター 社会と健康研究センター：予防研究グループ「多目的コホート研究（JPHC study）」http://epi.ncc.go.jp/jphc/index.html
3） 国立がん研究センター 社会と健康研究センター：予防研究グループ「多目的コホート研究（JPHC study）：研究概要パンフレット」http://epi.ncc.go.jp/files/01_jphc_gaiyou.pdf
4） JPHC–NEXT：次世代多目的コホート研究「関連資料：次世代多目的コホート研究（JPHC–NEXT）パンフレット」http://epi.ncc.go.jp/jphcnext/documents/individual.html?entry_id=37
5） Iwasaki M, et al：Eur J Epidemiol, 21：253–262, 2006
6） Hara M, et al：J Clin Epidemiol, 55：150–156, 2002
7） JPHC–NEXT：次世代多目的コホート研究「集計結果：ベースライン調査」http://epi.ncc.go.jp/jphcnext/aggregate/aggregateBase/individual.html?entry_id=3
8） World Health Organization：International Agency for Research on Cancer「EPIC study」http://epic.iarc.fr/index.php
9） 国立がん研究センター 予防研究部：社会システム改革と研究開発の一体的推進「村上健康コホート調査」http://jcosmos.ncc.go.jp/ethic/regional/201302/entry3257.html
10） Facebook：新潟大学健康増進医学講座「新潟県寄付講座」https://ja-jp.facebook.com/pg/NUHPM/notes/
11） 千葉県がんセンター「ゲノムコホート事業」http://www.pref.chiba.lg.jp/gan/kenkyujo/project/genomecohort.html
12） 東北大学東北メディカル・メガバンク機構（http://www.megabank.tohoku.ac.jp/）
13） 岩手医科大学いわて東北メディカル・メガバンク機構（http://iwate-megabank.org/）
14） 日本多施設共同コホート研究（http://www.jmicc.com/）
15） 国立がん研究センター 予防研究部：社会システム改革と研究開発の一体的推進（http://jcosmos.ncc.go.jp/index.html）

＜筆頭著者プロフィール＞
澤田典絵：1999年3月，札幌医科大学医学部卒業，2005年3月，北海道大学大学院医学研究科社会医学専攻博士課程修了．'05年4月から現在まで，国立がん研究センターにて多目的コホート研究・次世代多目的コホート研究の実施・運営・解析を行い，日本人における生活習慣とがん予防・健康寿命の延伸に関連する研究を継続している．現在は，次世代多目的コホート研究5年後調査の実施，精度の高い追跡方法の確立により，信頼性の高いエビデンスの創出が可能な基盤を構築することに全力を注いでいる．

5. 山形県コホート研究

佐藤慎哉，嘉山孝正

山形県コホート研究は，1979年に開始された医学部医師団による糖尿病住民健診に端を発する歴史ある研究である．それまで蓄積された臨床データに加え，21世紀COE，グローバルCOEプログラムの活動を通して得られた精度の高い臨床データとDNAにより，「臨床データ・遺伝子多型データベース」を構築している．2015年度に目標であったベースライン調査協力者2万人を達成した．現在は，疾患登録，行政情報などを用いた網羅的追跡調査・解析を実施している．山形大学は，コホート研究と最先端の臨床ゲノム医学を連携させ「先進的ゲノム医療研究拠点」の構築をめざしている．

はじめに

「ヒトゲノム計画」により，ヒトゲノムの全塩基配列がほぼ明らかになった．しかし，これだけでは研究成果を人類の幸福のために役立てることはできない．「ヒトゲノム計画」の成果をさらに発展させて，遺伝子の塩基配列の個人差，つまり「遺伝子多型」の解析とその「病態生理学的意義」の解明が，21世紀の医学研究における最重要課題の1つである．この研究により，

はじめてテーラーメイド医療（個々人の体質に合わせた，きめ細かな医療）やゲノム創薬（ゲノム情報に基づく医薬品の開発）が可能になる．これを達成するためには，「多数の個人の精度の高い臨床データ」とその個人由来のDNAの「遺伝子多型データ」が必須である．これを行うのが分子疫学研究である．

現在，国内外において，遺伝子多型を高速かつ高精度に解析できる大学・研究所は複数存在する．しかし，生活習慣病のように臨床的に多様性に富み，多くの要

[キーワード＆略語]
　ゲノムコホート，山形県コホート研究，網羅的追跡調査

CNV：copy number variation（コピー数多型）
COE：Center of Excellence
J-MICC STUDY：Japan Multi-Institutional Collaborative Cohort Study（日本多施設同コーホート研究）

JPHC-NEXT：Japan Public Health Center-based Prospective Study for the Next Generation（次世代多目的コホート研究）
KEGG：Kyoto Encyclopedia of Genes and Genomes
SNV：single nucleotide variant（一塩基バリアント）

Yamagata Study
Shinya Sato[1] /Takamasa Kayama[2]：Department of Medical Education, Yamagata University Faculty of Medicine[1] / Department of Advanced Cancer Science, Yamagata University Faculty of Medicine[2]（山形大学医学部医学教育学講座[1] / 山形大学医学部先進がん医学講座[2]）

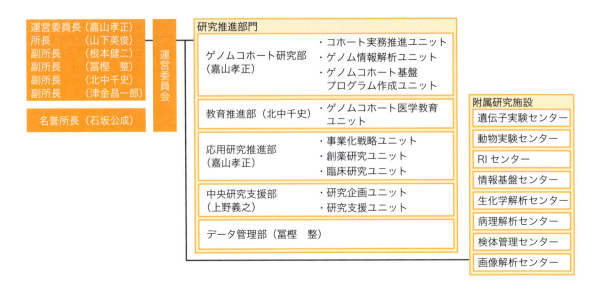

図1　山形大学医学部メディカルサイエンス推進研究所
2017年4月1日現在.

因が複雑に関与して発症する多因子疾患においては、遺伝子多型の解析技術が高度なだけでは病気の発症・進展に寄与する遺伝子多型を同定することは困難である。このような複雑な多因子疾患を正確に解析するためには、多数の地域住民由来の「精度の高い臨床情報が付加したDNA」を解析することがきわめて重要である。これによりはじめて、生活習慣病などの多因子疾患の発症・進展に関与する有用な知見が得られる。山形大学が取り組んでいる「山形県コホート」は前述の目的を達成するのに最も理想的な条件を有している。

1 「山形県コホート研究」とは

山形県コホート研究は、山形大学の21世紀COEプログラム（主任研究者：河田純男）、グローバルCOEプログラム（主任研究者：嘉山孝正）の活動を通して、精度の高い臨床データとDNAの提供を受け、「臨床データベース」と「遺伝子多型データベース」を構築し、現在は山形大学医学部メディカルサイエンス推進研究所（運営委員長：嘉山孝正）（**図1**）が研究母体となって進められている。山形県コホートは、舟形町コホート（糖尿病とその合併症，血管障害）、高畠町コホート（生活習慣病を中心とした多因子疾患全般）、川西町コホート（肝炎）、寒河江市コホート（脳血管障

害）、白鷹町コホート（婦人科疾患）、および全県レベルのコホート（パーキンソン病）の複数のコホートを基盤として形成された（**図2**）。1979（昭和54）年に山形大学医学部の医師団による舟形町住民の糖尿病健診を皮切りに、1990（平成2）年（川西町），1991（平成3）年（白鷹町），2000（平成12）年（高畠町），2001（平成13）年（寒河江市）に，順次，各市町で住民健診が開始され，現在までに膨大かつ詳細な臨床データが蓄積されている（**図3**）。

1）研究の特徴

山形県コホート研究の特徴として、①地域住民ベースである：病院ベースのものに比してより多くの医療に還元できる成果を創出することが可能。②大規模である・高い拡張性：多数の市町村において設立された全県コホート。③精度の高いサンプリング：DNAサンプルと環境（生活習慣）情報の同時取得。標準化された協力者リクルート方法・データ管理方法。④高い精度の追跡調査体制：精度の高いがん登録。心筋梗塞・脳卒中登録事業。医療ネットワーク化構想。⑤地域住民，自治体，医療機関との良好な関係：地域住民の健康向上に貢献してきた歴史。自治体・大学の共同事業。医療機関の全面協力（関連病院組織「蔵王協議会」）。⑥ゲノム情報解析に必須な遺伝統計学の専門家も含めたチーム構成など、ゲノムコホート研究に必要とされる条件を「すべ

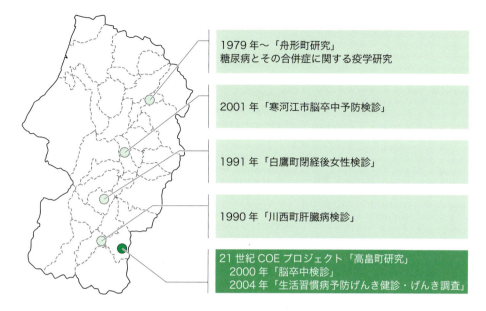

1979年〜「舟形町研究」
糖尿病とその合併症に関する疫学研究

2001年「寒河江市脳卒中予防検診」

1991年「白鷹町閉経後女性検診」

1990年「川西町肝臓病検診」

21世紀COEプロジェクト「高畠町研究」
　2000年「脳卒中検診」
　2004年「生活習慣病予防げんき健診・げんき調査」

図2　山形大学医学部によるコホート研究の歴史

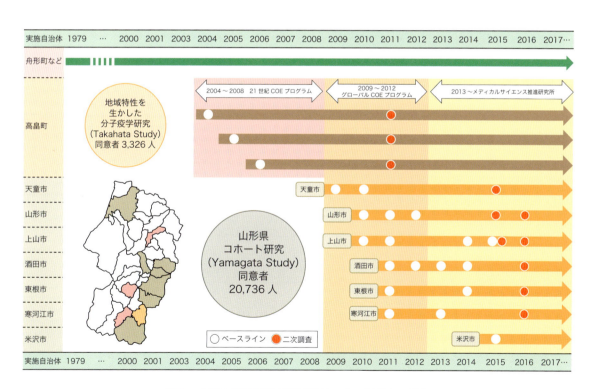

図3　山形大学医学部が取り組むコホート研究の歴史

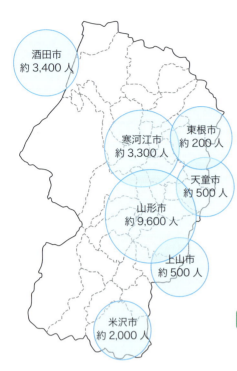

酒田市
約3,400人

寒河江市
約3,300人

東根市
約200人

天童市
約500人

山形市
約9,600人

上山市
約500人

米沢市
約2,000人

①地域住民ベースである
　・病院ベースのものに比してより多くの医療に還元できる
　　成果を創出することが可能
②大規模である・高い拡張性
　・多数の市町村において設立された全県コホート
③精度の高いサンプリング
　・DNAサンプルと環境（生活習慣）情報の同時取得が可能
　・標準化された協力者リクルート方法・データ管理方法
④高い精度の追跡調査体制
　・精度の高いがん登録
　・心筋梗塞・脳卒中登録事業
　・医療ネットワーク化構想
⑤地域住民，自治体，医療機関との良好な関係
　・地域住民の健康向上に貢献してきた歴史
　・自治体・大学の共同事業
　・医療機関の全面協力（関連病院組織「蔵王協議会」）
⑥ゲノム情報解析に必須な遺伝統計学の専門家も含めたチーム構成

山形県コホート研究は上記の条件を「すべて」備えるゲノムコホート

図4　「山形県コホート研究」の特徴

表　2万人コホートベースライン調査（2009～2016年）

対象者選択基準
・山形県7市（山形・天童・東根・酒田・上山・寒河江・米沢）在住の40～74歳までの男女 ・特定健診に参加した住民で研究についての説明を受け同意を得たもの
研究協力者数
・21,300 / 28,528人（71.5%） ・遺伝子解析協力者：20,519人 ・調査票：20,389人，追跡調査：19,755人，他研究へ協力：20,492人
調査項目
・特定健診項目＋追加検査 ・調査票：J-MICCの調査票＋独自項目 ・2017年度から，国立がん研究センターJPHC-NEXTの調査票を用いた調査を実施

て」備えていることがあげられる（**図4**）.

　山形県コホート研究は，5大がん（肺がん，胃がん，大腸がん，肝がん，乳がん），脳卒中，急性心筋梗塞，高血圧・腎不全，糖尿病を対象に，環境要因と遺伝的要因の関連，相互作用を明らかにすることを目的としており，2万人コホートベースライン調査は，山形県7市（山形・天童・東根・酒田・上山・寒河江・米沢）在住の40～74歳までの男女で特定健診に参加した住民で研究についての説明を受け同意を得たものである（**表**）. 研究協力者数は，21,300/28,528人（71.5%），遺伝子解析協力者20,519人であった. 調査は，2009（平成21）年度から開始され2016（平成28）年度に目標登録数を達成した. 研究プロトコールとしては，特定健診項目と独自の検査項目に加え，日

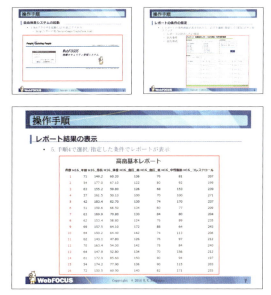

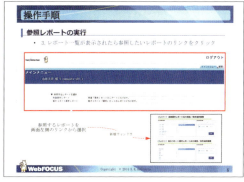

・セキュリティーに配慮しながらも柔軟な
　データ抽出が可能となるインターフェイス
・現在は学内・研究申請者に限って運用中

図5　山形県コホート研究，データベース検索システム「WebFOCUS」

本多施設共同コホート研究（J-MICC STUDY）の調査票をもとにした栄養食事，運動，生活習慣の調査票を使用．また，JPHC-NEXT（次世代多目的コホート研究）との間で，全国規模での栄養調査票の互換性確保に向けての妥当性研究などを行っている．

2）追跡調査

追跡調査は，①生存・死亡・死因調査，②がん発症状況，③脳卒中発症状況，④急性心筋梗塞発症状況の4つの項目について行っている．

①生存・死亡・死因調査

二次調査への返信状況，各種医療保険情報により死亡の可能性のあるものについて住民票照会を行い生存・死亡状況の調査確認，人口動態調査・死亡票により死因調査を実施．

②がん発症状況

山形県立がん・生活習慣病センターの協力のもと，山形県下のがん登録情報について照合作業を実施．

③脳卒中発症状況

県内のほぼすべての脳卒中急性期病院で組織された山形県対脳卒中治療研究会の協力のもと情報収集が行われている「山形県疾患登録事業」の脳卒中発症データと，死亡小票の死因調査からの登録情報を合わせた形で登録し，2012（平成24）年以降の発症状況を照合．

④急性心筋梗塞発症状況

山形大学を中心として山形県内の主要病院における発症状況が「山形県疾患登録事業」に登録されており，これに死亡小票の死因調査からの登録情報を合わせた形で登録し，2010（平成22）年以降の発症状況を照合．

3）二次調査

二次調査は，ベースライン調査後5年目にあたる地区の研究協力者に調査票を郵送．調査票は，J-MICC STUDYの調査票に山形大学独自調査項目を追加したものを使用．2009（平成21）～'10（平成22）年に研究にリクルートされた対象者4,291名に郵送，2回郵便催促，さらに電話催促を行い，現在までに77.6％の回収を得ている．2017（平成29）年度は，2010（平成22）～'11（平成23）年の対象者への二次調査を行っており，昨年度とほぼ同等のペースで回収作業を行っている．

なお，2017（平成29）年から国立がん研究センターJPHC-NEXT調査票（ベースライン）を導入することに合わせ，その5年後にあたる2022（平成34）年（予定）にJPHC-NEXT5年後追加調査の実施を行う予定である．

これまでの研究成果として，山形県コホート研究からは267編を超える英文医学論文が報告され，最近で

山形県コホート研究
県民の協力により "2万人コホート" を形成

生活習慣調査
+
ゲノム解析
↓
5大疾患発症
死亡・死因

山形大学医学部と県内市町村が協力し，21世紀 COE，グローバル COE プロジェクト，ゲノムコホート医学教育プログラムで発展・拡充し現在に至る．
一般住民を対象とし，詳細に病気の発症の前から追跡調査を行うことにより、生活習慣に加えてゲノム情報など分子疫学を駆使しがん・生活習慣病の予防法や診断法の開発，応用をめざす．

先進ゲノム研究を医療に生かす人材育成

山形大学医学部がんセンター

山形大学医学部附属病院において，がん患者などを対象に診断，治療選択，予後予測に先端ゲノム医学を応用．密度の濃い医療情報と基礎系講座，臨床系講座が連携して解析にあたるトランスレーショナル研究の基盤．さらには，重粒子線治療を含めた包括的ながん治療体制，拠点化が進んでいる．

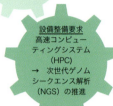

大学院改革
『先進的医科学専攻』
分子疫学コースの新設

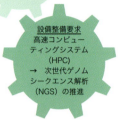

設備整備要求
高速コンピューティングシステム
(HPC)
→ 次世代ゲノムシークエンス解析
(NGS) の推進

先端ゲノム医学と臨床医学の
有機的連携を推進

期待される成果の例

地域の健康ニーズに応える先進的予防医学
生活習慣における危険因子への介入をゲノム研究の成果に基づき個別化することで、より効率的で，効果的な予防医学につなげる．

臨床患者への先進的ゲノム医療の提供
がん患者や稀少疾患患者の診断，病態解明，治療選択を向上させることが期待される先進的なゲノム医療を提供する．その際に重要な「健常者」のデータはコホート研究の成果を用いることでより信頼性の高い成果が得られる．

ゲノム情報による先制医療開発
疾患の発症前段階でハイリスク者を同定し先制的な予防医学を展開する先制医療をめざし，バイオマーカー，早期診断，早期介入を分野横断的に展開する．

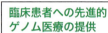
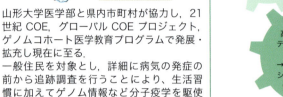

図6 地域に根ざし「ひと」への還元を実現する先進的ゲノム医療研究拠点へ
予防から治療まで，先制医療・個別化医療をめざすゲノムコホート研究と臨床ゲノム医学の有機的連携．

は高畠町研究から正常圧水頭症の関連遺伝子を発見し注目を浴びた．また，糖尿病（国際特許 PCT/JP2004-000579），パーキンソン病（国際特許 PCT/JP2006-308118）の発症・病態に寄与する遺伝子多型を発見し，国内特許および国際特許を取得している．

さらに，これからのわが国のコホート研究発展のためには，全国のコホートと連携して研究を進め，データの標準化，共同研究が不可欠と考えられるため，引き続き J-MICC STUDY（愛知県がんセンター研究所），JPHC-NEXT（国立がん研究センター）などと共同研究を進めている．

2 J-MICC STUDY との試み

J-MICC STUDY では，『日本人の食生活，生活習慣』に関する調査票の共通化，災害や保管状況のトラブルを考慮した生体資料の相互保管の試みを行っている．また，JPHC-NEXT との間で，前述のごとく全国規模での栄養調査票の互換性確保に向けての妥当性研究を実施してきたが，さらに 2017（平成29）年度から JPHC-NEXT の調査票を用いた調査を開始した．

データベースの整備状況に関しては，山形大学医学部メディカルサイエンス推進研究所データ管理部門によりデータベースの構築が進み，統計解析のために必要なデータ項目を抽出するためのインターフェイスも運用を開始している（**図5**）．また，次世代シークエンス解析結果を閲覧する Web ビューアの開発も行っており，①（解析結果としての）SNV，CNV，融合遺伝子などの各種バリアント情報，②遺伝子バリアントと臨床（疾患）表現型，③山形健常者バリアント頻度情報，

④公共バリアント頻度情報，⑤SNV，CNV，融合遺伝子バリアントの統合解析，⑥がん遺伝子オンコプロット解析[※1]，⑦16S RNAメタゲノム解析，⑧*de novo*疾患候補バリアント情報，⑨KEGGパスウェイ情報[※2]，の閲覧が可能である．

ただし，現時点では，これらのデータベースは，ネット環境に接続していない専用の端末でのみ操作することが可能で，使用許可を受けた利用者がパスワードをもって利用するシステムであり，学外には公開されていない．

おわりに

今後の展望として，山形県民とともに築き上げたゲノムコホート疫学研究「山形県コホート研究」は，山形大学医学部メディカルサイエンス推進研究所のもと，山形大学が全国に先駆けて設置した「山形大学医学部がんセンター」における次世代ゲノムシークエンス技術を用いた最先端の臨床ゲノム医学と連携し，山形大学ならではの「先進的ゲノム医療研究拠点」への進化をめざしている（**図6**）．

近年，ゲノム情報その他の危険因子を用いた個別化医療，そして先制医療が注目され，国民の健康増進さらには社会保障費の有効活用や新しい産業の創出にも寄与することが期待されている．がん診療においてゲノム医学を個別化医療に臨床応用する試みは，すでにがん遺伝子変異を用いた治療決定などとして導入されている．しかし，がん以外の領域あるいは先制医療の領域ではいまだに導入は進んでいない．今後，新たな個別化医療（診断や治療などにおける臨床ゲノム医学の応用）の開発には病院における症例とゲノムコホート研究（危険因子同定や発症予測，予防などゲノム疫学の応用）などで得られる健常者との比較などが必須であるが，個別化医療と先制医療をめざしたゲノムコホート疫学研究双方を提供できる施設は少ない．山形大学医学部は，その数少ない施設の1つであり，個別化医療や先制医療の提供だけでなく，ゲノムコホート研究者の教育・育成も含めた拠点形成を目標としている．

※1 オンコプロット解析

オンコプロット（Oncoplot）は，ウォーターフォールプロット（Waterfall plot）の一種で，遺伝子名，変異の有無，変異頻度のデータなどについて三次元プロットにより可視化する解析手法として知られる．がん細胞で発生する体細胞性変異の解析などでよく用いられ，がん関連遺伝子の探索や評価などで使用されることが多い．

※2 KEGGパスウェイ情報

KEGGとはKyoto Encyclopedia of Genes and Genomesの略．オントロジーに関するデータベースで（1）生物学的プロセス，（2）分子機構，（3）細胞組成などから遺伝子の機能を推測するためによく使用される．変異を認める遺伝子と疾患病態との関係について，分子細胞生物学的な評価を行うための情報として活用することができる．

＜著者プロフィール＞
佐藤慎哉：東北大学卒（1987年）．山形大学医学部メディカルサイエンス推進研究所ゲノム情報解析ユニット長．専門は脳神経外科学で，山形県の脳卒中登録事業に関与するとともに，山形県コホート研究には，グローバルCOEから参画．
嘉山孝正：東北大学卒（1975年）．メディカルサイエンス推進研究所運営委員長．専門は脳神経外科学で，日本脳神経外科学会理事長，国立がん研究センター名誉総長．2008年，わが国初の東北6県規模のがん治療診療連携ネットワーク「東北がんネットワーク」を設立し，同ネットワークの統括指揮にあたる．また，グローバルCOE「分子疫学の国際教育研究ネットワークの構築」の主任研究者．現在も，グロール COEによって設立したメディカルサイエンス推進研究所の運営委員長として，山形県コホート研究を統括．

6. 鶴岡メタボロームコホート研究

原田　成，武林　亨

コホート研究を基盤とするゲノム疫学研究は，遺伝子のメチル化修飾，mRNA，タンパク質，代謝物などの網羅的測定を加えたマルチオミクス疫学研究へと進展しつつある．われわれは，代謝物を網羅的に測定するメタボロミクス技術に着目し，世界でも有数の1万名規模のメタボロミクス・データを有するコホートを山形県鶴岡市で立ち上げた．広く使用されているLC/MSと独自技術であるCE/MSを組合わせて，網羅性と信頼性に優れたデータから一定の成果を得ている．個別化予防医療の実現につながる貴重なデータベースとして，多方面と連携して今後一層の活用を進めたい．

はじめに

1）マルチオミクス解析の発展

　地域コホート研究をベースとしたゲノム解析が国内外で進展し，遺伝要因と疾患発症の関連が大規模疫学研究を通じて明らかになるなかで，個人の体質・生活習慣などに即した予防医療の実現に向けて，環境要因との交互作用を含めた生物学的メカニズムの解明が注目されている．最近の生体試料の測定技術の進捗により，遺伝子のメチル化修飾を網羅的に測定するメチローム解析，mRNAを網羅的に解析するトランスクリプトーム解析，タンパク質を網羅的に測定するプロテオーム解析，生体内の低分子化合物を網羅的に測定するメタボローム解析など，網羅性と定量性を両立した「オミクス解析」を，大規模検体に対して安定的に実施できる状況が整備されてきた．これらの手法をゲノム解析と組合わせて疫学研究に適用した「マルチオミクス疫学研究」が国際的に推進されつつあり，疾患発症の

［キーワード＆略語］
メタボロミクス、マルチオミクス、個別化予防医療、コホート研究、CE/MS

CE/MS：capillary electrophoresis/
mass spectrometry
（キャピラリー電気泳動/質量分析法）
GC/MS：gas chromatography/
mass spectrometry
（ガスクロマトグラフィー/質量分析法）

LC/MS：liquid chromatography/
mass spectrometry
（液体クロマトグラフィー/質量分析法）
NMR：nuclear magnetic resonance
（核磁気共鳴）
QC：Quality Control（品質管理）

The Tsuruoka Metabolomics Cohort Study
Sei Harada[1] [2]/Toru Takebayashi[1] [2]：Department of Preventive Medicine and Public Health, School of Medicine, Keio University[1]/Institute for Advanced Biosciences, Keio University[2]（慶應義塾大学医学部衛生学公衆衛生学[1]/慶應義塾大学先端生命科学研究所[2]）

生物学的メカニズムが明らかにされることが期待されている.

2）メタボロミクス研究の発展と応用

オミクス解析技術のなかでも，メタボロミクスの発展は，血液，尿，唾液など，微量の生体試料中の代謝物を網羅的に解析することを可能にした．生体内の代謝物分布は，遺伝子発現およびタンパク質の同化・異化をはじめとする，上流のシグナル伝達によって規定されるとともに，飲酒・運動・食習慣をはじめとする幅広い生活習慣によって変動することが知られており，健康状態や疾患発症との関連をより直接的に示唆する．こうした特徴により，メタボロミクスの疫学研究への応用は，ヒト集団において予防医療に資するバイオマーカーを探索する手法として，また遺伝要因と環境要因による交互作用を明らかにして生物学的メカニズムを疫学的観点から明らかにする手法として着目されている.

メタボロミクスを用いた疫学研究として，初期に大きな成果をあげたのが栄養摂取と血圧との関連を検討した国際共同研究であるINTERMAP研究[1]である．2008年に発表された時間断面研究では，詳細な栄養摂取データと血圧値を伴った24時間蓄尿検体に対してインペリアル・カレッジ・ロンドンのチームがNMR（nuclear magnetic resonance）法を用いたメタボローム解析を実施し，尿中メタボローム・プロファイルが国・地域差を強く反映することを明らかにした[2]．2011年には，循環器疫学研究の先駆者で多数のエビデンスを生み出しているFramingham Offspringコホートにおいて，凍結保存血漿検体を用いたコホート内症例対照研究から重要な成果が報告された．この研究では，Broad InstituteのチームがLC/MS（liquid chromatography/mass spectrometry）法およびGC/MS（gas chromatography/mass spectrometry）法を用いてメタボローム・プロファイリングを実施し，12年後の糖尿病発症と関連する代謝物バイオマーカーが明らかにされた[3].

3）各国の状況と課題

ゲノムとメタボロームの関連解析としては，2011年に，ドイツのKORA F4とイギリスのTwinsUKコホートから，血中代謝物質濃度と関連する37の遺伝子パネルが示された[4]．この研究ではMetabolon社の解析プラットフォームを用いて，LC/MS/MS法とGC/MS法

を組合わせて295の代謝物が同定されている．このような欧米でよく名の知られた大規模コホート研究をベースとして，メタボロミクス疫学研究および，ゲノム解析と組合わせたオミクス疫学研究が進展しつつあるが，依然として数千名規模のメタボローム・プロファイルを有するコホートは限られており，特にわが国をはじめとするアジア諸国では，大規模疫学研究へのメタボローム解析を適用した報告はされていない状況であった．人種および各国の生活習慣により，遺伝・環境要因は大きく異なることから，わが国においてもメタボロミクス疫学研究の立ち上げが必要と考えられた．さらに，海外の研究成果もすべて過去の保存凍結検体を用いており，保存状況の影響が懸念されていた.

❶ 鶴岡メタボロームコホート研究（鶴岡みらい健康調査）の目的

こうした状況を踏まえ，2012年に慶應義塾大学医学部はCE/MS（capillary electrophoresis/mass spectrometry）法によるメタボローム解析技術を開発した同先端生命科学研究所（山形県鶴岡市）と共同で，1万名規模の地域住民の血漿・尿検体についてメタボローム解析を実施する，アジア地域では最大のメタボロミクスコホート研究を山形県鶴岡市において立ち上げた．2012年4月〜2015年3月の3年間のベースライン調査期間中に，11,002名の鶴岡市在住・在勤の一般地域住民の同意を得て，血液・尿・DNA検体および幅広い生活習慣・健康情報および人間ドッグ健診データを収集した．同意率は89％と，同様の研究としてはきわめて高い数値を記録した．取得された同意にもとづき，これらの情報や検体は3〜6年に一度継続的に収集されているほか，循環器疾患や悪性新生物をはじめとする主要な疾患罹患・死亡についての情報は毎年高精度で追跡されている（**表1**）.

先端生命科学研究所におけるメタボローム解析も順調に進展しており，収集済みの全血漿10,990検体のメタボロミクス解析はすでに完了した．尿検体についても4,263検体は測定完了ずみで，2018年中の解析完了を予定しており，国際的にも有数のメタボロミクス・プロファイルの構築が進められている.

表1　鶴岡メタボロームコホートで収集している情報の概要

調査内容	対象者	時期	方法	内容
ベースライン調査	35〜74歳の鶴岡市在住・在勤者で調査に同意した11,002名	2012.4〜2015.3	対面	生体試料（血液，尿，DNA），生活習慣・健康情報に関する調査票，人間ドック健診データ
継続健診調査	ベースライン調査参加者	原則3年ごと	対面	
追跡調査	ベースライン調査参加者	毎年	カルテ情報など，同意を得た適切なデータベースから情報収集	死亡・死因，転出入，疾患罹患（循環器疾患，悪性新生物など），特定健康診査データ，介護情報，健康保険データ

表2　メタボロミクス解析手法の特徴

手法	対象代謝物	特徴
CE/MS	極性	極性物質に対して最も高い分離能をもち，他の手法では検出が困難な物質の検出が可能．感度も高く，絶対定量が可能．反面，中性・脂溶性物質／無極性物質の分離・検出は困難．
LC/MS	中性・脂溶性・（極性）	中性・脂溶性物質／無極性物質の測定に優れるが，測定メソッドを複数使用することにより，極性物質も一部測定可能．幅広い物質を高感度で検出できるため，もっとも広く使用されている．
GC/MS	揮発性	測定対象は揮発性物質に限られるが，糖類など，CE/MSやLC/MSで分離・検出が困難な代謝物の検出が可能．
NMR	全般	理論上，代謝物全般の絶対定量が可能だが，感度が低く濃度の高い物質のみ検出可能．

2 本コホートの採用するメタボローム解析手法の概要

メタボロームは幅広い特性をもった低分子化合物の総称であり，測定手法により検出可能な代謝物のレンジが異なるほか，検出限界，測定精度や定量性，スループットも測定プラットフォームに大きく依存する．そのため，大規模疫学研究に適した手法の選択が重要となる．

測定手法は大きく分けて質量分析（MS）を用いた手法とNMRとに大別される．NMRは原理上高い定量性をもち，スループットが高く大規模測定に向いていることから，初期のメタボロミクス疫学研究では多く用いられてきたが，検出限界が高く測定可能な代謝物数が限られていることから，現在ではMSを用いた手法が主流となっている．

MSは，分離手法によりLC/MS法，GC/MS法，CE/MS法に大別されるが，それぞれに一長一短の特性をもっており（表2），いずれか1つの手法を選択するよりも，複数の手法を組合わせて網羅性を高める方法が

とられている．

鶴岡メタボロミクスコホート研究においては，先端生命科学研究所が独自に開発した技術であるCE/MS法[5)6)]を軸として，LC/MS法により補完する手法を選択している．CE/MS法は，親水性および極性物質における高い分離能と測定精度に特徴があり，アミノ酸代謝物・核酸・ペプチド・有機酸・糖リン酸などの親水性／極性物質においては高い網羅的と定量性をもつ．事前の検討では，陽イオン性物質131種，陰イオン性物質159種の合計290種の代謝物が血液検体中から検出され，そのうち154物質が標準物質を有する既知の化合物で，136物質が未知の物質であった．うち，多くのヒト血漿から検出され測定精度の安定している既知の94物質（陽イオン性54種・陰イオン性40種）を優先度の高い物質として，ルーチンで完全定量を行っている．完全定量を行っていない物質についても，測定ピークの情報が保存されているため，研究の目的に応じて未知の化合物を含むすべての代謝物を解析対象とするnon-targetedな解析手法を選択することも可能な状況である．

表3 大規模コホート研究を実施している質量分析プラットフォーム

解析プラットフォーム	測定手法	主なコホート（測定ずみ検体数）
慶應義塾大学先端生命科学研究所	CE/MS，LC/MS	鶴岡メタボロームコホート（約10,000）
Metabolon社	LC/MS，GC/MS	KORA（約3,000），TwinsUK（約1,250），ARIC（約2,000）
BIOCRATES Life Sciences社	LC/MS	KORA（約3,000），TwinsUK（約1,250）
Broad Institute	LC/MS，GC/MS	Framingham（約2,500）

一方，CE/MS法はその原理上，疎水性／無極性物質の分離・測定が困難であるため，脂肪酸・リン脂質・アシルCoA・アシルカルニチンをはじめとするこれらの物質については，LC/MS/MS法を用いて，targeted解析による半定量を実施している．LC/MS/MS法による脂質解析は，広く国際的に実施されている．われわれの構築した手法では，1 ng/mLから10 μg/mLのダイナミックレンジをターゲットに，検出頻度が10％以上の227種（陽イオン性118種・陰イオン性109種）の測定をルーチンで実施しており，CE/MS法の弱点を補って，測定物質の網羅性を高めている．

3 CE/MS法のヒト検体大規模研究における注意点と他プラットフォームとの比較

本項目では，本研究に特徴的なCE/MS法における測定について，特にヒト検体の大規模研究に適用する場合の注意点と特徴を記述する．

ヒト検体の大規模研究においては，収集する施設の条件やコストなどの面から，すべての検体を理想的なプロトコールで収集することは困難である．したがって，測定精度に影響を与える条件に優先順位を付け，実現可能な範囲で測定誤差を最小限に抑えることが求められる．われわれの研究開始前のパイロット研究では，血漿と血清の代謝プロファイルの違い，遠心分離や測定までの保存条件（温度，時間）の影響など，疫学研究の現場で遭遇する重要な基礎的条件について検討を行った[7]．検討の結果，血液検体としてはEDTA血漿を選択し，採血直後に4℃に保冷，同日中にCE/MS測定用の前処理を行って−80℃に凍結することで，採血後の代謝物変動を最小限に抑えられることが明らかとなった．

また，測定面では，20名から収集した合計150 mLのプール血清を，前処理したうえで小分けにして−80℃で冷凍保存してQC（Quality Control）検体とし，10測定に1度の割合でQC検体を測定し，測定精度をモニターしている．QCの測定値に異常が認められた場合には再測定を実施することで，バッチ内およびバッチ間の誤差を最小限に留めている．

現在，報告されている大規模コホート研究におけるメタボロミクス解析プラットフォームは限定的であり，MSを用いて代謝物名を同定している大規模研究のプラットフォームは，主に4つ（Metabolon社[8]，Broad Institute[9]，BIOCRATES Life Sciences社[10]，慶應義塾大学先端生命科学研究所）に絞られる（**表3**）．代謝物の表記や分類が，プラットフォームによって少しずつ異なるため，単純な比較は難しい面もあるが，本コホートでルーチンに定量している94種のうち，約40種は，本コホート独自の測定物質であり，CE/MSの親水性／極性代謝物における優位性を示している．さらに，この94種すべてについて，標準物質を用いた完全定量値を算出している点は，本コホートの大きな特徴である．

大規模メタボロミクスの測定の安定性・再現性の指標として，QC検体の変動係数（coefficient of variation：CV）が多く用いられる．この数値についても測定条件がプラットフォームによって異なるため単純な比較は困難であるが，重複している物質については，おおむねどのプラットフォームもCVは一致しており，これらの4プラットフォームの測定値については，一定の信頼性がおけると考えられる．

4 現時点での成果と今後の展望

本研究のベースライン調査におけるメタボロミクス・

データの一部を使用して，すでにいくつかの新たな知見を報告した．飲酒とそれに起因する肝機能障害に関連する新たなバイオマーカー候補代謝物が示唆された[11]のに続いて，メタボリック症候群の要因の集積に密接に関連する代謝プロファイルが明らかになった[12]．さらに，身体活動レベルが血漿メタボロミクスの変動に影響を与えていることも示された[13]．これらの知見は，日常生活習慣が地域住民の代謝動態に影響を与えていること，そしてその影響が実際の疾患発症に結びつくメカニズムの一端を明らかにしている．

ベースライン時点では経時的な因果関係の検討ができない点が大きな限界であったが，継続調査・追跡調査が順調に進展しており，メタボロミクスの経時的変化と疾患発症との関連を今後検討することにより，さらなる研究成果が期待できる．個別化予防医療の実現に足る成果をあげるためには長期間の追跡調査が必須であり，地域の行政・医療機関との密接な連携によって構築されている調査体制を維持しながら，追跡に取り組んでいきたい．同時にDNA解析も進めており，マルチオミクス研究への進展も期待される．

また，本研究における知見を一般化するために，国内の他コホート・バイオバンクとの連携も重要であると考え，J-MICC STUDYとの連携をはじめ，複数の地域で知見の再現性を検討できる体制の構築を進めている．さらに，わが国でも貴重なメタボロミクス・データを活用すべく，多方面との共同研究の取り組みを推進したい．

メタボロミクス疫学研究においては人種・地域などによって結果が強く影響されること，また特に稀少な疾患についてはより大きなサンプルサイズが必要であるために，国際共同研究の必要性の機運が高まっている．2014年に米国National Cancer Instituteを中心に立ち上げられたCOMETS（COnsortium of METabolomics Studies）[14]は，100以上の血液検体について代謝物同定ずみのメタボロミクス・データを有する前向きコホートを募っている．悪性新生物だけでなく循環器疾患を含む幅広い疾患をターゲットとしており，現在，米国・欧州・ブラジル・中国のコホートが加盟している．本コホートも2016年よりCOMETSに加入して，国際共同研究の枠組みづくりへ参画している．メタボロミクス・データはプラットフォームにより大きく異なるため，同一の物質の同定や測定値の扱いなどデータ統合に向けた課題は大きいが，アジアで数少ないメタボロミクス・コホートとして，国際的なエビデンスの創出にも貢献したいと考えている．

おわりに

本コホートではここまでに述べたように，生体試料採取後の検体のハンドリングを大規模疫学研究としては可能な限りコントロールしていることが，疫学データとしても，バイオバンクとしても大きな特徴である．今後は，地域在住者における各代謝物濃度の分布などを算出し疾患群との比較参照値としての活用に資する予定であるほか，保管試料の活用方法についても，地域の関係機関や市民によって構成される本コホートの調査推進協議会議において検討を進め，個別化予防・医療の創出に向けた基盤としての整備を行う予定である．

文献

1）Stamler J, et al：J Hum Hypertens, 17：591-608, 2003
2）Holmes E, et al：Nature, 453：396-400, 2008
3）Wang TJ, et al：Nat Med, 17：448-453, 2011
4）Suhre K, et al：Nature, 477：54-60, 2011
5）Sugimoto M, et al：Metabolomics, 6：78-95, 2010
6）Soga T, et al：Anal Chem, 81：6165-6174, 2009
7）Hirayama A, et al：Electrophoresis, doi: 10.1002/elps.201400600, 2015
8）Long T, et al：Nat Genet, 49：568-578, 2017
9）Shaham O, et al：Mol Syst Biol, 4：214, 2008
10）Illig T, et al：Nat Genet, 42：137-141, 2010
11）Harada S, et al：Environ Health Prev Med, 21：18-26, 2016
12）Iida M, et al：Menopause, 23：749-758, 2016
13）Fukai K, et al：PLoS One, 11：e0164877, 2016
14）NATIONAL CANCER INSTITUTE：Division of Cancer Control & Population Science「COnsortium of METabolomics Studies」https://epi.grants.cancer.gov/comets/

＜筆頭著者プロフィール＞
原田 成：慶應義塾大学医学部衛生学公衆衛生学助教／インペリアル・カレッジ・ロンドン訪問研究員．2009年，慶應義塾大学医学部卒業，'16年，博士（医学）．環境要因と遺伝要因から個々人の健康リスクをより精緻に推定して適切に対処できる予防医学の実現をめざしている．大規模メタボロミクス・データを有する鶴岡コホートを核として，国内外の他機関と共同してゲノムをはじめとする多層オミクス疫学研究を遂行している．

7. 京都大学におけるBIC（Biobank and Informatics for Cancer）プロジェクトについて
—クリニカルバイオバンク研究会も含めて

武藤　学

バイオバンクは，医研究学および医療の発展に欠かせないインフラであるが，わが国におけるその整備は十分とはいえない．特に，収集する生体試料の品質管理についての議論はようやくはじまったばかりで，その現場での対応は海外に遅れをとっている．また，生体試料に紐付く臨床情報も医学研究および医療開発をするうえで重要であり，バイオバンクと電子カルテなどが連結したシステムの開発が望まれる．京都大学病院では，病院併設型のいわゆるクリニカルバイオバンクを構築し，高品質な生体試料と臨床情報を治療前後の時系列で収集するプロジェクト（BICプロジェクト）を稼働させている．本稿では，このBICプロジェクトの概要と新しいバイオバンクの取組みであるクリニカルバイオバンクについて解説したい．

はじめに

バイオバンクは，医学および医療の発展に欠かせないインフラであるが，収集するだけではなく利活用を見据えた整備が必要である．バイオバンクにおける最も重要な課題として，収集される生体試料の品質とそれに紐付く臨床情報の質と量があげられる．前者においては，どのような状態で収集されたかの情報のトレーサビリティーが求められ，利用者にとって最も懸念する点でもある．生体試料の品質は，結果の解釈に大きく影響を及ぼし，研究の成功の鍵を握るためである．後者は，研究の発展性に大きく影響し，正確かつ詳細な臨床情報は，研究の方向性を左右する重要な課題である．また，臨床情報を扱うため，個人情報の管理や同意の範囲も重要となる．これらの課題を解決するために，われわれは病院併設型のバイオバンク（クリニカルバイオバンク）を構築するとともに，クリニカルバイオバンク研究会として全国のアカデミアとの連携を進めている．

[キーワード＆略語]
クリニカルバイオバンク，BICプロジェクト，品質管理，時系列データ

LIMS：laboratory information management system
SPREC：Sample PREanalytical Code

Biobank and Informatics for Cancer（BIC）project in Kyoto University Hospital—including clinical biobank study group

Manabu Muto：Department of Therapeutic Oncology, Graduate School of Medicine, Kyoto University（京都大学大学院医学研究科腫瘍薬物治療学）

1 クリニカルバイオバンクの必要性

健常者または患者からの生体試料を収集するには，対象者の同意のもと医療機関で行われることになる．したがって，臨床現場での品質管理と臨床情報との紐付けが重要になる．しかし，これまでの生体試料の収集は，手順や品質管理の基準がなく現場任せに収集されてきたため，医薬品開発など品質管理や精度管理が求められる場合には利活用は困難であった．また，保存された生体試料を用いて検討する場合，二次利用の同意がない場合などは個人情報の収集や追跡ができないことが研究開発の障壁となる．このような課題を解決するために，ニーズに合わせた生体試料の収集の実施体制が求められ，クリニカルバイオバンクの構築がなされるようになった．

1）クリニカルバイオバンク研究会

バイオバンクの利活用においては，研究プロジェクトのニーズに合った生体試料がその成功の鍵を握る．一方，ニーズによっては，1施設では収集が困難な場合もある．そのため，クリニカルバイオバンクを構築している北海道大学，岡山大学，千葉大学，京都大学を中心に，生体試料の品質管理の共通化，バイオバンク情報の共有化，同意説明文書の共通化，ゲノム医療の推進，医療分野におけるバイオインフォマティシャン育成などをめざした取り組みを，「クリニカルバイオバンク研究会」として2014年より開始した（http://www.clinicalbiobank.org）．

2 京都大学BICプロジェクトにおける生体試料収集

京都大学病院では，2013年9月より，がん治療を受ける患者の生体試料と臨床情報を治療前，治療後に収集し，時系列データとして新しい医療開発に貢献することを目的としたBIC（Biobank and Informatics for Cancer）プロジェクトを開始した．特に，品質管理された生体試料とリアルワールドデータ（実臨床でのデータ）を収集することを最大の特徴とする新しいバイオバンクの取組みである．

BICプロジェクトにおける生体試料の収集は，クリニカルバイオバンクの利点を生かし，電子カルテから

バイオバンクのオーダーが可能である（**図1**）．担当医からバイオバンクに関する説明を行った後に，バイオバンクスタッフ（当院では看護師資格を有する専任スタッフ2名）が補助説明をしたうえで，同意取得を行っている．同意のステータスも電子カルテ上で容易に確認できるよう電子カルテの個々の症例のトップページにタグをつけて表記している．これは，複数の診療科や複数の担当医が同じ説明をすることを回避する目的であり，特に拒否例において，被験者やその家族が同じ説明を受け不愉快な思いをすることを避ける狙いもある．

BICプロジェクトにおける同意説明文書には以下の特徴がある．

①Front-door consent：時系列の生体試料，臨床情報を収集することを事前に説明し，1回の同意で運用が可能

②Opt-in：追加の生体試料の収集を可能にする（血液，組織など）

③すべてのゲノム解析，タンパク質の解析，臨床情報との関連を調べる研究などに利用可能

④国内外のアカデミアや民間企業との共同研究でも使用可能

⑤ただし，倫理委員会で承認された研究のみに限定されるため，利用者は，バイオバンクにおける生体試料を使用することを明記した研究計画書を作成し，倫理委員会での承認を得たうえで，利用申請を提出することになる

BICプロジェクトで収集する生体試料は，血液（全血，血漿，血漿DNA，白血球由来の生殖細胞DNA），生検組織（内視鏡下生検組織，Needle biopsy組織など），手術検体である．

バイオバンク同意者における，血液検体の収集のタイミングは，ルーチンの採血時にバイオバンク用採血も行うことになる．採血室で採血された検体は，採血後，氷冷下ですみやかにバイオバンク室に搬送される．通常，15〜30分以内に搬送が完了する．バイオバンク室に搬送された検体は，バイオバンクにおける生体試料管理専任スタッフ（当院では，臨床検査技師2名が担当）がバイオバンクIDを発行し匿名化作業を行っている．バイオバンクにおけるLIMS（laboratory information management system）は，専用のシステ

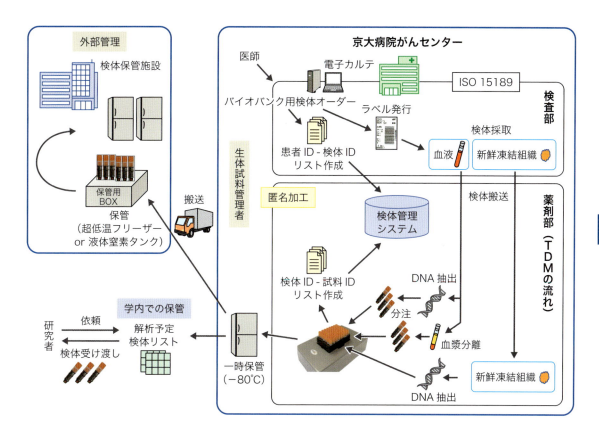

図1　BICプロジェクトによる生体試料収集の流れ

京都大学医学部附属病院におけるBICプロジェクトでは電子カルテからバイオバンクをオーダーすることで，ルーチン検査の流れで，バイオバンクにおける検体の収集が可能な体制になっている．採取された検体は，on iceですみやかにバイオバンク室に搬送されDNA抽出や血漿分離がなされ，分注後に匿名加工され−80℃の保管庫に格納される．TDM：治療薬物モニタリング．

ムで運用している．電子カルテデータとの連結は，生体試料管理専任スタッフにのみ限定され，バイオバンクIDによる対応表で管理している．

　生検組織や手術検体においては，バイオバンクIDを付与した専用の二次元バーコード付きチューブをあらかじめ用意し，採取後，すみやかに液体窒素に入れてバイオバンク室に搬送し，番地管理が可能な専用ラックで−80℃の冷凍庫で保存している．

　時系列の生体試料（血液）収集においては，抗がん薬治療症例においては，治療前，治療後1，3，5，12カ月後に採取している．手術例や内視鏡治療例においては，治療前，治療後1～3カ月，12カ月後に行っている．時系列の収集タイミングは，通常，がん患者は，治療や経過観察のために病院に受診することから，その受診日（採血日）に合わせてバイオバンク用採血も

行っている．このバイオバンク用採血は，バイオバンクスタッフが，ルーチンの採血に合わせてオーダーを追加しているため，逸脱が少なく，時系列収集を可能としている．

1）生体試料の品質管理

　生体試料の品質は，多くの場合，pre-analyticalな部分での品質が結果に大きく影響することが知られている[1]．すなわち，どのような状態で，バイオバンクまで搬送され保存されたのかの記録（虚血時間，採取後の留置温度と留置時間，運送時間など）が，その生体試料の品質を左右し，その後の解析に使用できるかどうかのトリアージに役立つことになる．これは品質の優劣をつけるというよりも，品質ごとに可能な解析を明らかにすることで生体試料を無駄にすることなく有効な利用に貢献できる．

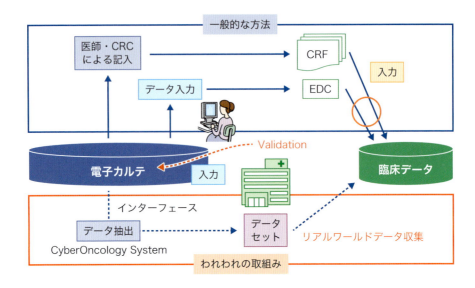

図2 どうやって臨床情報を収集するか？

これまでは，電子カルテからCRFまたはEDCに必要なデータを転記して，それを臨床情報データベースにしていたが，CyberOncology Systemでは，電子カルテにあるデータを構造化データベースにできるため，転記によるヒューマンエラーがないメリットに加え，検査値を自動でグレーディングできる，CRFやEDCにないデータもリアルワールドデータとして収集することができる．CRC：Clinical Research Coordinator，CRF：case record form，EDC：electric data capture．

ヨーロッパでは，すでにSPREC（Sample PRE-analytical Code）と呼ばれる評価システムでバイオバンク検体の管理がされている[2]．わが国においては，生体試料の品質管理に関して，ガイドラインもなく，実務的な議論があまりなされていないのが現状である．冒頭に述べたクリニカルバイオバンク研究会において，岡山大学を中心に，北海道大学，千葉大学，本学の4大学で，このSPRECの評価を実施している．

また，生体試料の品質を保証するため，京都大学においては，米国を中心とした世界最大のバイオバンクに関する組織（ISBAR）から，生体試料の品質に関して外部認証を受けている．今後，このような認証は，利用者の視点からみれば安心して利活用するうえで，必要不可欠なものになると考えている．

2）臨床情報と収集

BICプロジェクトにおける臨床情報収集は，京都大学とサイバーラボ社が開発した電子カルテの情報を構造化データベースにできるアプリケーション（CyberOncology System）を用いて収集している（**図2**）．特に，バイオバンクに登録した症例においては，CyberOncology Systemにも登録し管理することにより，既往

歴・家族歴・併存疾患・併用薬・嗜好などの基本情報，手術か抗がん薬治療かなどの治療法情報，また，抗がん薬治療においてはレジメン，投与量，投与日，有害事象情報（CTCAE），有効性などの情報をリアルワールドデータとして収集することが可能である．さらに，がん患者においては，院内がん登録が法律で定められているため，国立がん研究センターがん登録情報センターが定めるHos-CanRとも連動し，進行度，組織型，重複がんなどのより正確な情報を収集できるシステムになっている．

3）京都大学BICプロジェクトにおける実績

京都大学病院におけるBICプロジェクトでは，2013年9月の開始以来，すでにがんに関連する10の診療科から2,100人以上のがん患者さんの同意を得て，分注分を含め6.8万本の生体試料を収集している．同意取得率は，常に95％を維持している．得られた生体試料は，血漿，血漿DNA，白血球由来DNAに分離され，それぞれ分注して保存している．抗がん薬治療患者においては，治療前後での収集も850例でなされている．

おわりに

　クリニカルバイオバンクは，病院併設である利点を活かし，生体試料の品質管理，臨床情報の付与ができるため，利用者である製薬企業や診断薬企業からの注目度は高い．一方，インフラ整備に十分なコストをかけられないことやバンクスタッフの継続的な雇用に関して不安を抱えながら運用しているのも実情である．わが国の医学研究，医療開発に大きく貢献する生体試料を求めるのであれば，クリニカルバイオバンクの持続可能性は，研究基盤という意味で非常に重要な課題であると考える．

文献

1）Carraro P & Plebani M：Clin Chem, 53：1338-1342, 2007
2）Betsou F, et al：Cancer Epidemiol Biomarkers Prev, 19：1004-1011, 2010

＜著者プロフィール＞
武藤　学：1991年，福島県立医科大学卒業，'91〜'95年，福島県いわき市立総合磐城共立病院，'95〜2007年，国立がんセンター東病院．この間，国立がんセンター研究所研修生を経て国立がんセンター東病院研究所支所がん医療開発部室長を併任．'07〜'12年，京都大学大学院医学研究科消化器内科准教授，'12年9月より現職．専門は，腫瘍内科（特に消化器がん），内視鏡医療，分子生物学．最近は，バイオバンクとゲノム医療にも携わる．わが国ではじめてがんクリニカルシークエンス（OncoPrime）を臨床実装．

8. 臨床ゲノム情報統合データベース整備事業の構想と展望

加藤規弘

ゲノム医療は，臨床的インパクトのみならず，その研究開発における学術的・経済的インパクトも大きな分野である．まだ一部ではあるが，ゲノム医療の臨床活用はすでにはじまっており，米国や英国では，個々人のゲノム情報を医療／ヘルスケア・システムの本流に導入しようとしている．今後数年の間に，ゲノム医療の対象疾患・病態などは順次拡大し，より早期の医療介入，予防・先制医療に軸足が移っていくものと推測される．そうしたなか，わが国でも「臨床ゲノム情報統合データベース整備事業」が2016年度から開始されることとなった．

はじめに

ヒトゲノム計画により，ヒトゲノム配列が解読され2003年に完成版が公開されて以降，ゲノム解析技術や情報処理基盤は急速かつ著しく進展し，研究レベルに留まらず，医療実装への期待が年々高まっている．英国では10万人ゲノム計画[1]が2013年から開始し，米国でも100万人かそれ以上のボランティアからなるPrecision Medicine Initiative Cohort Program[2]が2016年に開始された．これらゲノム医療研究の目覚ましい進歩に伴い「臨床ゲノム情報統合データベース」[※1]のあり方は急速に変化しつつある．従来，単一遺伝子あるいは少数の遺伝子群に注目した，比較的小規模のgenotype-phenotype DBが構築されてきたが，次世代シークエンス（NGS）技術の改良・解析コストの低下とともに，格納するgenotype-phenotypeデータの種類・量とも急速に大規模化しつつある．標的遺伝子パネル解析から全エクソーム・シークエンス（WES）／全ゲノム・シークエンス（WGS）解析へと解析手法のトレンドが移行するなか，genotype-phenotype DB

[キーワード＆略語]
ゲノム医療，個別化医療，次世代シークエンサー，データベース

GWAS：genome-wide association study
（ゲノムワイド関連解析）
NGS：next-generation sequencing
（次世代シークエンス）
SNP：single nucleotide polymorphism
（一塩基多型）

WES：whole exome sequencing
（全エクソーム・シークエンス）
WGS：whole genome sequencing
（全ゲノム・シークエンス）

The concept and scope of the Program for Integrated Database of Clinical and Genomic Information
Norihiro Kato：Medical Genomics Center, National Center for Global Health and Medicine（国立国際医療研究センターメディカルゲノムセンター）

のランドスケープは，文献など検索データのみならず，自らの解析データをも積極的に登録する包括性の高い統合DBへと変わりつつある．

こうした状況のなか，わが国では，ゲノム医療実用化に向けた「臨床ゲノム情報統合データベース整備事業（以下「本事業」という）」が2016（平成28）年度から開始されることとなった．本稿では，構築・整備される統合DB（Medical Genomics Japan Database：MGeNDと命名）[3]を中心に本事業の構想と目標を概説する．

1 事業の対象・広がり

本事業は，ゲノム医療の実用化・医療実装を主目標に対象疾患・病態を設定している．本事業での直接的な活動範囲は，ゲノム診断としてのDNA variantの読みとりから，その臨床的・医学的意義付け[※2]を行い，最終的には検査結果として患者への還元をめざす一連のプロセスである．

1）対象疾患

本事業では，一次と二次の2回にわたる公募を通じて採択された研究班（おのおの「一次研究班」「二次研究班」という）が協同で統合DBの構築に取り組む．4つの疾患領域〔がん，遺伝性疾患（稀少疾患・難病），感染症，認知症その他〕を主な対象として，おのおのの患者のゲノム情報と，付随する臨床情報を一次研究班が収集・解析し，こうして臨床的意義付けされたDNA variant情報を，二次研究班が"central DB（後述）"として整備していく．遺伝性疾患の遺伝子診断，がんの分子標的薬に対するコンパニオン診断薬の開発などの分野でゲノム医療の臨床活用がすでにはじまっ

ていることから，これら2つについて述べる．

i）単一遺伝子疾患および稀少疾患・難病

稀少疾患・難病の多くは遺伝性疾患であり，その他の単一遺伝子疾患と合わせて，ゲノム医療の主要な疾患領域の1つをなす．難病という用語は，医学的に明確に定義されたものではなく，厳密に稀少性を要件とするものでもない（すなわち詳細な頻度規定はない）ため，難病指定されていなくとも遺伝性の強い疾患が一部存在する．稀少疾患のなかには7,000を超える遺伝性疾患が存在し，そのうち，原因遺伝子が知られているものは半分程度と推定されている．

単一遺伝子の異常とはいっても，個々の疾患レベルでみると，遺伝的異質性（これは，さらに遺伝的座位異質性と対立遺伝子異質性に分けられる）の可能性があるため，疾患の原因遺伝子変異を見つけて確定し，遺伝子診断するのは容易でない．また，個々の遺伝子レベルでみた場合，同一遺伝子の変異であっても異なる疾患の原因となることがある．このように，疾患と遺伝子の組合わせは「1対1」とは限らないことなどから，現在使われている疾患分類は，ゲノム医療研究の進展とともに今後再編成される可能性がある．

ii）がん

腫瘍ゲノムは，NGSによる恩恵が最も明確な領域の1つである．近年，腫瘍で変異あるいは過剰に発現している特定の標的分子を狙い撃ちし，その機能を抑える薬剤（分子標的薬）による治療が多く開発され，その有効性が示されている．同薬剤は，標的分子の体細胞変異を有する患者のみに有効なため，当該分子の発現や変異の有無を低侵襲に調べるためのコンパニオン診断薬の開発も進められている．ただし，分子標的薬を含む抗がん薬は，その投与期間が長引くにつれて腫瘍に薬剤抵抗性（耐性）が生じ得るため，腫瘍ゲノムの網羅的解析は，投与後に再発を生じた際の，二次変異の同定，薬剤耐性の原因解明などにも有用と考えられる．

また，全がんの5％程度を占めるといわれる遺伝性腫瘍には有効な予防・診断・治療法があるものが多く，遺伝性腫瘍に関する生殖細胞系列変異の情報に基づく個別化予防は，前述の体細胞変異の情報に基づく個別化治療と一体的に扱うことが望ましいと考えられる．

※1　臨床ゲノム情報統合データベース
医学研究と臨床応用のために，遺伝的variantと，その臨床的意義に関する情報を提供するデータベース．英語のgenotype-phenotype databaseにほぼ相当するもの．

※2　DNA variantの臨床的・医学的意義付け
変異・variantの臨床的意義付けに関して疾患と遺伝子との病因・病態的関連性にかかわる基盤知識はいまだ十分でない．網羅的なシークエンス解析で有望な遺伝子変異・variantが数多く見出されても，その相当部分がvariant of unknown significanceというカテゴリーに入れられている．このため，変異variantの臨床的意義付けや解釈を行う必要がある．

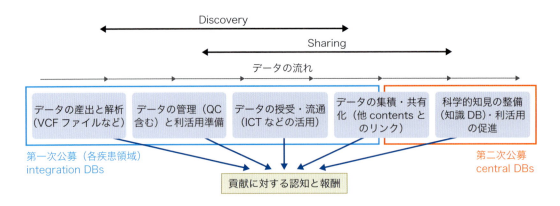

図1　genotype-phenotype DBにおける一般的なデータ処理の流れ
文献3より引用.

2）事業の構想

　本事業は医療実装をめざして推進されるものであり，純粋な生命科学の探究，基礎研究とは少し位置づけが異なる．しかし，医療実装が最も進んでいる遺伝性疾患の分野でさえ，いまだ"完成形"からは程遠い状況であり，研究基盤を着実に整備しつつ医療実装の拡充を図らねばならない．すなわち，両者のバランスをどうとるかが本事業の第一の課題である．

　一次研究班では，おのおのゲノム解析（シークエンシングなどによる遺伝的variantの同定，アノテーション[3]），臨床的意義付けの実施，臨床ゲノム情報データストレージの構築と当該研究班内での共有，キュレーション[4]（独自の視点から人手で情報を収集・整理すること）などが進められる．genotype–phenotype DBにおける一般的なデータ処理の流れを**図1**に示す．データの集積・共有化の部分（右から2つ目）から，臨床的意義付けのなされた遺伝的variantの情報を科学的知見として整理したknowledge base（知識DB）を公開し，ゲノム医療の臨床および研究での利活用を促進

する部分（**図1**の一番右）にかけてが，本事業でのMGeND整備の目標である．この統合DBに求められる要件は，ゲノム解析の種類と対象疾患領域ごとに少なからず異なる．本事業の一次研究班においては，大きく分けて，遺伝子パネル，WES，WGSの3種類のシークエンス解析が行われる．また特に感染症領域および認知症領域では，ゲノムワイド関連解析（GWAS）アレイを用いた一塩基多型（SNP）解析も実施される．こうしたゲノム解析の比重は，シークエンス費用の低下と，大規模データ処理技術の進歩とともに，今後数年間で大きく変わり得る．現在，がんでは，腫瘍組織の体細胞変異を探索する際，その異質性の高さゆえ，高深度の塩基配列読みとり（deep sequencing）が必要であることから遺伝子パネル解析を主体とし，一方，稀少疾患・難病では，遺伝子パネル（単一遺伝子の場合を含む）とWES解析を段階的に使い分けている．構築する統合DBは，解析の結果出てくる遺伝的variantを「格納する（貯める）」ためのものであると同時に，その臨床的意義付け・解釈に際して「閲覧・参照する」ためのものでもある．したがって，**表**に示す通り，遺伝子パネル解析では注目する遺伝子に関するgeno-type-phenotype DBが主であるのに対し，WES／WGS解析ではvariant情報から遺伝子情報，gene-disease association情報などの多様なevidenceを提供し得るDBが必要となる．

3）統合DBとしての方向性

　二次研究班が取り組むcentral DBは，genotype-phenotype DBを大きく3つの階層（source DB,

---

※3　アノテーション

ゲノム解析では，variantデータに遺伝子構造・機能，文献情報などを注釈付けすることをいい，自動化ソフトの導入も進められている．

※4　キュレーション

IT用語としては，インターネット上の情報を収集しまとめること，または収集した情報を分類し，つなぎ合わせて新しい価値をもたせて共有すること．特にゲノム解析では，アノテーション結果が合っているかの目視による検証と修正をいう．

表　3種類のシークエンス解析と必要なデータベースの特徴

	遺伝子パネル解析	全エクソーム解析（WES）	全ゲノム解析（WGS）
疾患領域	体細胞がん≒稀少・難病	稀少・難病＞体細胞がん	（稀少・難病で試験的）
標的遺伝子	限定的	網羅的→遺伝子と疾患との関連性をまず要検証	網羅的→遺伝子と疾患との関連性をまず要検証
Pathogenicity 変異の機能予測	variantが既知の原因遺伝子にみられれば，可能性大	多くのVUS→変異の機能予測プログラム，トリオ解析での絞り込みなどを試みる	莫大なVUS→現状では非コード領域の変異の機能予測はほとんど不可
研究としての比重	臨床応用への距離が近い	原因遺伝子の探索など，研究的比重が大きい	原因遺伝子の探索など，研究的比重が大きい
臨床的注釈付けに要するDB	注目する遺伝子に関する，genotype-phenotype DB	ClinVar，OMIM，Geneなどの，variant情報から遺伝子情報，gene-disease association情報などの，多様なevidenceを提供し得るDB	左記と同じ基本的に，非コード領域の変異の機能予測は，まだ"研究"段階

VUS：variant of unknown significance．文献3より引用．

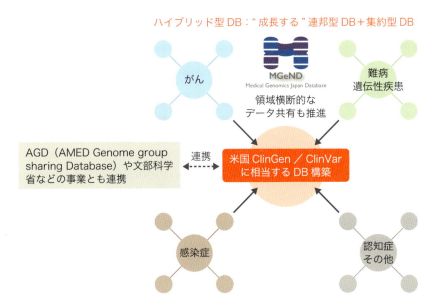

図2　臨床ゲノム情報統合データベース整備事業の全体像

integration DBとcentral DB）に分けた場合の，最上位に位置する[4]．source DBは，特別な性質（疾患の有無など）に関する，慎重に扱うべき個人レベルのデータを保有するものであり，integration DBは，特定の疾患分野，あるいは地域・ベース／プロジェクト・ベースの活動（コンソーシアムなど）を支援するために，source DBのコンテンツの一定部分を集約して，他の関連するデータ（モデル生物や多層的オミックス解析の情報などを含む）と相互活用・解析できるように統合したものである．従来，これら2つの階層がgenotype-phenotype DBの主な形態であったが，近年，それらの上位にcentral DBの構築・整備が進められつつある．特定のトピックに関するDB検索環境を強化して利便性を高め，その概要を把握しやすくし普遍的なサービスを提供するべく，さまざまな比較的小規模のDBや相互に関連した特色あるDBのコンテンツを集約することがcentral DBには求められている．

本事業で整備するのはハイブリッド型DBである（**図2**）．

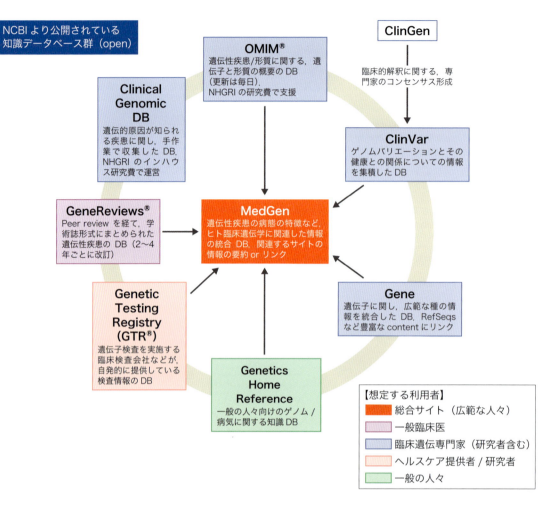

図3 ゲノム医療を支える，NCBIより公開中の知識DB
文献3より引用.

4つの疾患領域では，おのおのが研究開発のためのDBを構築して領域内でのデータ共有・ネットワーク化を進めるとともに，領域横断的なデータ共有の体制・システムも整備する．特に，がんと遺伝性疾患（稀少疾患・難病）の2領域については，同一遺伝子の変異が両方の原因となり得ること，およびWGSなどの二次的（偶発的）所見への対応として両方をフォローアップする必要があることなどから，事業開始当初は連邦型DBを主としながらも，集約型DBの体制・システムを順次整備・拡充し，"成長する"領域横断的データ共有を進めていくことが望ましい．

2 本事業に期待される統合DB機能

患者・被験者で見出された遺伝子変異の病的意義を正しく解釈するには，既報の病的変異の情報を収集・整理（キュレーション）したもの（遺伝子変異DB）と，新規・未知の変異の病原性予測を可能とするツール（アルゴリズム）とが必要である．両者を合わせたものが米国ClinVar／ClinGen[5]のDBであり，他に遺伝子変異DBとしては，HGMD（Human Gene Mutation Database）やLOVD（Leiden Open Variation Databases），がんに関するCOSMIC（Catalogue of Somatic Mutations in Cancer）などがある．ClinVar／ClinGenは，米国NIHの支援でcrowd sourcing（多数の人の寄与を募り，必要とするサービス，アイデア，またはコンテンツを取得するプロセス）によって実施されている，大規模な公開知識DB事業である．WES（およびWGS）解析のような網羅的・探索的解析において，gene-disease association情報などの多様なevidenceを収集するニーズは今後ますます大きくなっていく．さらに，どのような人々（職種など）を対象ユーザーとして想定するかによっても，統合DBのコンテンツは変わってくる．国際的にみて，今後5年程度は，ゲノム医療にかかわる統合DBの対象ユーザー，ゲノム医療の解析手法が大きく変革する時期である．

　米国NIHの下にあるNCBIからは，ゲノム医療を支える一連の知識DBが非制限公開で提供されている（**図3**）．これらは，想定するユーザー層が必ずしも同じでなく，また特定のユーザー層向けであっても，目的に応じてevidenceの整理のしかたが異なっており，その時々のゲノム医療研究の進捗状況に合わせて修正が必要となる．すなわち，ある知識DBが廃止されて別のものに吸収されるケースがあり，知識DB同士のリンクの張り方や階層構造も変更され得る．本事業では，まず臨床遺伝やがん体細胞変異の専門家（研究者含む）を主たるユーザー層と想定して遺伝子変異DBをデザインし，統合DB機能を順次拡張していくことをめざす．

おわりに

　NGSやbioinformaticsの目覚ましい進歩に伴い，ゲノム医療の主軸アプローチは，単一の遺伝子または遺伝子パネル検査から，より網羅的な（WGSなどの）ゲノム検査へと移行しつつある．本事業では，統合DBを構築するとともに，ゲノム医療の実践にかかわる諸課題（倫理的・法的・社会的課題を含む）にも広く取り組むこととなる．

文献

1）The 100,000 Genomes Project（https://www.genomicsengland.co.uk/the-100000-genomes-project/）
2）THE PRECISION MEDICINE INITIATIVE（https://obamawhitehouse.archives.gov/precision-medicine）
3）加藤規弘：BIO Clinica, 32：18-22, 2017
4）Brookes AJ & Robinson PN：Nat Rev Genet, 16：702-715, 2015
5）Rehm HL, et al：N Engl J Med, 372：2235-2242, 2015

<著者プロフィール>
加藤規弘：1988年3月，東京大学医学部卒業．'93年10月よりOxford大学大学院臨床医学系博士課程留学．京都大学大学院および帝京大学にてスタッフを務めた後，2000年10月より国立国際医療センター研究所部長．'16年より同センターメディカルゲノムセンター長併任．現在は，遺伝性疾患，および心血管系疾患等の多因子疾患に関する個別化医療，ゲノム医療の推進に向けて臨床ゲノム疫学的研究，ゲノム解析研究等に従事している．

2章
疾患データベースとバイオバンク
プロジェクトの最前線と利用の実践ガイド

9. NBDCヒトデータベースとグループ共有への展開

川嶋実苗，児玉悠一，高木利久

21世紀に入ってから，次世代シークエンサーをはじめとした測定・解析技術の飛躍的な進歩により，ヒトを対象とした医学系研究では数十万人規模の膨大かつ多様なデータが産出されるようになり，これらのデータを整理して統合的に解析することがきわめて重要になっている．個人ごとのデータを個人情報の保護に配慮しながら活用するためには，研究対象者への適切なインフォームド・コンセントは当然ながら，データを再利用可能な状態でセキュアな環境下に保管し，効率的に共有するための「アクセス制限を設けたデータベース」が必要である．

はじめに

　さまざまなプロジェクトから産出されたデータを当初とは異なる視点から解析し直すことで，新たな知見を得られることが期待される．医学系研究においても，複数のプロジェクトにおいて得られたデータを統合して解析し直すことで，新たな病気の発症や進展に関与する要因にたどりつく可能性，新たな予防・診断方法の確立や健康長寿社会の実現に向けた取り組みのきっかけになるような知見を得られる可能性がある．研究

[キーワード＆略語]
NBDCヒトデータベース，NBDCグループ共有データベース，アクセス制限

AGD：AMED Genome group sharing Database
DGC：DDBJ Group Cloud
JGA：Japanese Genotype–phenotype Archive

資金には限りがあるため，第一次研究（公的資金により実施された研究）において産出されたデータを極力集積し，第二次・第三次研究（第一次研究において得られた情報を活用した研究）に利用していくことが重要であり，世界中でオープンサイエンス・オープンデータの声が高まっている理由となっている．

　これまで日本には，公的研究資金による研究から産出された多くの貴重なヒトデータを一元管理できるデータベース（DB）が存在していなかったため，プロジェクトの終了とともにデータが散逸してしまったケースは少なくなかった．本稿では，公的研究資金によって生成されたヒトデータを安全かつ効果的に共有していくためのデータベース事業について紹介する．

1 「NBDCヒトデータベース」の誕生

　近年，バイオ関連の分析機器の高度化やイメージン

NBDC human database and new group sharing service
Minae Kawashima[1] /Yuichi Kodama[2] /Toshihisa Takagi[1]～[3]：National Bioscience Database Center (NBDC), Japan Science and Technology Agency (JST)[1] /DNA Data Bank of Japan (DDBJ) Center, National Institute of Genetics (NIG)[2] /Department of Biological Sciences, Graduate School of Science, The University of Tokyo[3]（科学技術振興機構バイオサイエンスデータベースセンター[1] /国立遺伝学研究所DDBJセンター[2] /東京大学大学院理学系研究科生物科学専攻[3]）

グ技術の進歩により，観察可能な生命現象の多様化，産出されるデータの大容量化が進んでいる．医学系研究分野も例外ではなく，さまざまなオミックス（ゲノム，トランスクリプトーム，プロテオーム，メタボローム，インタラクトーム，セローム）レベルでの多種多様なデータが日々蓄積されている．データ共有を進めるうえで，ヒト由来試料を用いた研究において産出・収集されるデータ（ヒトデータ）は，データそのものに識別性がある場合（個人識別符号に該当するゲノムデータ）や，データに付随する情報（詳細な臨床情報や検査値など）によって個人が特定される可能性がある．そのため，そういった機微情報を扱うためのセキュリティ環境や体制を整えたうえで，人権やプライバシーを保護しながら，国内の公的な研究機関に留まらず，製薬企業などの民間企業や海外の機関における研究利用も含め，広く医学の進展や公衆衛生の向上のために有効に活用していくためのシステムが必要である．

海外における，ヒトの個人ごとのデータ（個別データ）を共有するための公的DBとしては，第1章-3でも紹介した米国国立衛生研究所（National Institutes of Health：NIH）傘下の国立生物工学情報センター（National Center for Biotechnology Information：NCBI）の「dbGaP（database of Genotypes and Phenotypes）」[1]，および，欧州分子生物学研究所（European Molecular Biology Laboratory：EMBL）の欧州バイオインフォマティクス研究所（European Bioinformatics Institute：EBI）の「EGA（European Genomephenome Archive）」[2] が2007年，2008年からそれぞれ運用されている．ヒトデータを共有するためには，倫理的に問題がないか〔適切なインフォームド・コンセント（IC）が実施されているか，データごとに付されている利用制限事項の範囲を超える利用ではないか（制限事項違反）〕などについて確認する必要があり，両DBではデータアクセス審査委員会（Data Access Committee：DAC）を設置し，DACによる審査によって承認された研究者のみがデータを利用することができる．

日本では，NCBI，EMBL-EBIと三極連携体制でライフサイエンス分野の研究データ共有を進めてきたDDBJセンターがアクセス制限DB（Japanese Genotype-phenotype Archive：JGA）を構築していたものの，データの受け入れ・配布の際に必要なルールやDACが未整備だった．そこで，それまでライフサイエンス分野におけるデータ共有や公開ルールを整備してきたNBDC（National Bioscience Database Center）が，日本ではじめてヒトデータ共有に特化したDB運用ルール「NBDCヒトデータ共有ガイドライン」および「NBDCヒトデータ取扱いセキュリティガイドライン」（以下，NBDCガイドライン）を2013年4月25日に策定・公開し，DACについてもNBDCが担うこととした[3]．そして同年10月1日より，ヒトデータを共有するためのプラットフォーム「NBDCヒトDB」の運用を開始した．NBDCヒトDBの運用体制について**図1**に示す．DDBJセンターではDBシステムの運用とガイドラインに準拠したヒトデータの受け入れ・保管・提供を担当し，NBDCはガイドラインの策定・改正とデータの提供・利用申請の審査を担当している．

2 「NBDCヒトデータベース」のガイドラインについて

NBDCガイドラインは，個人情報保護法の医療研究分野のガイドラインである「ヒトゲノム・遺伝子解析研究に関する倫理指針」および「人を対象とする医学系研究に関する倫理指針」（正確には，2014年12月22日付けで統合される前の「疫学研究に関する倫理指針」，「臨床研究に関する倫理指針」）をもとに，海外におけるデータ共有方針との整合性の観点から，NIHやEMBL-EBI，および英国ウェルカムトラスト財団などで示しているデータ共有ポリシーを参照して作成した．NBDCでは社会・研究環境の変化への対応や改善のため，継続的にガイドラインを改正している．実際にデータベースを運用するうえで不十分であった点，データベースを利用された先生方からの提案，また，2017年5月30日に施行された個人情報保護法の改正に伴う一連の法令および倫理指針の改正，などについて検討し，ガイドラインを改正することが妥当であるという結論に至った変更について，**図1左**に示すデータ共有分科会およびNBDC運営委員会による承認を受けて改正している．

NBDCヒトDBで扱うデータの種類は，医学系研究においてヒト由来試料から産出および収集されたデータ全般であり，塩基配列情報・変異データ・遺伝子発

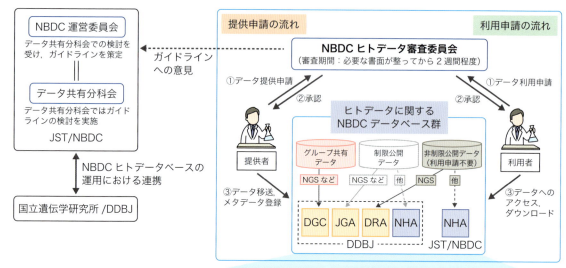

データベース・格納データ種類・運営者などの関係

データベース名称	DGC (グループ共有)	JGA (制限公開)	DRA (非制限公開)	NHA (制限公開)	NHA (非制限公開)
データ種類	次世代シークエンサーデータ 発現アレイデータ 遺伝子型データなど	次世代シークエンサーデータ 発現アレイデータ 遺伝子型データなど	次世代シークエンサーデータ	配列情報等に付随する 健診・検診データ 調査票データ 画像データなど	左記の集計・統計データなど

※DGC（DDBJ Group Cloud），JGA（Japanese Genotype-phenotype Archive），DRA（DDBJ Sequence Read Archive），NHA（NBDC Human Data Archive）．

図1　データ共有におけるNBDCとDDBJの協力体制

現アレイデータ・生化学検査値・臨床情報・質問票・心理検査・画像データ・音声データ・コホート研究において継続的に収集・産出されるデータなどである．また，データの種類によって適切なデータセキュリティレベル〔非制限公開，制限公開（標準レベルのセキュリティ基準），制限公開（ハイレベルのセキュリティ基準）〕を選択することができる．

3 NBDCヒトデータベースへデータを登録することの利点

アクセス制限のないデータと同様，アクセス制限を設けたDBについても，DDBJ，NCBI，EMBL-EBIの三極連携体制のもとでデータ共有を進めており，今後は，メタデータ（データについての説明）の概要を相互に交換し，各拠点においてどのようなデータを利用可能か一覧できるようにしていく．そのため，原則として複数のDBへの重複登録は推奨していない．また，

データ提供や利用の際の審査は各拠点のルールに準じて実施される．

NBDCヒトDBにデータを登録することの利点として，以下のことがあげられる．

①研究成果を論文に発表する際に出版社より求められるアクセッション番号を得ることが可能．

②日本の法令に則したデータ共有が可能．

③DACによる審査に必要な申請書類をすべて日本語のまま提出することが可能．

④ICにおける同意内容に沿った，データ利用者要件（制限事項）を設定することが可能．

⑤データ提供・利用における科学的観点と研究体制の妥当性に関する審査をNBDCヒトデータ審査委員会に委託できる．

⑥データのアクセスレベルやデータ公開時期などについて，事務局と相談しながら設定できる．

⑦ヒトデータのより円滑な共有のために改善できる点を提案した場合，反映される可能性がある．

その他，細かい要望にもある程度対応することは可能なので，ぜひ一度ご利用いただきたい．

4 「NBDCヒトデータベース」を介した データ共有のポイント

各種申請（データ提供・利用申請など）内容の審査は，運用ルールを承認するデータ共有分科会やNBDC運営委員会とは独立した委員会である「NBDCヒトデータ審査委員会」が実施する（図1）．実際の手続きについては8にて後述するが，ここでは，データ共有の際のポイントについて説明する．

1) データ提供申請の際のポイント

①研究成果の公開にあたり，DBへデータを提供する際には，(1) 研究の際に得られたデータをDBへ提供すること，および，(2) データを広くかつ有効に活用するため，「国内の研究機関におけるデータ利用のみならず，学術研究や公衆衛生の向上に資する民間企業や海外の機関における研究にデータが利用される可能性があること」について研究対象者へ伝え，同意を受けること．

②同意を受けることが困難である場合は，2017年2月28日に一部改正され2017年5月30日に施行された「ヒトゲノム・遺伝子解析研究に関する倫理指針」および「人を対象とする医学系研究に関する倫理指針」に準じた第三者へのデータ提供手続きを実施すること．詳細は，各倫理指針およびNBDCヒトDB内FAQ（https://humandbs.biosciencedbc.jp/faq）を参照のこと．

③提供予定のデータを産出した研究計画書の実施について，倫理審査委員会による審査および承認を受けたうえで，研究機関の長の許可を受けていること．

④データ提供者は，同意内容に基づいた，当該データ利用時の利用者要件を「制限事項」として定めることができる．

⑤提供するデータは，安全管理措置上，二重匿名化〔特定の個人（死者を含む）を識別することができることとなる記述等の全部または一部をとり除き，代わりに当該個人とかかわりのない符号または番号を付し，その後，さらに符号または番号の振りなおし〕をすること．

⑥データ提供申請およびデータ登録作業には1カ月程度の時間を要するため，余裕をもって申請すること．

2) データ利用の際のポイント

①利用を希望するデータに関連した研究実績があること．

②利用を希望するデータを含めた研究を遂行することが，倫理審査委員会の審査・承認を受けたうえで研究機関の長に許可されていること．

③データ利用者要件（制限事項）を満たすこと．

④共同研究であっても，研究機関をまたがっての申請は受け付けないため，研究機関ごとにデータ利用申請をすること．

⑤データ利用の際には，NBDCガイドラインを遵守すること．

⑥データ利用終了後は，NBDCヒトDB（JGA）から取得したすべてのデータ（データ全体あるいはデータの一部が保管してあればそのデータすべて）を削除し，所定の書式を使用して報告すること．

⑦申請するデータのセキュリティレベルに適したセキュリティ環境が整っていること．原則，自機関のサーバへデータを保管すること．ただし，申請の際の申し出により，NBDCが指定したスパコンを使用してデータを解析することも可能にする予定である．

5 公開系データベースからの公開に 先立ったデータ共有

NBDCヒトDBとして推進してきた公開系のデータベース（非制限公開および制限公開）でのデータ共有に加え，近年の解析対象データの大規模化・複雑化を反映し，効率的に研究を推進するために，特定の研究者間でデータを共有する必要性が高まってきた．そこで，データの一般的な公開に先駆け，より早い段階からの特定の研究者間（プロジェクト内，グループ内）におけるデータ共有を可能にする枠組みとして，「NBDCグループ共有データベース」の運用を2017年2月1日より開始した．NBDCグループ共有DBでは，公開系DBと同様，DDBJとの協力体制のもと運用しており，「DGC（DDBJ Group Cloud）」へデータを格納し，NBDCヒトデータ審査委員会（DAC）がデータの提供および利用申請の審査を実施する．NBDCグループ共有DBに格納されたデータは，「合理的な一定期間

経過後にNBDCヒトDBなどの公開系DBからの公開が見込まれるデータに適用する枠組み」である．データ共有，広がりを意識したデータ共有方針を掲げるプロジェクトや，研究助成期間終了後に公開系DBへデータを移行することが明確になっているプロジェクトやグループなどが，この枠組みを利用することができる．

6 NBDCグループ共有データベースとNBDCヒトデータベースの違い

①最大の違いは，NBDCヒトDB（JGA）は公開系のDBであり，NBDCグループ共有DBは公開系DBには該当しない．そのためNBDCグループ共有DBでの整理番号は，論文を投稿する際に求められるアクセッション番号として使用することができない．

②アクセッション番号が必要な場合は，公開系DBへデータを移行する必要がある．グループ共有DBのDGCと制限公開DBのJGAは同じデータモデルを採用しているため，データの移行手続きは容易かつ迅速に進められる．

③NBDCグループ共有DBは特定の利用者に対するサービスであるため，受益者負担としている．サービスごとに利用料金を設定している．料金設定については文献4を参照されたい．

④NBDCグループ共有DBでは，原則，「NBDCヒトデータグループ共有ガイドライン」および「NBDCヒトデータグループ共有データ取扱いセキュリティガイドライン」（以下，これらもNBDCガイドライン）に準拠した運用となるが，助成機関やプロジェクトなどにより，遵守すべき方針が異なることがあるため，運用の詳細については，助成機関やプロジェクトごとに別途協議することとし，その協議内容（データの提供および利用に係る助成機関やプロジェクト等に特化した方針）については，ガイドラインの「別表」を参照のこと．

7 AMEDゲノム制限共有データベースについて

AMEDゲノム制限共有データベース（AMED Genome group sharing Database：AGD）は日本医療研究開発機構（Japan Agency for Medical Research and Development：AMED）が推進する「疾病克服に向けたゲノム医療実現関連プロジェクト」を中心としたゲノム医療研究に携わる多くの研究者が産出するゲノムデータを，一般公開に先駆けて，より早い段階から共有することを可能にする「制限共有」という新たなデータ共有概念を実現するために構築したDBである〔以前はRDB（Raw Database）と呼ばれていたもの〕．AMEDは「ゲノム医療実現のためのデータシェアリングポリシー」[5] を策定し，2016年度以降「ゲノム医療実現推進プラットフォーム事業（先端ゲノム研究開発）」，「臨床ゲノム情報統合データベース整備事業」（図2），「ゲノム創薬基盤推進研究事業」の公募に適用し，応募の際に提出したデータマネジメントプラン（Data Management Plan：DMP）に，公開系のDB（制限公開データおよび非制限公開データ）もしくは制限共有DB（制限共有データ）へのデータ提供予定を明記するよう求めるようになった．制限共有DB（図2）として，NBDCグループ共有DB（DGC）の枠組みが採用され，2017年2月1日よりデータの受付を開始した．制限共有データの利用はDMPに記載された研究者，および，データ利用について，データ提供者の合意およびNBDCヒトデータ審査委員会による審査において承認された研究者に限定される．AGDの運用は，「NBDCヒトデータグループ共有ガイドライン」をベースとし，AGD特有の運用ルールについてはガイドラインの「別表」にまとめている．

通常のグループ共有との相違点は，以下である．

①データの利用を希望する際には，データ利用についてデータ提供者の合意が必要であり，AMEDが必要に応じて調整を行う．

②AGDに登録したデータを公開系DBへ移行する時期については定めず，3年ごとにグループ共有期間の延長をNBDCに要求することができる．

③データ利用者要件としては，研究グループの既存データの拡充・充実に資するデータを提供する研究者，データ生産や品質向上・付加価値付けに貢献・協力できる研究者，その他，データの蓄積・活用に貢献・協力を期待できる研究者などとしている．

④データ利用者情報は公開されない．

⑤「疾病克服に向けたゲノム医療実現化プロジェクト」における研究課題については，当面の間，無料でDB

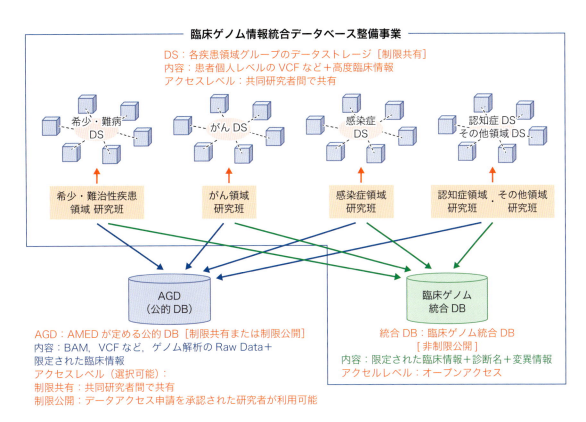

図2　臨床ゲノム情報統合データベース整備事業概要
文献6より引用.

を利用できる.

8 NBDCヒトDBおよび NBDCグループ共有DBの 申請の実際

　DBへのデータ提供およびDBに蓄積されたデータの利用に関する手順は,「NBDCヒトDB (https://humandbs.biosciencedbc.jp/)」および「NBDCグループ共有DB (https://gr-sharingdbs.biosciencedbc.jp/agd)」の各サイトに詳細が示されている.概要は以下の通り.

1) データ提供申請

①それぞれのNBDCガイドラインを熟読する.
②**4**に記載されているポイントを押さえつつ,申請書に必要事項を記載したうえで,倫理審査関係の書類とともにNBDCヒトデータ審査委員会事務局に送付する.

③審査に必要な資料に不足があれば整える(平均1週間程度).
④NBDCヒトデータ審査委員会による審査(2週間程度.繁忙期や祝日などを挟む場合は3週間程度).
⑤データ提供申請が承認された場合,データの種類により格納先のDBの指定があるので(非制限公開データの場合はNBDC,制限公開データの場合はJGA,グループ共有データの場合はDGC),指定されたDBへデータを登録する.JGAおよびDGCへのデータ登録の際には,データ登録用のアカウントおよびパスワードが発行され,パスワードを受けとった後,データ登録(専用ツールによる各サーバーへのアップロード)を行う.
⑥DDBJセンターにおいて,アップロードされたデータの査定終了後に発行されるアクセッション番号(DGCの場合は整理番号)の通知を待つ.
⑦利用可能な研究データ情報の概要を公開するためのサイト〔各研究の専用サイト(日本語版ならびに英

語版）〕案がNBDCヒトデータ審査委員会事務局より送付された際に、サイトの確認および修正を行う。

⑧データ公開日の調整を事務局と行ったうえで、当該日にデータが公開される。

2）データ利用申請

①それぞれのNBDCガイドラインを熟読する。

②4に記載されているポイントを押さえつつ、申請書に必要事項を記載したうえで、必要書類とともにNBDCヒトデータ審査委員会事務局に送付する。

③審査に必要な資料に不足があれば整える（平均1週間程度）。

④NBDCヒトデータ審査委員会による審査（2週間程度、繁忙期や祝日などを挟む場合は3週間程度）。

⑤データ利用申請が承認された場合、データをダウンロードするためのアカウント、パスワード、アクセス先について通知される。

⑥パスワードを受けとりしだい、データをダウンロードし、研究に利用できる。

⑦データ利用期間が複数年にまたがる場合は、毎年8月にデータの利用状況の報告、および、セキュリティ環境の確認・報告をする。

⑧データ利用期間の延長を希望する場合は、データ利用期間満了の1カ月前までに、研究機関の長より許可されている研究期間がわかる書類とともにデータ利用継続希望期間をNBDCヒトデータ審査委員会事務局に通知する。

⑨データ利用を終了する際は、利用状況およびデータの破棄状況を所定の書式を使用して報告する。データを利用することによって生じた集計・統計解析結果などの二次データの保管を希望する場合は、所定の書式を用いてデータ保管申請を行う。

おわりに：今後の課題など

これまでの公開系DBに加え、公開に先駆けたデータ共有を実現するため、グループ共有DBを構築し、その運用を開始した。AMEDのAGDがはじめてのグループ共有の枠組みでのデータ共有例となったが、今後、データ共有方針を定めているプロジェクトやグループでの当該枠組みの活用を期待している。

なお、これまで自機関のサーバーにデータをダウンロードして利用するよう定めていたが、NBDCが認定するスパコンでの解析についても、今後、可能としていく予定である。

NBDCヒトDBの利用状況については2017年9月13日時点で、126件のデータ提供申請を受け、61件公開している（非制限公開：14件、制限公開：47件）（図3）。データ利用についてはJ-ADNIデータ[7][8]や、1,000人を超す規模の情報を中心に利用が進んでいる。また、AGDへのデータ提供申請は現時点で2件きている。

今後の課題として、以下3点あげる。

1）表現型を含むデータの登録

現在、NBDCヒトDBに登録されているデータの内容は、データ提供者がICの内容に従って決定しているが、残念ながら、さまざまな表現型データがリッチに付随する形では登録されておらず、DBに格納できない詳細情報についてはデータ提供者に直接連絡し、共同研究として進める必要がある（DBはカタログとしての機能に留まっている）。データのさらなる利活用を促進していくためには、より詳細で統一されたオントロジーや表記方法などによる、整った表現型情報が必要である。

2）データ登録のためのインセンティブ

DBへのデータ登録作業は手間がかかるうえに、どの程度のデータをDBに登録したかが業績や次のポスト獲得につながらないとしたら、データをDBに登録するモチベーションはなかなか上がらない。AMEDでは、DMPに沿ったデータ共有が実施されたか、ということも評価の対象になり、中間評価や次の公募の際の研究実績として判断される。また、第15回科学技術・学術審議会総合政策特別委員会の資料として文科省から提示された資料「オープンサイエンスの推進について」[9]のなかでも、「従来の論文発表による評価と同様に、研究データ作成と提供を成果として評価対象とし、研究データシェアリングが研究プログラムや研究組織の業績として評価されるよう、内閣府及び各省の研究開発評価指針を改定すべき」としている。今後は、公的DBへデータを登録し、共有化を図ることも評価対象になっていくと期待される。

3）同意撤回

2017年5月30日より施行された改正個人情報保護法による医学系研究分野への影響については第1章-3

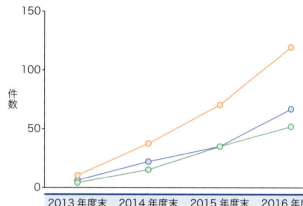

	2013年度末	2014年度末	2015年度末	2016年度末	2017年9月
データ提供申請数	10	37	70	119	126
公開データ数	4	15	35	52	61
その他	6	22	35	67	65

図3　NBDCヒトDBにおけるデータ提供の推移
「その他」カテゴリには，公開待機・データ登録中・審査中・データ提供申請書類確認中のデータが含まれる．

でも紹介した通りである．これまで，同意撤回への対応として「撤回の申し出を受ける前に既に論文や学会で発表した情報や，外部研究機関に分譲した情報（データベースから公開している情報）については，廃棄できないことがあります.」といった内容でICの際に説明し，同意を受けて実施している研究がほとんどである．しかし，今後は，個人識別符号や要配慮個人情報に該当する情報が多く含まれることになるため，同意撤回後は当該データを以降の研究などに使用させないためにも，DBへ登録されたデータについても可能な限り破棄するよう検討している．dbGaPでは同意撤回があった際にはデータ登録者より申告を受けて当該データを削除している．EGAにおいても，EU一般データ保護規則を受けて，今後はdbGaPと同様の運用を検討している．NBDCヒトDBやNBDCグループ共有DBにおいても，「同意撤回があった際に，すでに公的データベースから個人ごとのデータが公開されている場合は，原則，研究対象者のデータをデータベースから削除し，その後の研究に提供しないようにデータベース側に要請する」という方針で進めていきたいと考えているため，皆様にもできる限り協力していただけるよう，お願いしたい．

文献

1）　Mailman MD, et al：Nat Genet, 39：1181-1186, 2007
2）　Ilkka L, et al：Nature Genetics, 47：692-695, 2015
3）　Kodama Y, et al：Nucleic Acids Res, 43：D18-D22, 2015
4）　情報・システム研究機構 国立遺伝学研究所：課金サービスの利用方法（https://sc.ddbj.nig.ac.jp/index.php/billing-system）
5）　日本医療研究開発機構「疾病克服に向けたゲノム医療実現化プロジェクト ゲノム医療実現のためのデータシェアリングポリシー」http://www.biobank.amed.go.jp/content/pdf/itc/0401_datasharing-policy.pdf
6）　日本医療研究開発機構：臨床ゲノム情報統合データベース整備事業（http://www.amed.go.jp/program/list/04/01/047.html）
7）　NBDC：NBDCヒトデータベース「NBDC Research ID: hum0043.v1」https://humandbs.biosciencedbc.jp/hum0043-v1
8）　Iwatsubo T：Alzheimers Dement, 6：297-299, 2010
9）　文部科学省：オープンサイエンスの推進について（http://www.mext.go.jp/b_menu/shingi/gijyutu/gijyutu22/siryo/__icsFiles/afieldfile/2016/12/08/1380241_04.pdf）

＜著者プロフィール＞
川嶋実苗：東京大学大学院医学系研究科人類遺伝学教室にて学位取得後，寄附講座教員やスタンフォード大学ポスドクを経て，現職．自分の研究にも使えるDBをめざして日々奮闘している．
児玉悠一：奈良先端科学技術大学院大学バイオサイエンス研究科で博士号取得後，DDBJで主に次世代シークエンスデータ周りのデータベースを担当．ウェットからドライに転身する長い道のりが続く．

10. バイオバンク連携と統合データベース
—東北メディカル・メガバンク計画の取り組みを中心に

荻島創一

国内外でゲノム医療や精密医療などの次世代医療の研究開発の基盤として，大規模なバイオバンクの構築が進められている．バイオバンクでは，通常，生体試料を研究に供するが，生体試料は有限で，提供してゆくと枯渇してしまう．そこで，ゲノム解析などを行い，生体試料ではなく情報としてバイオバンクに収載し，提供するという，新しいバイオバンクの構築が進んでいる．このようなバイオバンクでは，性別，年齢などの基本属性情報や診療情報だけではなく，ゲノム情報やオミックス情報を統合するデータベースの構築が必要となる．本稿では，ゲノム医療研究支援のプラットホームとして，ゲノム・オミックス情報，健康調査情報，診療情報を統合するデータベースの構築と，これらの情報を統合した層別化，バイオバンク連携について紹介する．

1 ゲノム医療の実現へ向けた新しいバイオバンク

　国内外でゲノム医療や精密医療（precision medicine）などの次世代医療の研究開発の基盤として，大規模なバイオバンクの構築が進められている．従来のバイオバンクでは，生体試料と付随する性別，年齢などの属性情報や診療情報などを収載し，提供（分譲）

[キーワード＆略語]
バイオバンク連携，統合データベース，データ統合

dbTMM：database of Tohoku Medical Megabank

NMR：nuclear magnetic resonance（核磁気共鳴）

SNP：single nucleotide polymorphism（一塩基多型）

してきた．そして，生体試料の分譲を受けた研究機関が，ゲノム解析などを行い，個別研究を実施してきた．すなわち，バイオバンクは，生体試料と付随する性別，年齢などの属性情報や診療情報などを保持し，ゲノム情報は分譲先の研究機関に保持され，別々に管理されてきた（**図1**）．

　しかしながら，生体試料は有限で，分譲してゆくと枯渇してしまう．そこで，生体試料を分譲するのではなく，ゲノム解析などを行い，DNAではなくゲノム配列の情報を収載し，分譲するという，新しいバイオバンクの構築が進んでいる．国内では東北メディカル・メガバンク，国外ではUK Biobankなどがある．東北メディカル・メガバンクでは，全ゲノムシークエンス解析やSNPアレイでのジェノタイピング，NMRや質量分析によるメタボローム解析やプロテオーム解析を実施し，積極的に情報の分譲を進めている．UK BiobankではSNPアレイでのジェノタイピングを実施

Cross-biobank search and integrated database
Soichi Ogishima : Group of Integrated Database Systems, Tohoku Medical Megabank Organization, Tohoku University
（東北大学東北メディカル・メガバンク機構バイオバンク事業部統合データベース室）

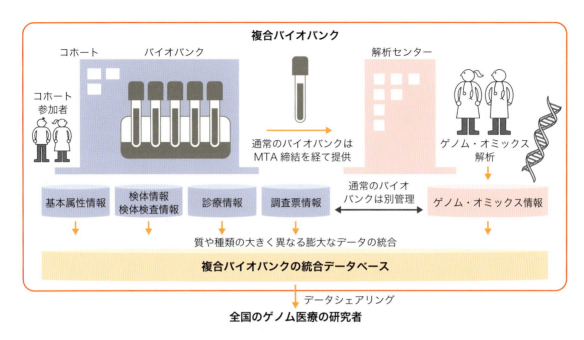

複合バイオバンク

コホート　　バイオバンク

コホート
参加者

通常のバイオバンクは
MTA締結を経て提供

解析センター

ゲノム・オミックス
解析

基本属性情報　　検体情報
　　　　　　　検体検査情報　　診療情報　　調査票情報

通常のバイオ
バンクは別管理

ゲノム・オミックス情報

質や種類の大きく異なる膨大なデータの統合

複合バイオバンクの統合データベース

データシェアリング

全国のゲノム医療の研究者

図1　複合バイオバンクと統合データベース

し，情報の分譲を進めている．生体試料の分譲は有限のために分譲審査は厳しいものとなるが，情報の分譲はそこまで厳しいものとはならず，積極的に分譲することができる．また，生体試料を採取から入庫，出庫，解析まで，一定の品質管理のもとで，共通のプロトコールで解析することは，品質管理の観点からも，解析施設の効率的な利用の観点からも優れているといえる．

　生体試料だけでなく，全ゲノム解析などを行って得られた解析情報も分譲する新しいバイオバンクでは，保冷庫だけではなく，解析情報などを統合するデータベースが必須である．すなわち，生体試料と付随する性別，年齢などの属性情報や診療情報などとゲノム情報などの解析情報を統合したデータベースを構築する必要がある．十数万〜百万人にのぼる提供者の，性別，年齢などの属性情報や診療情報，ゲノム情報などのおよそ数千万に及ぶ属性を統合するデータベースの構築である．

2 東北メディカル・メガバンク統合データベースdbTMM

　わが国では，東北大学と岩手医科大学が，2012年か

ら東日本大震災の被害からの復興事業として，東北メディカル・メガバンク計画に取り組み，東北大学は，東北メディカル・メガバンク機構（ToMMo）を，岩手医科大学は，いわて東北メディカル・メガバンク機構（IMM）をそれぞれ設立して，事業を進めている．両機構は，宮城・岩手両県の住民15万人を対象にコホート調査を進めている．コホート調査の参加者から提供いただいた血液などの生体試料や調査票は，バイオバンクに格納されて，全国の多くの研究者に分譲されてきた．東北メディカル・メガバンクは，複合バイオバンクとして，バイオバンクに加えて，解析センター機能をあわせもち，大規模な全ゲノムシークエンス解析やオミックス解析を実施し，高精度で網羅的な解析情報もバイオバンクに格納し，全国の研究者に分譲してきた．東北メディカル・メガバンクは通常のバイオバンクが管理する性別，年齢などの基本属性情報や診療情報だけではなく，ゲノム情報やオミックス情報も管理する必要がある．そこで，これらを効率よく有用な研究の対象とするために，統合され整理されたデータベースの構築が不可欠である（**図1**）．

　統合データベースdbTMM（database of Tohoku Medical Megabank）は，東北メディカル・メガバン

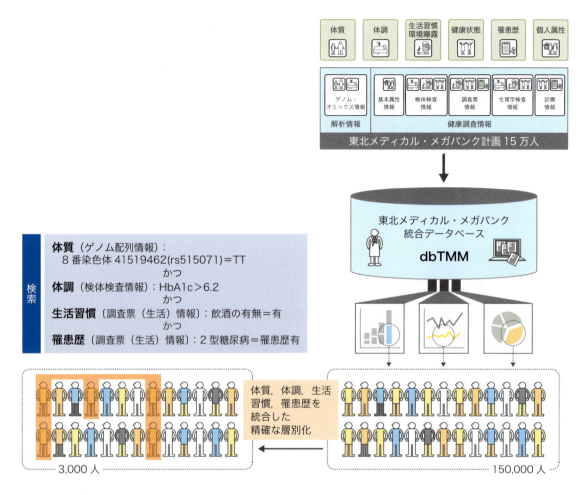

図2 東北メディカル・メガバンク統合データベース dbTMM

ク計画のバイオバンク事業において，前向きに収集したコホート調査の参加者の健康調査および生体試料の解析情報のすべて，すなわち大規模な基本属性情報，調査票情報，生理学検査情報，検体検査情報，診療情報，MRI画像情報のみならず，ゲノム・オミックス情報などを統合したデータベースである．収集したすべての情報が1つのデータベースに統合されていることで，あらゆるゲノム情報や健康調査情報や診療情報などに基づく表現型情報の属性でコホートを精確に層別化することができる．すなわち，診療情報だけでなく，体質（ゲノム・オミックス情報），体調（検体検査情報，生理学検査情報），環境要因（調査票情報）などを統合した精確な層別化をすることができる．これにより，精度の高いゲノム医療実現のための解析研究を立

案し，実施することができる．研究者は，試料・情報分譲の申請にあたって，遺伝子と環境が複雑に作用して発症する多因子疾患の病因の解明などの研究計画を立案するために，本バイオバンクにどのような試料・情報があるかを検索し，研究者からの申請と審査に従い，統合データベース dbTMM から情報を抽出・分譲し，データシェアリングすることができる（統合データベース dbTMM の利用は，試料・情報分譲申請の利用者登録を行った後，統合データベース dbTMM の利用申請が必要である）（**図2**）．

現在，統合データベース dbTMM には，2013年度のコホート調査参加者の①1KJPN および 2KJPN の全ゲノム解析対象者の1,070人および2,049人の，血液・尿の検体検査情報および調査票（生活習慣）の回答情

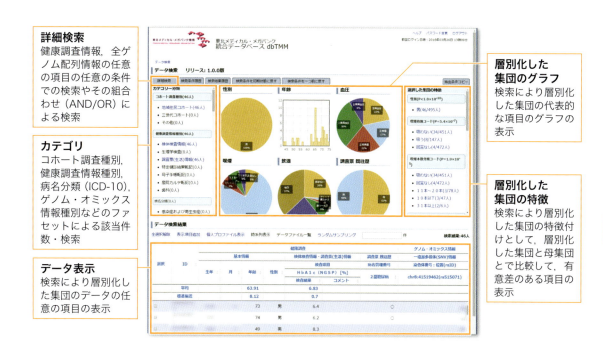

詳細検索
健康調査情報，全ゲノム配列情報の任意の項目の任意の条件での検索やその組合わせ（AND/OR）による検索

カテゴリ
コホート調査種別，健康調査情報種別，病名分類（ICD-10），ゲノム・オミックス情報種別などのファセットによる該当件数・検索

データ表示
検索により層別化した集団のデータの任意の項目の表示

層別化した集団のグラフ
検索により層別化した集団の代表的な項目のグラフの表示

層別化した集団の特徴
検索により層別化した集団の特徴付けとして，層別化した集団と母集団とで比較して，有意差のある項目の表示

図3　統合データベース dbTMM の検索結果画面

報，全ゲノム配列情報，②Infinium OmniExpressExome による SNP アレイ解析対象者 1 万人の血液・尿の検体検査情報および調査票（生活習慣）の回答情報，SNP アレイによるジェノタイプ情報，③Japonica Array v2/v1 などの SNP アレイ解析対象者およそ 2.3 万人の基本属性情報および調査票（生活習慣）の既往歴情報が格納されており，制限付公開されている．

　統合データベース dbTMM は大規模な全ゲノム解析に基づく三千数百万の一塩基バリアントの情報を格納し，8,000 億を超えるエントリー数の文字通りビッグデータのデータベースであり，その能力を有効に活かせるよう高速な検索機能を開発した．最もサイズが大きいのはゲノム情報であり，ゲノム情報を高速に検索するために，データベースの構造を工夫している．また，基本属性情報，調査票情報，全ゲノム情報など多岐にわたった項目に対して，すべての個別の項目で任意の検索を可能とする検索機能を開発した．

　統合データベース dbTMM では，ゲノムの一塩基バリアント情報などの網羅的な解析情報と，調査票に基づく生活習慣，採血に基づく一般検査や医用画像などに由来する従来の健康情報の，両方にわたる検索条件を指定することができる．例えば，特定の染色体の特定の位置で特定の配列をもつ人において，ある生理学検査項目が特定の値以上の人が何人いるか，というような検索も可能になる（**図3**）．

　また，検索後に得られる層別化した集団の属性情報について，母集団との有意差解析を実施して，統計学的に母集団と有意差のみられる属性を検定することで，検索後層別化集団の統計学的自動特徴付けを実現した．

　例えば，母集団が 15 万人で，このうちある条件で層別化した集団が 3,000 人としよう．このとき母集団の喫煙者 / 非喫煙者が 3 万人 /12 万人，層別化した集団の喫煙者 / 非喫煙者が 2,500 人 /500 人として検定をすると，層別化した集団の喫煙者 / 非喫煙者の割合は，母集団と比べて有意に高い．すなわち，層別化した集団は，喫煙者が多い集団であることがわかるだろう．ユーザーは，喫煙の有無についての検索をする，あるいは表示して確認してみなくても，層別化した集団の特徴を確認することができる．

　大規模データを収載したデータベースの検索では，そもそも数千万にものぼるすべての属性情報を表示して確認しながら検索することは不可能である．しかし，この検索後層別化集団の統計学的自動特徴付けの機能により，層別化された集団がどのような特徴のある集

団であるかを確認しながら検索することが可能となる．この機能はゲノム・オミックス情報や健康調査情報，診療情報の大規模データについて，取り扱っているデータの特徴をよく理解する大きな助けとなり，ゲノム医療の研究を進めるうえで，データから得られるヒントとなることが期待される．

現在，母集団と層別化した集団の間での有意差検定を行っているが，これを，ケースとコントロールの集団の間での有意差検定を行えるようにすると，いわばデータベースを検索しながら，ゲノムワイド関連解析を行うことができることになる．

3 収載している情報の標準化

統合データベース dbTMM では，ゲノム・オミックス情報，健康調査情報，診療情報は可能な限り，その標準にしたがって，収載することで標準化している．病名は日本の電子カルテで利用されている，標準病名マスターの病名管理番号を用いている．病名管理番号は，国際的な疾病分類である ICD-10 （International Classification of Diseases 10th Revision）にマップすることができる．検体検査については，日本臨床検査医学会の臨床検査項目分類コードである，JLAC-10 コードを用いている．追跡調査により得られる，より詳細な表現型については，HPO （Human Phenotype Ontology）を利用することを計画している．その他にも，適切な標準があれば ISO の国際標準を用いるなどしている．

4 統合データベース dbTMM のセキュリティ

ゲノム情報と診療情報を1つのデータベースに統合して格納するというのは，非常に先進的な取り組みである一方，ゲノム情報も診療情報も機微な情報であることから，そのセキュリティの担保は重要である．統合データベース dbTMM では，健康調査情報，全ゲノム情報，診療情報，MRI 情報，検体情報などの大規模データを格納するため，セキュリティを担保したデータベースの設計とした．当然のことながら，格納される情報はすべて匿名化されている．また，これらの情

報は，インターネットなどの外部への持ち出しが厳重に管理されたスーパーコンピューター上で管理され，ユーザーは生体認証が必要なセキュリティエリアから，生体認証によりスーパーコンピューターにログインして，利用することができる．すなわち，インターネットからアクセスすることはできない．

そして，統合データベース dbTMM では，セキュリティを担保するため，ゲノム情報と診療情報，健康調査情報はそれぞれ別の ID で管理している．ゲノム情報と検体情報はバイオバンク ID で，健康調査情報は調査情報 ID で，診療情報は臨床情報 ID で管理されている．これらを統合して検索できる権限をもったユーザーは検索結果をビューとして統合して表示，閲覧することができるようになっている（図4）．

5 統合データベース dbTMM 利用例

40歳以上の男性で，HbA1c （NGSP）が6.2以上を示し，8番染色体の41519462 （hg19）の位置にある rs515071 のジェノタイプが G/G の対象者の検索

①詳細検索で，「健康調査情報」の「基本情報」から，「性別」，「年齢」にチェックを入れる．「検体検査情報および調査票（生活）情報」から「検査項目コード」をクリックし，コホート種別の「地域住民コホート特定健診相乗り型」から，データ種別の「検体検査情報」を選択し，「HbA1c （NGSP）」にチェックを入れる（図5A）．
②詳細検索で，「性別」は「男」，「年齢」は「40」以上（>=），「HbA1c （NGSP）」は「6.2」以上（>=）として，確定し，検索する（図5B）．
③検索が完了すると，40歳以上の男性で，HbA1c （NGSP）が6.2以上の対象者が46人で，その対象者のデータがデータ検索結果表示領域に表示される（図6）．各列名の上下矢印をクリックすると，その項目についてソートされる．データ検索結果に項目追加で，「調査票 既往歴」から「ICD10 コード」「病名管理番号」「病名表記」を追加すると，糖尿病の既往歴のある対象者がどの対象者かをみることができる（図7）．

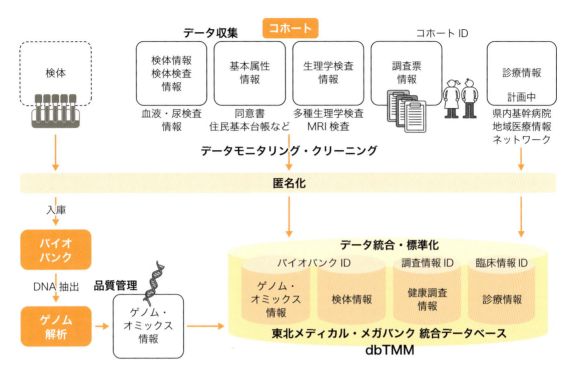

図4 統合データベースdbTMMとID管理

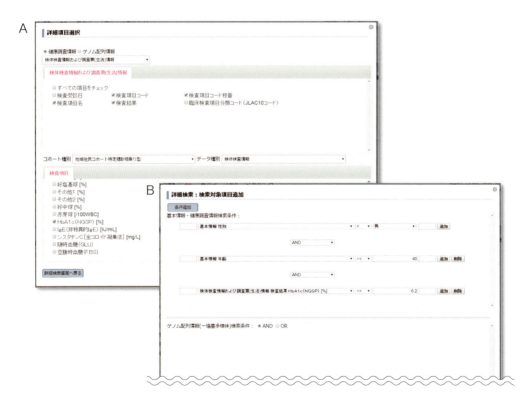

図5 統合データベースdbTMMのHbA1cの検索画面

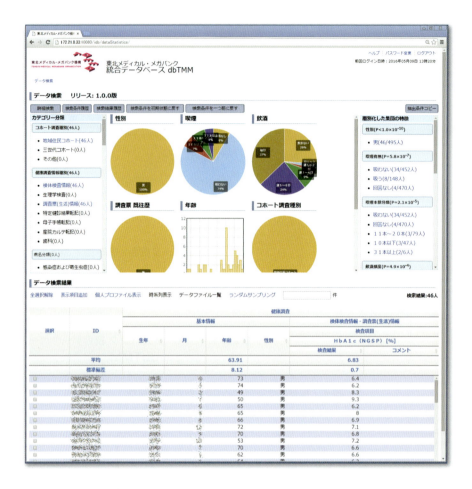

図6　統合データベースdbTMMの性別，年齢，HbA1cの検索結果画面

④この46人の対象者のなかから，2型糖尿病の調査票既往歴をもつ対象者を検索する．詳細検索で，「調査票既往歴」の「ICD10コード」にチェックを入れる．詳細検索で，「ICD10コード」は「E11」を追加して，確定し，検索する（**図8A**）．2型糖尿病の調査票 既往歴をもつ対象者の19人で，その対象者のデータがデータ検索結果表示領域に表示される．病名表記により検索して，2型糖尿病の調査票 既往歴をもつ対象者を検索することもできる（**図8B**）．

⑤1つ前に戻り，46人の対象者のなかから，8番染色体の41519462（hg19）の位置にあるrs515071のジェノタイプがG/Gの対象者を検索する（**図9A**）．検索が完了すると，G/Gのジェノタイプをもつ対象者が34人で，その対象者のデータがデータ検索結果表示領域に表示される（**図9B**）．

6 統合データベースdbTMMのカタログ

統合データベースdbTMMはインターネットからのアクセスはできないが，インターネットからアクセス可能な，各項目の統計情報を閲覧できる統合データベースdbTMMカタログを公開している．「dbTMMカタログ」で検索をして，アクセスしてほしい．性別の構成，年齢の分布，既往歴の構成などを閲覧可能で，東北メディカル・メガバンクの分譲にあたっての参考となる（**図10**）．

7 UK Biobankのデータカタログ

UK Biobankも同様にデータカタログを公開している．一方で，東北メディカル・メガバンクの統合データベー

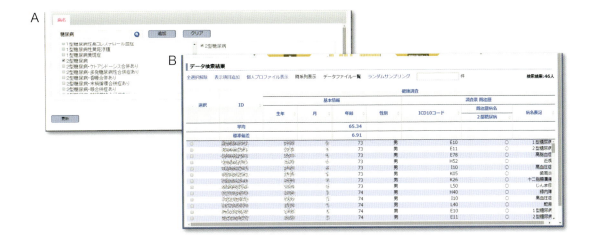

図7　統合データベースdbTMMの検索結果の病名追加画面

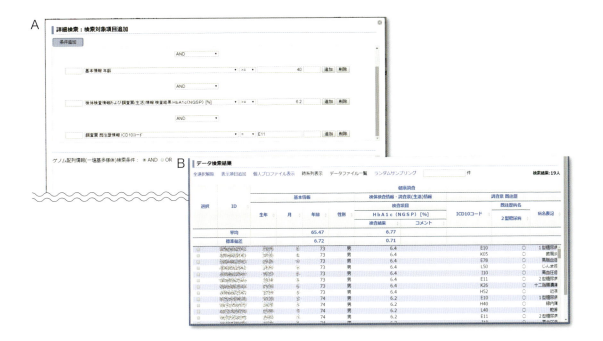

図8　統合データベースdbTMMの2型糖尿病の病名検索追加画面

スdbTMMのようなSNPアレイによるジェノタイプ情報と診療情報を統合するデータベースは構築しておらず，50万にものぼるSNPアレイによるジェノタイプ情報はEGA（European Genome-Phenome Archive）に委託され，ゲノム医療研究に供されている．

8 診療情報，ゲノム・オミックス情報，健康調査情報を統合した精緻な層別化からフェノタイピングへ

統合データベースdbTMMにより，健康調査情報，ゲノム・オミックス情報，診療情報が統合されることで，

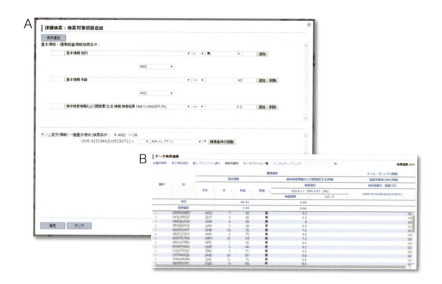

図9　統合データベースdbTMMのrs515071のジェノタイプ検索追加画面

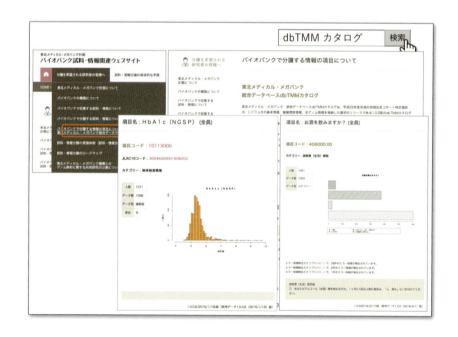

図10　統合データベースdbTMMカタログ

精確な層別化が可能となり，精確に層別化されたデータは研究者に分譲され，データシェアリングされる．

　健康調査情報，ゲノム・オミックス情報，そして診療情報が統合されることで可能になる，もう1つの重要なことはフェノタイピングである．フェノタイピン

グとはゲノム医療研究開発において，病院からの医療情報を利活用して，対象となる疾患やそのサブタイプの分類を行うことである．詳細は**第4章-2**を参照されたい．診療情報による疾患登録に加えて，ゲノム医療研究においては，遺伝要因であるゲノム情報，環境要

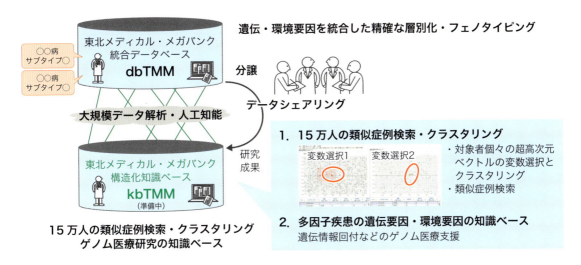

図11　統合データベースdbTMMから構造化知識ベースkbTMMへ

因である健康調査情報（生活習慣・環境・食習慣情報），そして，その中間形質であるオミックス情報を統合した，より細分化された疾患登録，すなわちフェノタイピングが必要となる．特に，多因子疾患のゲノム医療研究においては，診療情報，ゲノム・オミックス情報，健康調査情報を統合したフェノタイピングは非常に重要である．統合データベースdbTMMにて統合されたこれらの情報により，こうした精密なフェノタイピングが可能となる（**図11**）．

9 類似症例検索，クラスタリング

　15万人の健康調査情報，ゲノム・オミックス情報，診療情報を用いて，類似する症例で検索する，またはクラスタリングするということも，この統合データベースdbTMMに収載された大規模データの利用としては非常に重要である．

　このとき，対象者のもつ属性ベクトルは二千数百万を超える超高次元のベクトルとなる．したがって，対象者のもつ属性ベクトルをそのまま用いて，類似症例検索・クラスタリングを行うことは現実的ではない．超高次元の属性ベクトルからそれぞれの研究開発の目的にあわせて変数選択をし，類似症例検索，クラスタリングをする必要がある．統合データベースdbTMMに連携して，大規模データを構造化する知識ベース

kbTMMにおいて，こうした機能の開発を進めている．類似症例検索，クラスタリングにより遺伝要因・環境要因を考慮した，新しい患者のクラスター，疾患概念を発見することが可能となる．ゲノム医療は層別化医療とも呼ばれ，いかに精確に層別化するかは重要な課題である．

10 データシェアリングから ナレッジシェアリングへ

　疾患データベース・バイオバンクにおいて，フェノタイピングがなされたデータのシェアリングにより得られた研究成果，すなわちナレッジをいかに知識ベースに収載し，これをシェアリングしてゆくかは次の大きな課題である．多因子疾患の遺伝要因・環境要因の知識ベースを構築し，遺伝情報回付などのゲノム医療支援を進めてゆく必要がある．すなわち，わが国で行われたゲノム医療研究の成果を知識ベースに蓄積し，ナレッジシェアリングを進めてゆく必要がある．

　日本医療研究開発機構（AMED）において，臨床ゲノム情報統合データベース整備事業が進展している．この事業は，ゲノム情報と疾患特異性や臨床特性などの関連について日本人を対象とした検証を行い，臨床および研究に活用することができる臨床情報と遺伝情報を統合的に扱うデータベースを整備するもので，難

病・がん・感染症・認知症などの疾患分野を対象としており，こうした知識ベースの構築の取り組みがはじまっている．

11 バイオバンク連携と横断検索

ゲノム医療研究を促進するうえで，バイオバンクの生体試料，情報を利活用することはきわめて重要である．しかしながら，バイオバンクにどのような生体試料，情報が保管され，利用できるのか─バイオバンクのアクセシビリティを高めることが求められている．国外では，欧州でBBMRI-ERICがBBMRI-ERIC DIRECTORY[1] を整備し，バイオバンクとサンプルコレクションを一覧して，検索することができるようになっている．

また，AMEDがゲノム医療研究支援情報ポータルサイトを立ち上げ，バイオバンク情報一覧の提供を開始している[2]．

わが国では，バイオバンクのアクセシビリティをさらに高いものとするため，現在，国内のバイオバンクに保管されている試料・情報に関する情報を「見える化」し，ワンストップでバイオバンクを横断的に検索するプロトタイプの研究開発が進んでいる．AMEDのゲノム医療研究支援情報ポータルの，バイオバンク横断検索のWebサイトから，インターネットを経由して各バイオバンクを横断検索するというものである．東北大学東北メディカル・メガバンク機構，バイオバンク・ジャパン（BBJ），NCBN，クリニカルバイオバンク（岡大バイオバンク：OKB）を中心に進められ，技術検討がなされ，ユーザーニーズ調査に基づき，バイオバンク間の共通項目，各バイオバンクを検索するAPI（Application Programming Interface）が策定された．

12 APIによるバイオバンク横断検索

表の通り，疾患名，年齢範囲，性別，試料種別，情報種別などを共通項目として検索対象とする．将来的には，ゲノム配列情報，臨床情報による統合的な検索も視野に入れている．これらを検索可能なAPIを設計しており，プロトタイプシステムの基本設計，研究開発が進んでいる（図12）．

表　バイオバンクの共通項目（横断検索版）

分類	項目
	レコード最終更新日
バイオバンク	バイオバンクID
協力者	協力者ID
	性別
	既往症・併存症コード
	既往症・併存症
試料	病名コード
	病名
	試料種類
	試料採取時年齢
解析情報	解析情報種類
	ベンダー
	プラットフォーム

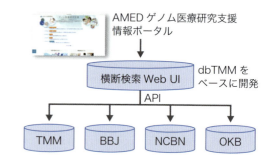

図12　AMEDバイオバンク横断検索

現在，開発を進めているバイオバンク横断検索システムは，プロトタイプシステムの研究開発ということで，今後，性能検証を行い，ユーザーレビューを経て，実用化を進めてゆく予定である．2018年度以降は，①他コホート・バイオバンクへの拡大，②検索対象の共通項目の充実，③横断検索のAPIの高度化に取り組む予定である．検索対象の共通項目の充実では，ゲノム配列情報，試料の品質管理情報，同意情報なども検索可能にする予定である．横断検索のAPIの高度化では，ケース・コントロールを設定した検索，検索支援を可能にする予定である．

今回，AMEDのバイオバンク横断検索で共通項目を策定するにあたり，MIABIS，CCB，BCNet，eagle-i

などとの関連も明確にして進めている．**3**で述べたように病名はICD–10を用い，その他も適切な標準があればISOの国際標準を用いるなどしている．

13 バイオバンク連携による ゲノム医療研究開発の促進

ゲノム医療研究開発を促進するには，バイオバンクの有効な利活用が重要である．第1グループ（がん，難病，稀少疾患など）の疾患については，病院併設型のクリニカルバイオバンクからのケースと，東北メディカル・メガバンクのような前向きコホートのバイオバンクからのコントロールの試料・情報を利用した研究開発が重要である．このためには，計画的にバイオバンク間で連携してゆく必要がある．第2グループ（多因子疾患）の疾患については，遺伝要因と環境要因による疾病発症の研究開発となるので，前向きコホート・バイオバンク間連携が重要となる．国のゲノム医療研究開発の計画に沿って，バイオバンクは計画的に試料・情報を収集し，バイオバンク間で連携して，十分な精度が見込まれる研究開発を計画し，バイオバンクの試料・情報を利用することが求められている．

東北メディカル・メガバンク統合データベースの構築については，東北大学東北メディカル・メガバンク機構バイオバンク事業部統合データベース室の先生方をはじめとする本機構の先生方，岩手医科大学いわて東北メディカル・メガバンク機構の先生方に深く感謝いたします．バイオバンク横断検索システムについては，バイオバンク・ジャパンの井元清哉先生，平田真先生，ナショナルセンター・バイオバンクネットワーク（NCBN）の池田仁子先生，中澤薫子先生，岡大バイオバンクの森田瑞樹先生，冨田秀太先生に深く感謝いたします．特に共通項目の策定など，岡大バイオバンクの森田瑞樹先生にご尽力いただきましたことに深く感謝いたします．これらの研究開発をご支援いただいた日本医療研究開発機構（AMED）に深く感謝いたします．

文献

1）BBMRI–ERIC：BBMRI–ERIC DIRECTORY（https://directory.bbmri-eric.eu/）
2）AMED：ゲノム医療研究支援「バイオバンク情報一覧」http://www.biobank.amed.go.jp/biobank/index.html
3）東北メディカル・メガバンク計画：バイオバンク試料・情報関連ウェブサイト「バイオバンクで分譲する情報の項目について」http://www.dist.megabank.tohoku.ac.jp/about/data/index.html

＜著者プロフィール＞
荻島創一：東京大学工学部計数工学科卒業．東京医科歯科大学大学院医歯学総合研究科生命情報学博士課程修了．博士（医学）．同大学情報医科学センター特任助手，同大学難治疾患研究所ゲノム応用医学研究部門生命情報学分野助教，東北大学東北メディカル・メガバンク機構医療情報ICT部門バイオクリニカル情報学分野講師を経て，現在，同准教授およびバイオバンク事業部統合データベース室長．日本バイオインフォマティクス学会理事，情報計算化学生物学会理事，日本オミックス医療学会幹事，米国医療情報学会会員，日本医療情報学会会員，米国人類遺伝学会会員，GA4GHメンバー，NGS現場の会世話人．専門はトランスレーショナルバイオインフォマティクス，システム生物学，医療情報学．

11. 国外の疾患ゲノムバリエーションデータベース
—ClinVar，COSMIC

三嶋博之

> ゲノム情報の臨床応用の基礎となるデータベースのうち，本稿では国外の2つのデータベースClinVarとCOSMICについて，その特徴，キュレーション体制，利用の留意点を含めて述べる．

はじめに

あらゆるヒトの，あらゆるサンプルから，ゲノム上のあらゆる種類のバリエーション[※1]情報を検出する―このことが技術的にも費用的にも可能になりつつある．疾患の原因究明・予防・治療への応用は，1人の患者から得られる大量のバリエーション情報の1つひとつをどのように解釈するかにかかっている．そのために必要なデータベースは3つの条件を満たさなくてはならない．すなわち，できうる限り広く情報を収載していること，それらに品質の高いキュレーションが施されていること，そしてオープンであることである．この観点から本稿では，国外の2つの大規模疾患ゲノムバリエーションデータベースであるClinVarとCOSMIC（**表1**）について紹介する．

[キーワード＆略語]
遺伝性疾患，がん，キュレーション，ClinVar，COSMIC

OMIM：Online Mendelian Inheritance in Man
RCV：Record ClinVar
SCV：Submission ClinVar

1 2つのデータベースのデータ収集とキュレーションの体制

ClinVar[1) 2)]は遺伝性疾患をはじめとした疾患表現型とゲノムバリエーションとの関係を主眼に置いたデータベースである．一方，COSMIC[3) 4)]はがんにおけるsomaticバリエーションを対象にしている．この2つのデータベースでは情報の収集方法やキュレーション体制に違いがある（数値は2017年8月現在）．

1）ClinVar

ClinVarは臨床検査会社，研究者からの登録や関連データベースからの自動的な登録を情報源としている．登録件数の上位はイルミナ社，GeneDx社，Invitae社といった米国の臨床遺伝子検査サービスが占めている（これらには日本の集団の情報は少ないと考えられる）．ClinVar本体はデータについて最小限のレビューまで

※1 **バリエーション**

バリエーションは集団におけるゲノム配列の多様性．頻度や表現型との関連は問わない．特に表現型の変化をもたらすバリエーションは変異（mutation），集団のおおむね1％以上がもつありふれたバリエーションは多型（polymorphism）と呼ぶ．

Overseas clinical genomic variation databases
Hiroyuki Mishima：Department of Human Genetics, Atomic Bomb Disease Institute, Nagasaki University（長崎大学原爆後障害医療研究所人類遺伝学研究分野）

表1　ClinVar と COSMIC の比較

	ClinVar	COSMIC
プロジェクト開始	2013年（2008年のdbSNP機能拡張を継承）	2004年
運営	米国NCBI-NLM-NIH	英国ウェルカムトラストサンガー研究所
対象	遺伝性疾患を中心とした疾患関連germ-lineおよびsomaticバリエーション*	がん関連somaticバリエーション
情報源	臨床検査会社・研究者・外部データベースからの登録	PhDスタッフによる論文渉猟とレビュー，および外部データベース全ゲノム情報
バリエーションの種類	SNV（1塩基バリエーション），short indel（短い挿入欠失），SV（ゲノム構造バリエーション），CNV（コピー数バリエーション）	左記に加え融合遺伝子
キュレーション	ClinGenプロジェクトの成果をフィードバック	Cancer Gene Censusおよび専門家パネル対象遺伝子
情報更新	毎月	3カ月ごと
ライセンス	フリー	商用のダウンロードのみ有償ライセンスが必要

＊germ-lineおよびsomaticバリエーション：変異のうちgerm-lineバリエーションは生殖細胞系列のゲノム，すなわち受精卵からスタートして配偶子（精子・卵子）を除く個体全細胞で共有されていると考えるゲノムでの集団におけるバリエーション．somaticバリエーションは体細胞の分化増殖の過程において一部の細胞で発生した一個体におけるバリエーション．

を行い，登録者が表明する臨床的意義（pathogenic/benignなど）の妥当性や複数の登録間の内容の不一致についてのキュレーションは行わない．別プロジェクトであるClinGen[5]では，これらに対して，臨床遺伝学コミュニティーによる専門家パネルが対象文献を踏まえた解釈を加える．その結果は，ClinVarにフィードバックされるようになっている．ClinGenはInSiGHT，CFTR2，ENIGMAといった17の専門家グループにより1,297の遺伝子9,044バリエーションをキュレーションしている．ClinVarは，それらを統合して現在5,672遺伝子（複数遺伝子を含むバリアントを含めば27,857遺伝子）を収載し，5段階のレビューステータス（後述）とともにまとめている．

2）COSMIC

一方COSMICは，当初よりマニュアルキュレーションに重きをおいており，正確なバリエーションの臨床的意義やその頻度情報の提供をめざしている．COSMICでのデータ収集では，まずPhDスタッフがPubMed検索で論文を渉猟する．集めた論文の約30％は論文間の不一致など基準を満たさないとされリジェクトされる．現在，25,170文献が採用されている．がんにおいてキーになる遺伝子や融合遺伝子については

専門家パネルによるマニュアルキュレーションが行われている．対象は202遺伝子および292融合遺伝子ペアである．その他の遺伝子（Cancer Genome Census，567遺伝子）や遺伝子外領域については半自動キュレーションの対象である．全ゲノムのバリエーションについては論文に加えTCGA（The Cancer Genome Atlas）やICGC（International Cancer Genome Consortium）の情報も取り込んでいる．その結果，現在COSMICは，1,326,347サンプルの4,835,986コード領域変異を収載している．

2 利用における留意点

キュレーションはデータの信頼性を担保するために欠かすことのできない作業である一方，きわめて人的・時間的・費用的コストを要する作業である．キュレーション済みの情報が充実している遺伝子はどうしても限られたものになってしまう．また，現状では遺伝子内のコーディング領域を中心としたキュレーションが限度であり，全ゲノム領域を対象としたキュレーションの充実は当分難しい．キュレーション情報が不足している遺伝子については，利用者自身によるキュレー

ションのスタート地点としての利用が現実的であろう．どちらのデータベースにおいても，ネガティブデータが論文で無視されがちなことや，既知の変異だけ限ったシークエンシングが行われることで頻度情報にバイアスが入る傾向があることにも留意が必要である．

実践ガイド

ClinVar

疾患に関する大規模ゲノムバリエーションデータベース

検索　ClinVar[6]

このツールでできること

❶ 既知のバリエーションかどうかを調べる
❷ バリエーションの臨床的意義とその根拠を調べる
❸ バリエーションに関連する情報へのリンクを得る

■ このデータベースの特徴

　ClinVarは，米国国立衛生研究所（NIH）傘下である国立医学図書館（NLM）の国立生物工学情報センター（NCBI）によって運営される疾患ゲノムバリエーションデータベースである．germ-lineおよびsomaticバリエーションを対象にしている．ClinVar自体は2013年に公開されたが，その成立は2006年にはじまったHuman Variome Projectでの議論をベースにしており，2008年のdbSNPへの登録ツールの改良と，外部のゲノム領域特異的なプロジェクトからのバリアントの登録が進められたことが基礎になっている．

■ 使い方

　使い方の基本はトップページ検索ボックスからの検索である（図1A）．表現型，遺伝子シンボル，タンパク質名，HGVS形式[※2]，OMIM（Online Mendelian Inheritance in Man）のMIM番号やバリアントID，dbSNP IDなどを使って検索できる．検索結果はさらに画面左のリスト（遺伝子名，臨床的意義，バリエー

ションの種類，レビューステータス），レビューの方法などで絞り込める（図1B）．特定のバリエーションを選択すると，バリエーションリポート画面へと遷移する（図1C）．

　バリエーションリポートでは特定のアレル（SNVやindelないしハプロタイプ）に対する詳細がまとめられた画面で，冒頭にはそれぞれVariation IDと5段階の☆数で示されるレビューステータス（表2）が示される．ここでClinVarが使うIDについて整理したい．まず表現型に対してバリエーションを紐付けた情報として，個別の登録にSCV（Submission ClinVar）番号が付与される．次にそれらを集約してRCV（Record ClinVar）番号が付与される．双方とも9桁の数字＋ピリオド＋リビジョン番号で表現されている．そして逆にRCV番号（バリエーションリポートの"See supporting ClinVar records"からリンク）からスタートして単独の塩基変化（SNV/indelなど）を示すAllele IDと，単独ないし複数（ハプロタイプ）のAllele IDと紐付いたバリエーションリポートがVariation IDとともに生成されるというしくみである．さて，さらに画面を読み進めると，Interpretationでは臨床的意義，登録数，バリアントが報告された条件（病名・症候群名・症状名）が示される．Allele（s）ではAllele ID，バリアントの種類，染色体バンド，GRCh37/38で表記された物理位置，HGVS形式，外部データベースへのリンク，molecular consequence（ミスセンス変異・ナンセンス変異など）が示される．Assertion and evidence detailsでは，表明されている臨床的意義，根拠のまとめ，支持する観察結果の3つのタブで，個別の情報の詳細を示す．

　残念ながらClinGenによるマニュアルキュレーションやレビューステータスがすべてのバリアントで有効に機能しているわけではない．☆☆以上のバリエーションは一部に限られている．元の論文で遺伝学的な根拠がしっかりしていてもOMIMなどからの間接的な登録の場合ClinVarの定める臨床的意義を主張するための

※2　HGVS形式

ヒトゲノムバリエーション学会（HGVS）によるバリエーション表記体系．先頭のg./c./pなどはそれぞれゲノム／コーディングDNA／タンパク質などを示す．詳細は文献7にまとめられている．

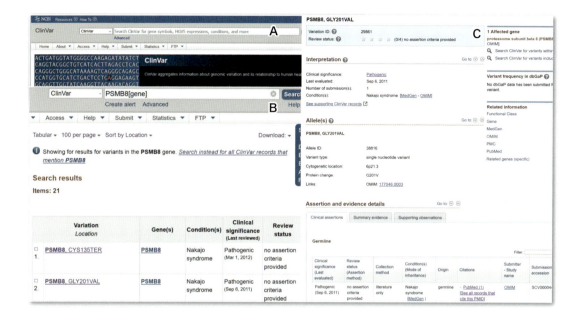

図1　ClinVarの画面
A）ClinVarトップ画面．画面上部に検索ボックス，B）「PSMB8」での検索結果，C）バリエーションリポート画面．

表2　5段階のレビューステータスによるキュレーション状況の表示

☆の数	2017年8月現在の バリアント数	内容
なし	69,803	臨床的意義を主張するための基準（症例情報，遺伝学的情報，文献／集団頻度／コンピューター予測による機能的根拠など）を明示していない．
☆	215,701	基準を満たす単独の登録がある，ないし複数あるが臨床的意義の表明が一致しない．
☆☆	34,404	基準を満たす複数の登録があり，臨床的意義の表明が一致する．
☆☆☆	9,021	ClinGen専門家パネルによる評価がなされている．2017年8月現在で17のパネルによる1,297遺伝子が対象．
☆☆☆☆	23	ClinGenが承認した臨床ガイドラインに収載されている．2017年8月現在で嚢胞性線維症の責任遺伝子である*CFTR*遺伝子のみ．

基準（assertion criteria）をクリアせず星なしのこともある．OMIM自体が重要なキュレーション情報であるので留意が必要である．一方，臨床検査施設からの多くのバリエーションの登録も同様に星なしのことが多い．こういう場合は，自分で行うキュレーション作業が必要となる．

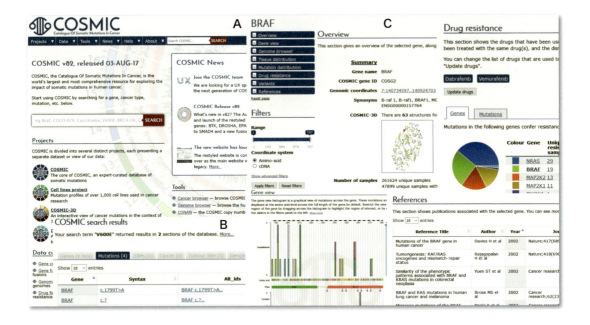

図2　COSMICの画面
A）COSMICトップページ（2017年8月更新予定のベータ版画面），B）「V600E」での検索結果の一部，C）BRAF
の詳細画面（一部）.

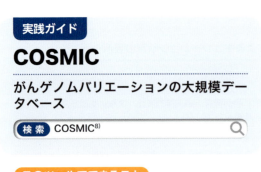

実践ガイド

COSMIC

がんゲノムバリエーションの大規模データベース

検 索　COSMIC[8]

このツールでできること

❶ がんにおけるsomaticバリエーションを調べる

❷ 専門家パネルによるキュレーション結果を得る

■ このデータベースの特徴

COSMIC（Catalogue of Somatic Mutations in Cancer）は，英国ウェルカムトラストサンガー研究所によって2004年より運営されている疾患ゲノムバリエーションデータベースである．がん，あるいは培養細胞系列におけるsomaticバリエーションを収載している．

■ 使い方

トップページ（**図2A**）ではCOSMICを構成する個別のプロジェクトがProject以下にまとめられている．メインとなるCOSMICは，論文／公開情報をもとに専門家によるキュレーションを経た体細胞変異データベースである．Cell Lines Projectは，がん研究で使われる1,000を超える細胞株の変異プロファイル情報をもつ．COSMIC–3Dではタンパク質立体構造とそのうえでのがん変異をインタラクティブに表示できる．Cancer Gene Censusは現在がん発症に関与しているとされる遺伝子のカタログである．Data curationには遺伝子／融合遺伝子／ゲノム／薬剤耐性に関するキュレーション方法の詳細がまとめられている．ToolsにはCOSMICデータを別の角度から利用するためのサービスがリンクされている．Cancer browserでは，生体組織の種類や病理学的な分類から変異情報を得ることができる．Genome browserでは遺伝子単位ではなくゲノム領域を連続的にCOSMICデータとともにブラウズできる．CONAN（COpy Number ANalysis）はCOSMIC収載サンプルでのコピー数バリエーション情報を検索できる．

基本的にトップページの検索ボックスに遺伝子名，サンプル名，がん組織，疾患名，論文筆者名など，さまざまなキーワードを入れ検索することで，COSMIC全体を対象に情報を取得できる．例えば，ここにHGVS形式での変異の表現である「V600E」を入力してSEARCHをクリックしてみる（Googleから直接"COSMIC V600E"で検索することもできる）．すると"Mutations"タブの下に*BRAF*をはじめとするV600Eを情報にもつ遺伝子がリストアップされる（**図2B**）．ここでは*BRAF*をクリックする（必要であれば"Pubmed"など他のタブも選択できる）．続いて，選択した*BRAF*遺伝子に関する情報が縦に長い1つのページとして表示される（下へのスクロールで順次情報を読み込む）．画面左側では情報項目ごとの表示ON/OFFや，表示範囲（デフォルトは遺伝子全域）など結果のフィルタリングが可能である（**図2C**）．なお，ゲノム上の物理位置はGRCh38リファレンスにもとづくことに注意が必要である．Overviewは*BRAF*遺伝子に関するさまざまな情報について外部データベースを含むリンクとして表示する．この下のAttributesにはCOSMICにおける情報の充実度が示される．Cancer Gene Census対象遺伝子であるか，専門家パネルによるキュレーション対象かどうか，マウスモデル解析で支持されているかどうかが表示される．"Hallmark gene"は特に重要な遺伝子（226遺伝子）の機能についてがんの促進／抑制への関与をグラフィカルにまとめたページが用意されていることを示す．Gene viewには遺伝子の機能ドメインや既知の変異位置を示し，画像上に，Genome browserではゲノム上での情報，Tissue Distributionには，がん組織ごとの頻度情報（COSMICのテーマの1つ），Mutation Distributionでは変異の種類，塩基置換の傾向などの統計値をみることができる．Drug resistanceでは，（もしあれば）該当遺伝子をターゲットとする薬剤，同時にターゲットとする他の遺伝子の情報を示す．Variantsは個別の変異／融合遺伝子／コピー数・発現／メチル化情報である．Referenceはレビュー／キュレーションされた文献情報とリンクである．

おわりに

疾患ゲノムバリエーション情報の爆発的増加はさらに続く．ClinVarやCOSMICなど中核となるデータベースに蓄積されるバリエーション情報の重要性は揺るがないが，キュレーション作業がそれに追いつくことは容易ではない．生のバリエーション情報が，専門家グループによる公式なキュレーションがなされた情報になる間には，現実には多くの研究者が私的なキュレーションを行っている．筆者はこうした私的なキュレーション情報を集合知としていく試みが必要と感じている．

文献

1）Landrum M, et al：ClinVar.「The NCBI Handbook, 2nd edition」, National Center for Biotechnology Information, pp385–316, 2013
2）Landrum MJ, et al：Nucleic Acids Res, 44：D862–D868, 2016
3）Forbes SA, et al：Nucleic Acids Res, 43：D805–D811, 2015
4）Forbes SA, et al：Curr Protoc Hum Genet, 91：10.11.1–10.11.37, 2016
5）ClinGen（https://www.clinicalgenome.org/）
6）ClinVar（https://www.ncbi.nlm.nih.gov/clinvar/）
7）Sequence Variant Nomenclature（http://varnomen.hgvs.org/）
8）COSMIC（http://cancer.sanger.ac.uk/cosmic）

＜著者プロフィール＞
三嶋博之：北海道大学歯学部卒業．同大学大学院歯学研究科修了．博士（歯学）．同大学病院顎顔面口腔外科医員，米国アイオワ大学博士研究員，長崎大学COE研究員などを経て2013年より長崎大学原爆後障害医療研究所人類遺伝学研究分野助教（現職）．口唇口蓋裂の臨床から人類遺伝学の門を叩いた．現在は稀少疾患の原因遺伝子探索を中心に，データの解析と理解に必要なことなら節操なく興味をもっている．

12. 国外のバイオバンク
—BioVU, UK Biobank, Generation R, Lifelines

栗山進一

国外には多くのバイオバンクが存在する．患者コホート，住民コホート，出生コホート，家系付コホートなどが発展してきており，BioVU，UK Biobank，Generation R，Lifelines などがその代表的なものである．研究デザインや保有されている試料・情報の種類が異なるとともに，試料・情報の分譲のしかたについても，研究者には全く平等に分譲する場合や，共同研究のみに限るなど異なった考え方をしている．自身の研究目的に応じ，どの研究デザインの試料・情報を利活用するかを明確にし，分譲や共同研究などの条件を考慮に入れて，積極的に利活用していくことが重要である．

はじめに

国外には合計して100を超えるオーダーでバイオバンクが存在する．人を対象として生体試料や情報を収集し，バイオバンクを形成するのであるから，疫学的な研究デザイン[※1]によってその利活用の可能性が異なってくる．初期から開発された研究デザインは患者を対象とした患者コホート[※2]である．続いて病気になる前の環境要因をより正確に捉えるため地域に居住する住民を対象とする住民コホートが開発された．さらに胎児期の環境要因が出生後の健康に大きな影響を与えることから出生コホートが開発され，さらに近年では，「失われた遺伝率」の解明のためには，住民コホートといえども家系情報が必要であることが認識され，

[キーワード＆略語]
バイオバンク，国外，研究デザイン，分譲，BioVU，UK Biobank，Generation R，Lifelines

ALSPAC：A longitudinal study of pregnancy and childhood based on the population of Avon
BioVU：The BioVU DNA biobank
DNBC：Danish National Birth Cohort
MoBa：Norwegian Mother and Child Cohort Study

※1　研究デザイン
人を対象とした研究では倫理的な面と科学的な面から，妥当な研究デザインを選択しなければならない．横断研究，症例対照研究，前向きコホート研究などがあり，それぞれの利点と欠点に応じて使い分ける必要がある．

※2　コホート
もともとは古代ローマの歩兵隊の単位をコホートと呼んだ．100〜200人ほどの歩兵隊が進軍した際，何人が死亡し，何人が生き残ったかを追跡した．現代の疫学研究では，追跡対象となる人々の集団という意味に用いられる．

Biobank worldwide—BioVU, UK Biobank, Generation R, Lifelines
Shinichi Kuriyama：Department of Disaster Public Health, International Research Institute of Disaster Science (IRIDeS), Tohoku University[1] /Department of Molecular Epidemiology, Graduate School of Medicine, Tohoku University[2] /Group of the Birth and Three-Generation Cohort Study, Tohoku Medical Megabank Organization, Tohoku University[3] （東北大学災害科学国際研究所災害公衆衛生学分野[1] / 東北大学医学系研究科環境遺伝医学総合研究センター分子疫学分野[2] / 東北大学東北メディカル・メガバンク機構コホート事業部三世代コホート室[3]）

	開始時期	参加者特性	参加者数	生体試料	情報	バイオバンキング
The BioVU DNA biobank (BioVU)	2004年（成人のサンプル収集開始は2007年，小児のサンプル収集開始は2010年）	すべての年齢	22.5万人	DNA，血漿，血液	電子化された医療記録	バンダービルト大学の研究者およびその共同研究者に限定
UK Biobank	2006年（2010年にリクルート完了）	40〜69歳の男女	約50万人	血液，尿，唾液など	健康調査結果，生活習慣・社会的要因などの環境要因，NHSの記録	国内外の研究目的のすべての研究者に分譲可能（民間企業を含む）
Generation R	2002年（2006年にリクルート完了）	妊婦と胎児およびその父親	妊婦9,778人，新生児9,745人，父親6,347人	妊婦血液（妊娠初期および妊娠中期），父血液，臍帯血，妊婦尿	健康調査結果，生活習慣・社会的要因などの環境要因	共同研究を原則
Lifelines（旧LifeLines）	2006年（2013年にリクルート完了）	6カ月〜93歳の男女	167,729人	血液，尿	健康調査結果，生活習慣・社会的要因などの環境要因，医療に関する電子情報	国内外の研究目的のすべての研究者に分譲可能（民間企業を含む）

NHS：National Health Service.

三世代以上にわたって家系情報も収集する家系付コホートが発達してきた.

　患者コホートとしては，米国のBioVU（The BioVU DNA biobank）[1]，わが国のバイオバンク・ジャパン[2]など多くの患者コホートが存在する．住民コホートとしては，英国のUK Biobank[3]やスウェーデンのLifeGene[4]，中国のChina Kadoorie Biobank[5]などが存在する．出生コホートとしては，デンマークのDNBC（Danish National Birth Cohort）[6]，ノルウェーのMoBa（Norwegian Mother and Child Cohort Study）[7]，オランダのGeneration R[8]などがある．三世代以上の家系付コホートには2種類あり，二世代から時間の経過とともにコホート参加者の子どもを追加リクルートするという方法によって形成された三世代と，研究計画立案の段階から三世代以上が必要であることを認識して計画された三世代である．前者には英国のALSPAC（A longitudinal study of pregnancy and childhood based on the population of Avon）[9]，米国のFramingham Heart Study[10]があり，後者にはオランダのLifelines[11]とわが国の東北メディカル・メガバンク計画・三世代コホート[12]がある.

　本稿では，患者コホートの代表として米国のBioVU[1]，住民コホートとしてUK Biobank[3]，出生コホートとしてGeneration R[8]，家系付コホートとしてLifelines[11]を紹介する（表）.

1 The BioVU DNA biobank (BioVU)

「The BioVU DNA biobank（BioVU）」は，米国の私立バンダービルト大学によって実施されている患者コホートデザインによるバイオバンクである.

- 開始時期：2004年開始．成人のサンプル収集開始は2007年，小児のサンプル収集開始は2010年
- リクルート方法：Vanderbilt University Medical Centerに来院したすべての患者から，opt-out形式でルーチンの医療行為から残余した血液などを収集．病名による選別は行っていない
- 参加者特性：すべての年齢
- 参加者数：2016年秋の段階で，225,000のDNAサンプルを収集済
- 生体試料：DNA，血漿，血液
- 情報：電子化された医療記録

2章 疾患データベースとバイオバンク［プロジェクトの最前線と利用の実践ガイド］

- バイオバンキング：バンダービルト大学の研究者およびその共同研究者に限定されている

以上のように，BioVUはリクルート方法，試料・情報の分譲が関係者に限定されている点などの特徴を有する．1つの病気あたりの患者数が多く，大規模な解析に適するとともに，稀少疾患を対象にできるなどのメリットがある．

② UK Biobank

欧州のみならず世界を代表する住民コホートによるバイオバンクである．慈善団体であるUK Biobank Ltd.によって実施されている．

- 開始時期：1999年のウェルカムトラスト財団のイニシアティブでワークショップが行われ，そのレポートで，①子どもを対象としたコホート（当時の名称：Childhood Cohort），②成人を対象としたコホート（当時の名称：UK Biomedical Population Cohort）の2つを行う必要性のあることが指摘された．このうち，②がUK Biobankにつながったとされる．2006年に開始され2010年にリクルートを完了している．残念ながら，①は実現に至っておらず，2015年には英国の出生コホートであるLife Studyが中止に追い込まれている
- リクルート方法：Invitation Letterを送付
- 参加者特性：40〜69歳の男女．病歴は問わない
- 参加者数：約50万人
- 生体試料：血液，尿，唾液など
- 情報：健康調査結果，生活習慣・社会的要因などの環境要因，NHS（National Health Service）の記録
- バイオバンキング：国内外の研究目的のすべての研究者に分譲可能．民間企業を含む．試料・情報の分譲にあたっては，たとえUK Biobank関係者であっても，申請は他の研究者と全く対等に審査される．共同研究は実施せず，分譲のみである

ゲノム研究で代表的に採用される患者コホートなどによる横断研究デザインあるいは症例対照研究デザインでは，病気になる前の環境要因について十分な評価が困難であるため，ゲノム研究においても，住民を対象とした前向きコホート（本稿でいう住民コホート）デザインであることが必要であることが指摘された．既存コホートを統合することは，「代表性の欠如」や「個々の研究デザインに関連した深刻なバイアスを含む」などの懸念から不可能であるとされ[13]，大規模住民ゲノムコホートの設立が計画された．さらに，遺伝要因，環境要因，遺伝・遺伝相互作用，遺伝・環境相互作用のような多様なリスク要因に対応可能であるためには，その規模は50万人レベルが必要であることが推計された[14]．こうした状況のもと，UK Biobankは必然的に生まれてきたものといえる．ゲノムコホートの主流は現在，大規模な前向きコホートデザインを採用しており，UK Biobank以外にも，中国の50万人規模のChina Kadoorie Biobank[5]などがある．

ただし，患者コホートがその存在価値を失ったかといえばそのようなことは断じてない．症例数をきわめて大規模にできること，医療機関における詳細な表現型を取得可能であること，人類が曝露していない薬剤と遺伝子との関連をダイレクトに検証できることなどの大きなメリットがある．

③ Generation R

「The Generation R Study」は，オランダ・エラスムス大学によって実施されている出生コホートである．Generation RのRは，エラスムス大学が所在するRotterdamのRである．中高年を含めた将来の健康や特定の病気へのかかりやすさは，胎児期や生後早期の環境の影響を強く受けて決定されるという概念であるDOHaD（Developmental Origins of Health and Disease）仮説[15]に基づき，出生コホートを形成している．

- 開始時期：2002年開始．2006年にリクルート完了
- リクルート方法：産科医療機関において，産婦人科医または助産師が受診の妊婦に声掛けをする

- ・参加者特性：妊婦と胎児およびその父親
- ・参加者数：妊婦9,778人，新生児9,745人，父親6,347人
- ・生体試料：妊婦血液（妊娠初期および妊娠中期），父血液，臍帯血，妊婦尿
- ・情報：健康調査結果，生活習慣・社会的要因などの環境要因
- ・バイオバンキング：共同研究を原則としている

　出生コホートは古くから存在するものもあり，デンマークのDNBC[6]およびノルウェーのMoBa[7]では10万人規模の出生コホートを1990年代の後半から実施している．しかしながら，近年の大規模出生コホートは相次いで中止に追い込まれている．米国のNCS（National Children's Study）および英国のLife Studyがいずれもきわめて低い参加率にみまわれた．例えばLife Studyでは，2015年1月にリクルートを開始し，2016年7月までに16,000人の妊婦をリクルートする予定であったが，2015年9月末までに249人しかリクルートできなかった．出生コホートの難しさを象徴する出来事として，Nature誌に記事が掲載されている[16]．

4 Lifelines（旧LifeLines）

　「Lifelines Cohort Study」は，計画段階から家系付前向きコホートをめざした世界初のコホートである．

- ・開始時期：2006年開始．2013年にリクルート完了
- ・リクルート方法：General Practitionerが呼びかける
- ・参加者特性：6カ月〜93歳の男女．病歴は問わない．中年層をまずリクルートし，その親と子どもに参加を呼び掛けてもらう
- ・参加者数：167,729人
- ・生体試料：血液，尿
- ・情報：健康調査結果，生活習慣・社会的要因などの環境要因，医療に関する電子情報
- ・バイオバンキング：国内外の研究目的のすべての研究者に分譲可能．民間企業を含む

　計画段階からではないものの，英国のALSPAC[9]や米国のFramingham Heart Study[10]では，数千〜1万人規模でリクルートしたコホート参加者が子どもを産んだ際にリクルートを行い，三世代以上のコホートを形成しようとしている．家系付コホートの重要性が認識されていることの現れであろう．アイスランドのdeCODEでは，27万人規模で国民の家系情報を活用し，遺伝情報と環境要因との関連を研究して大きな成果を生み出している[17]．

実践ガイド

国外の代表的なバイオバンク

各バイオバンクの特徴

- 検索 BioVU[18]
- 検索 UK Biobank[19]
- 検索 Generation R[20]
- 検索 Lifelines（旧LifeLines）[21]

このツールでできること

1. 生活習慣データの閲覧と利活用
2. ゲノム関連データの閲覧と利活用
3. 疾患関連情報の閲覧と利活用
4. 生活習慣データ，ゲノム関連データ，疾患関連情報の統合データの利活用

■ BioVU

　先に記したとおり，BioVUの試料・情報を利活用できる者は，バンダービルト大学の研究者およびその共同研究者に限定されている．したがって，最初のステップは，共同研究を申し込むことになる．稀少疾患を対象に研究を実施する研究者などには，このバイオバンクの利活用を推奨する．

　参照ホームページ：https://victr.vanderbilt.edu/pub/biovu/?sid＝198

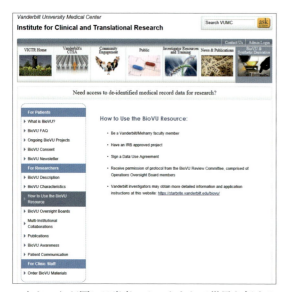

なお，わが国には患者コホートとして世界と伍することのできるオーダーメイド医療の実現プログラム（バイオバンク・ジャパン）があるため，患者コホートの試料・情報の利活用にあたっては，バイオバンク・ジャパンにアクセスする方が賢明かもしれない．

■ UK Biobank

国内外の研究目的のすべての研究者が利活用可能であり，利便性は高い．審査に合格することは比較的難しいが，ぜひトライしてみたいところである．前向きコホート研究で最大規模であり，中年期以降に出現する疾患，がん，循環器疾患，糖尿病，精神神経疾患などを対象に，遺伝・環境相互作用を検討しようとする研究者には，このバイオバンクの利活用を推奨する．

参照ホームページ：http://www.ukbiobank.ac.uk/using-the-resource/

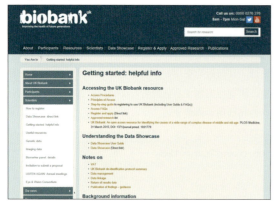

■ Generation R

共同研究が基本である．まずはProf. dr. Vincent Jaddoe（v.jaddoe@erasmusmc.nl）に連絡することを求められている．胎児期から新生児期，小児期に出現する疾患を特に対象とし，胎内からの曝露データやエピゲノムの影響を検討しようとしている研究者には，このバイオバンクの利活用を推奨する．

参照ホームページ：https://www.generationr.nl/researchers/collaboration/

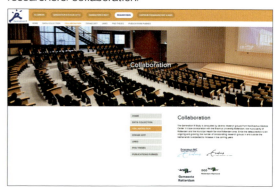

■ Lifelines（旧LifeLines）

国内外の研究目的のすべての研究者に分譲可能である．現在家系付コホートとしては，世界最大である．ぜひ利活用してみたいものである．三世代を活用した遺伝要因と環境要因の影響を検討することや，遺伝・環境相互作用の検討ははじまったばかりである．あらゆる疾患を対象にすることが可能で，その疾患の遺伝・環境相互作用を検討しようとする研究者には，このバイオバンクの利活用を強く推奨する．

参照ホームページ：https://www.lifelines.nl/researcher/biobank-lifelines/application-process

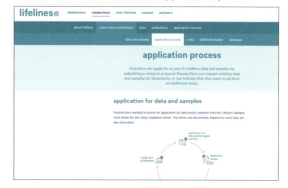

おわりに

　世界中でバイオバンクが花盛りである．歴史的な背景からコホートのデザインが進化してきており，患者コホート，住民コホート，出生コホート，家系付コホートと開発されてきた．この開発の必然性にかんがみると，今後は胎内からの情報に家系情報が加わった「出生三世代コホート」が必要となるだろう．国外にはいまだ存在しないが，国内では東北メディカル・メガバンク計画で世界初の出生三世代コホートが実施されている[12]．現在のところ国内の研究者にのみ分譲されるコホートとなっている．わが国の研究者は，世界のバイオバンクの利活用とともに，自国にあるバイオバンクも大いに活用していきたいものである．

文献

1) Bowton EA, et al：J Pers Med, 5：140-152, 2015
2) Nakamura Y：Clin Adv Hematol Oncol, 5：696-697, 2007
3) Allen N, et al：Health Policy Technol, 1：123-126, 2012
4) Almqvist C, et al：Eur J Epidemiol, 26：67-77, 2011
5) Chen Z, et al：Int J Epidemiol, 40：1652-1666, 2011
6) Andersen AM & Olsen J：Scand J Public Health, 39：115-120, 2011
7) Magnus P, et al：Int J Epidemiol, 45：382-388, 2016
8) Jaddoe VW, et al：Eur J Epidemiol, 21：475-484, 2006
9) Golding J：West Engl Med J, 105：80-82, 1990
10) Long MT & Fox CS：Nat Rev Endocrinol, 12：177-183, 2016
11) Scholtens S, et al：Int J Epidemiol, 44：1172-1180, 2015
12) Kuriyama S, et al：J Epidemiol, 26：493-511, 2016
13) NHGRI Expert Panel. Recommendations for a population-based cohort. 2004
14) Manolio TA, et al：Nat Rev Genet, 7：812-820, 2006
15) Barker DJ：J Intern Med, 261：412-417, 2007
16) Nature (29 October),「Massive UK baby study cancelled」2015
17) Styrkarsdottir U, et al：Nature, 497：517-520, 2013
18) BioVU (https://victr.vanderbilt.edu/pub/biovu/？sid＝198)
19) UK Biobank (http://www.ukbiobank.ac.uk/using-the-resource/)
20) Generation R (https://www.generationr.nl/researchers/collaboration/)
21) Lifelines (旧LifeLines) (https://www.lifelines.nl/researcher/biobank-lifelines/application-process)

＜著者プロフィール＞
栗山進一：1962年，大阪府出身．東北大学理学部物理学科・大阪市立大学医学部医学科卒．大阪市立大学医学部附属病院第3内科医師，民間企業産業医等，東北大学大学院医学系研究科公衆衛生学分野助手，同講師，同助教授，同准教授，東北大学大学院医学系研究科環境遺伝医学総合研究センター分子疫学分野教授を経て，2012年から現職．専門は分子疫学，災害公衆衛生学．

13. バイオバンクにおける試料の品質管理
—東北メディカル・メガバンク計画での取り組み

工藤久智，寺川貴裕，山下理宇

生体試料や情報を収集するバイオバンク事業は，全国的・全世界的に行われている．本稿では試料の品質保持ということに焦点を置き，日本最大のバイオバンクの1つである東北メディカル・メガバンク計画での取り組みについて，通常の操作での品質保持，品質のチェック方法，および品質を維持するためのシステムについて紹介する．

はじめに

生体試料や情報を収集するバイオバンク事業は，全国的・全世界的に行われている．本稿ではバイオバンク事業に求められる品質ということに焦点を置き，日本最大のバイオバンクの1つである東北メディカル・メガバンク計画（TMM）のバイオバンクでの取り組みについて，試料の管理方法，品質のチェック方法，および品質を維持するためのシステムについて紹介する．

1 通常業務における品質保持

バイオバンクの試料に求められる条件とは，①解析に耐えうる質を確保していること，②リクエストがあっ

[キーワード＆略語]
2Dコードチューブ

LIMS：Laboratory Information Management System（リムズ・リムス）
TMM：Tohoku Medical Megabank Project（東北メディカル・メガバンク計画）

たときにすぐにとり出せること，③間違った試料や情報が提供されることがないことである．

1）試料品質

試料の質に影響を与える最大のポイントは，保管までの時間と温度である．われわれのバイオバンクでは，当計画が実施するコホート調査で得られる血液などの試料を収集している．この調査は，市町村が毎年行う特定健診事業の会場，当計画が設置した数カ所の地域支援センターやサテライト，産科医療機関で実施される[1]．これらの会場は，岩手・宮城県内に分散して存在するが，宮城県内の検体はほとんどが当日中，岩手の検体は翌日午前までに仙台の東北大学内にあるバイオバンクに搬送される．搬送中の温度情報は温度ロガーにより自動的に温度情報を記録し，保管される試料に紐付く形で収集されている．

2）自動分注

血液・尿などの生体試料は，血清・血漿・バフィーコート・単核球といった保管する血液成分種に応じた数種類の採血管や尿スピッツ管に入った状態でバイオバンク室にもち込まれる．これらの試料の情報は，バイオバンクに到着した瞬間から，LIMS（リムズ・リム

Quality control in TMM biobank
Hisaaki Kudo/Takahiro Terakawa/Riu Yamashita：Group of Biobank, Tohoku Medical Megabank Organization, Tohoku University（東北大学東北メディカル・メガバンク機構バイオバンク事業部バイオバンク室）

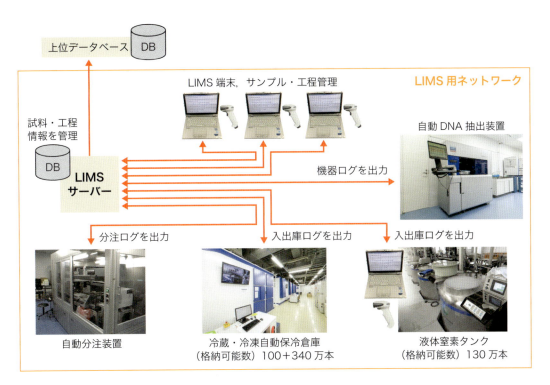

図1　TMMバイオバンクのネットワーク構成およびハードウェア構成の模式図

ス：Laboratory Information Management System)
と呼ばれるコンピューターシステムで管理される．各
生体試料は「受付」→「遠心分離処理（必要に応じ
て）」→「分注」→「保管」という工程を経て長期保存
のための保冷庫に格納される．「分注」工程とは，採血
管やスピッツから耐冷チューブに子分けにする作業で
あり，手作業ではヒューマンエラーが特に発生しやす
い．そこで，われわれは，この分注作業に自動分注装
置（Tecan社）を導入し，可能な限り試料の取り違え
やコンタミを防いでいる．自動分注装置は，生体試料
が入っている採血管・スピッツに貼付されたバーコー
ド化されたラベル番号を自動的に読みとり，底面に固
有の番号が二次元バーコードで刻まれた耐冷チューブ
（2Dコードチューブ）に分注し，分注作業を終えると，
この親となる採血管・スピッツ管とそれらの子サンプ
ルとなる2Dコードチューブ対応付け情報をテキスト
ファイルで出力し，LIMSサーバーへと転送する（**図
1**）．また，自動分注装置を用いた生体試料の管理以外
にも，これらの生体試料が到着した日時，遠心分離の
開始日時，分注の開始日時，分注済生体試料の冷凍庫

への保管・出庫記録といった各工程の情報は，その都
度LIMSにログとして記録される．特に手作業向けの
工程管理では，各試料について，正しいステップを踏
んで生体試料を扱わないとエラー表示が画面にあらわ
れ，正しい操作を行わない限り次のステップに進めな
いように設計・運用している．具体的には，血液から
の単核球分離作業などの，業務担当者の手作業で行う
工程管理にもLIMSを使い，試料の取り違えの防止に
役立っている．

3）一括管理

　試料の一括管理の必要性をかんがみ，分注された生
体試料の保管は前述の2Dコードチューブを用いてい
る．このチューブの底面にある二次元コード（2Dコー
ド）はレーザーエッジングによって底面に刻まれてお
り，ラベルのように凍結時に剥がれる心配がない．採
血管などから分注された各種生体試料の保管至適温度
は，4℃（DNA），－80℃（血清，血漿，バフィーコー
ト，尿，母乳），－180℃（単核球，細胞）と生体試
料の種類によって温度帯が異なっており，保管温度帯
が4℃と－80℃の生体試料はBrooks社の自動保冷庫

を入庫して保管している．生体試料が分注された2Dコードチューブをトレイにセットし入出口に入れると，低温環境で稼働可能なロボットにより，自動的に保冷庫内で高密度トレイ上に再配置され長期保管される．保冷庫のコンピューターの情報は，LIMSとネットワーク越しにやりとりされるため，チューブの所在情報はLIMSで一元管理される（**図1**）．研究などで生体試料が必要となる際には，個人ごとの匿名化IDをLIMSに入力すると，それに対応するチューブ番号を検索・出力可能である．出庫する際には，検索した必要なチューブ番号を，LIMSから保冷庫システムに入力することで，正しい試料が2Dコードチューブの専用ラックに再配置されて出てくる．

　以上のように，当バイオバンクでは，ほとんどのすべての工程および情報をLIMSで一元管理することで，試料品質・入出庫の正確性・取り違えの防止をめざして格段の配慮を払っている．しかしながら，本当に取り違えがないのかについての確認の方法とその結果については次項**2**で述べる．

2 品質の確認

1）試料の同一性確認テスト

　生体試料を保管する一方で，取り違えなどのエラーを把握することも重要である．前述のように，品質管理には非常に気を遣っているが，例えば，稀に機器トラブルなどにより自動分注装置のログが取得できないことがあり，その場合は分注試料の登録などを手作業で行うことになる．その際にはLIMSに用意してあるサンプルの自由記載欄に「使用時にチェックを行うこと」などの記録・コメントを残し，実際のDNA精製時には該当サンプルの自由記載欄の内容を参考にし，試料の同一性確認テストを行っている．

　TMMバイオバンクでは簡易な同一性確認テストとして，男女の性別情報に加えて血液型情報を利用している．日本人のABO血液型頻度比はおおよそA：B：O：ABが4：2：3：1となっており，民族のほぼ100％が同一の血液型となるような他民族と比較して，血液型情報を検体管理に用いることの有用性はきわめて高い．TMMのコホート調査では，本人申告による情報となるが当人のABO血液型についてコホートの質

問票に記載してもらう一方，生体試料の残余赤血球を用いて簡易型のABO血液型検査（オモテ検査）を実施し，その結果についてもLIMS上に日々記録している．実際に行われている簡易な同一性確認テストのうち性別の確認については，バフィーコートから精製されたDNAと*SRY*遺伝子特異的なPCRプライマーを用いたPCR[2]を行い，質問票の回答と比較している．ABO血液型についてはTaqManプローブ法によるPCR[3]を行い，性別のときと同様に質問票の回答と比較を行う．性別とABO血液型の各PCRの判定結果を合わせて用いることによって，判別能を高くして簡易的ではあるが日常の同一性確認テストを行っている．

2）同一性不一致の調査・見直し

　10,000人規模のSNPアレイを用いた解析を行った結果，性別の不一致例が約0.3％確認された（**表**）．この不一致率は海外の病院型バイオバンク（主に医療従事者によって運営されるバイオバンク）の不一致率（0.26％[4]，0.33％[5]）と比較しても遜色ない数値であった．さらに，該当のDNAについてLIMS上に残された記録から，採血管をバイオバンク室で受領した日時（タイムスタンプ），バフィーコートとして分注・保管した日時，バフィーコートからのDNA精製および濃度測定・希釈作業などのトレーサビリティー情報（処理日時など）を検索・収集し，どのステップが不一致の原因となったかを推定することが可能であった．TMMバイオバンクではDNA用のバフィーコート保存に際して2本の2Dコードチューブに分けて分注・保存している．通常であれば片方からDNA精製を行い各種アプリケーションに用いている．残りのもう片方は使い切った後の予備として長期保管をしている．もしDNA試料の同一性などに問題が生じた場合は，この予備として残しておいたバフィーコートを保管庫からとり出し，疑義が生じたDNA試料との比較検討に用いている．このようなステップを踏んで不一致が確認された試料はすみやかにLIMS登録内容を修正し，平行して不一致を生じさせてしまった工程については見直しを行い，再度同じ間違いが起こらないように検討・改善を行った．この一連の過程については，次項**3**で説明するISO 9001の導入の契機となった．

3）品質基準の外部評価

　TMMバイオバンクは，バイオバンクとしての品質

表　岩手県および宮城県由来のDNAと調査票情報との性別不一致率

地域	岩手県			宮城県			二県の合計
	比較対象数[*2]	不一致数	不一致率	比較対象数[*2]	不一致数	不一致率	不一致率
質問票とSNPアレイ[*1]結果との比較（修正前）	N = 4,671	14	0.30%	N = 4,872	13	0.27%	0.28%
質問票とSNPアレイ[*1]結果との比較（修正後）	N = 4,671	4	0.09%	N = 4,872	1	0.02%	0.05%

＊1：DNAの性別情報はSNPアレイ解析の結果を用いた．
＊2：SNPアレイの解析は岩手・宮城由来のDNA各5,000ずつ行ったが，比較対象は質問票の回答があったもののみとした．

基準に対する外部評価として，ルクセンブルクのバイオバンク（IBBL）が主催するProficiency Testing Program[6]に毎年参加している．このProficiency Testing Programは国際的なバイオバンク団体ISBER（International Society for Biological and Environmental Repositories）が支持するバイオバンク業務の技能評価試験であり，昨年度は20カ国以上60を越えるバイオバンクなどの施設が参加した．10以上の技能評価試験があるが，われわれが参加したものは，DNA濃度測定（IBBLから送付されたDNAの濃度測定を行ってその結果を報告し，他施設の結果と比較・評価される），単核球分離（ラボ内ボランティアから採血した血液から単核球を分離して，それをドライアイス詰めの凍結状態でルクセンブルクに送付し，細胞の収量や生存率を評価される）の2つであり，いずれも当バイオバンクの通常業務に関する内容である．こういったプログラムに積極的に参加することにより，日々の業務（ルーチンワーク）が一定の水準で行われることを担保できるように運営している．

3 バイオバンクとISO規格

ISOとは，1947年から活動している国際標準化機構（International Organization for Standardization）の略で，スイスのジュネーブに本部がある民間の国際的な機関である．ISO 9001はQMS（品質マネジメントシステム）に関する国際規格であり，一貫した製品・サービスを提供し，顧客満足を向上させることを目的としている．業種・業態を問わず，あらゆる組織が利用し，認証を取得することが可能である．これは最も普及しているマネジメントシステム規格であり，全世界で170カ国以上，100万以上の組織が認証取得している．ISO 9001は一貫した製品・サービスの提供と顧客満足の向上を実現するための品質マネジメントシステム要求事項を定めている．

一方ISO 27001は，組織が保有する情報にかかわるさまざまなリスクを適切に管理し，組織の価値向上をもたらすISMS（情報セキュリティマネジメントシステム）の国際規格である．情報の機密性（C：Confidentiality）・完全性（I：Integrity）・可用性（A：Availability）の3つをバランスよくマネジメントすることによって組織が保有する情報資産を有効に活用することを可能としている．ISO認証を取得しているバイオバンクでは，世界有数のバイオバンクである英国のUK Biobankが筆頭としてあげられる．こちらではISO 9001とISO 27001双方のISO認証を取得しており，毎年更新されている．当バイオバンクでも同様に，2015年6月にはISO 9001認証を，2016年3月にはバイオバンクとしては日本初となるISO 27001認証を取得し維持している．

われわれは，これら2つのISO認証取得準備開始から取得後の現在まで，委員会を設置し活動を継続している．委員会では認証維持事務に加え，現場で発生している問題の早期発見と対応ができるようなしくみを設定・運用している．その例として，定期的な各作業部署のミーティング議事録確認がある．それぞれの部署で発生している問題を委員会の場で検証することで，より適切な対処が可能となっている．さらに品質の維持と向上を図る委員会活動の例に不適合対応がある．不適合とはISO用語の1つで，要求事項（顧客の要求，組織の規程，規格，法規制）を満たしていない事象のことであり，例えば，業務に関連して受けた苦情，発

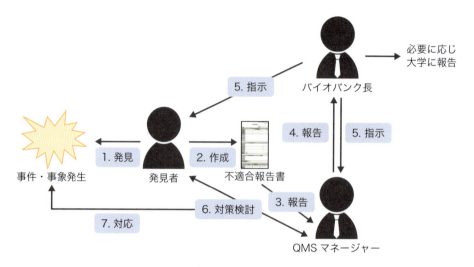

図2　不適合報告書流れ
QMS：品質マネジメントシステム.

生した誤差，瑕疵，紛失，破損，汚損，納期遅れ，動作不良といったものを指す．われわれの組織では，不適合事象が発生した場合，関係した従業者からその経緯を示した不適合報告書が迅速に提出される．この報告書は，事象の発生，途中経過，最終処置，組織のトップからの指示が順に追記されていく形式となっており，これによって不適合の発生状況とその後の処置について確認できるしくみとなっている**（図2）**．この報告書を定期的に委員会で確認し，発生した不適合の内容とそれに対してとった処置についてスタッフ間の意思の疎通を確実にすることにより同様な不適合の再発の防止を図っている．

さらに委員会では，それぞれ年度ごとの組織目標を定めており，所属する従業者各自はその達成をめざして日々の業務に従事している．年度末には目標の達成度合や年間に発生した不適合を委員会で確認し，これらを踏まえて次年度の新たな目標が決定される．このようにPDCA（Plan-Do-Check-Act）サイクルを毎年更新していくことによって，組織全体としての力量が年々スパイラルアップされていくことをめざしている．われわれはこれらのマネジメントシステムを継続して運用し，取り扱う試料の品質とセキュリティの向上に日々務めることで，より高品質な試料・情報の分譲を実現し，多くの研究者に安心して利活用いただけるよう努力している．

現在ISOでは，ISO/TC276/WG2 Biobanks and bioresourcesというワーキンググループ（WG）が設置され，バイオバンクのマネジメントシステム制定が着々と進められており，われわれもこのWGに参加している．今後，各国間での調整を経て国際的にコンセンサスが得られたものが近い将来リリースされる予定である．

まとめ

バイオバンクは，他の企業・研究者に使っていただくことを前提に試料を収集している．その管理には文字通り「バンク」並のセキュリティと品質管理が求められる．当バイオバンクでもセキュリティを含んだ品質管理は最優先事項であり，ここで管理されている試料は，いつでも必要な研究者に利用していただくために出番を待っている．

文献

1）Kuriyama S, et al：J Epidemiol, 26：493-511, 2016
2）中堀　豊：実験医学, 15：839-841, 1997
3）尾形早映子, 他：日本法科学技術学会誌, 12：167-176, 2007
4）Roden DM, et al：Clin Pharmacol Ther, 84：362-369, 2008
5）Kerr SM, et al：BMC Med Genet, 14：38, 2013
6）IBBL（http://www.ibbl.lu/ibbl-bioservices/biospecimen-proficiency-testing/）

<著者プロフィール>

工藤久智：バイオバンク生命科学分野助教．東京工業大学生命理工学部卒業（1997年），同大学院修了（理学博士），関西医科大学研究員，ヘルシンキ大学 Postdoctoral fellow を経て，2012年10月より現職．専門は，発生生物学，分子生物学．

寺川貴裕：バイオバンク生命科学分野助教．学習院大学理学部卒業（1996年），東京大学大学院修了（農学博士），医薬分子設計研究所研究員，国立国際医療センター研究所流動研究員，ヒューマンサイエンス振興財団博士研究員，バイオテクノロジー企業を経て，2014年1月から現職．専門は生化学，分析化学．

山下理宇：バイオバンク生命科学分野准教授．医学系研究科准教授（バイオバンク生命科学分野），情報科学研究科准教授（バイオメディカル情報解析分野）．東邦大学理学部生物学科卒業（1997年），奈良先端科学技術大学院大学バイオサイエンス研究科（バイオサイエンス博士），東京大学情報理工学研究科科学技術振興特任研究員，東京大学医科学研究所ヒトゲノム解析センター研究拠点形成特任助教，東京大学医科学研究所フロンティア研究拠点特任助教を経て2012年4月より現職．専門は，分子生物学，バイオインフォマティクス．

14. コホート研究における ゲノム・オミックス解析

木下賢吾

本稿では，家系情報の有効性を活用し，最も成功したコホート研究の例であるアイスランドのdeCODE研究や，前向きコホートで現在大きな成功を収めつつあるUK Biobankの例を見ながら，コホート研究におけるゲノム・オミックス解析の戦略の現状と課題を概観する．また，東日本大震災からの創造的復興をめざして開始されたコホートである東北メディカル・メガバンク計画における解析の成果としてのデータ公開の現状の紹介も行い，日本における未来型医療の実現の課題として日本人の集団でのエビデンス蓄積の必要性について述べる．

はじめに

　ゲノムは生命の設計図に例えられるように，ヒトを含めた生物の個体の個性を理解するうえで欠かせない情報である．特に，ヒトにおいては，一部の疾患のリスク評価を行うことが可能となるため，個別化予防・個別化医療といった未来型医療の実現に向けてゲノム解析の重要性が高まっている．一方，「失われた遺伝率」[1] という言葉に代表されるように，遺伝情報が疾患を含めた表現型に及ぼす影響が限定的であることも明らかになってきている．そのため，ゲノム情報に基づいた未来型医療の実現のためには，遺伝情報の収集と並行して，詳細な環境要因を長期間にわたり収集し，環境要因と遺伝要因の相互作用を明らかにする必要がある．このような背景を受けて，世界各地でゲノムコホート研究が行われるようになっている．

　コホート研究は，すでに他稿でも述べられているように，古くは比較的参加者を集めやすい疾患コホートバンクを中心に設立されてきた．しかし，疾患となった後からの環境要因の収集では疾患発症の原因解明には限界があり，しだいに前向きコホート研究が行われるようになってきている．前向きコホート研究では，原理的には対象疾患を限定せず，コホート参加者のなかから発症した参加者の情報を解析し，疾患の発症原因究明を試みる．この際，統計的に意味のある結果を

[キーワード＆略語]

ゲノム・オミックス解析，ゲノムコホート，家系情報

GWAS：genome-wide association study （ゲノムワイド関連解析）
HLA：Human Leukocyte Antigen （ヒト白血球型抗原）
SNP：single nucleotide polymorphism （一塩基多型）

Genome-Omics Analyses in Cohort Studies
Kengo Kinoshita : Graduate School of Information Sciences, Tohoku University[1] /Center for Genome Platform Projects, Tohoku Medical Megabank Organization, Tohoku University[2] /Institute of Development, Aging and Cancer, Tohoku University[3]（東北大学情報科学研究科[1] / 東北大学東北メディカル・メガバンク機構ゲノムプラットフォーム連携センター[2] / 東北大学加齢医学研究所[3]）

得るためには，十分な数の疾患ケースのデータの蓄積が必須であり，UK Biobank（英国，50万人規模）やPrecision Medicine Initiative（米国，100万人規模），LifeGene（スウェーデン，50万人規模）などの比較的新しい前向きコホートの例からも明らかなように，規模を大きくする必要があり，収集の困難さが増している．これに対して，純粋な前向きコホートに比べると効率的に遺伝情報を蓄積することができる，家系情報付きの前向きコホートが徐々に構築されるようになってきた．

1 ゲノムコホートの大規模化と家系情報の有効性

1）ゲノムコホートの大規模化

コホート参加者のゲノム情報を解析し，環境遺伝子相互作用を明らかにするゲノムコホート研究では，特に前向きコホートにおいて，規模が大きくなりつつある．これは，ゲノム情報と環境要因の関連解析に，ゲノムワイド関連解析（GWAS）を用いることの1つの弊害である．GWASは，多くの疾患に関して遺伝的リスク要因を明らかにする強力な手段である[2]が，一方で，ゲノムワイドに多数のマーカーでの統計解析のため，多重検定の補正後に十分な統計的有意性を確保することが困難である場合がある．

例えば，Shunkertら[3]は，大規模なメタ解析により，冠動脈性心疾患において13の疾患感受性バリアントを明らかにしているが，その結果を得る過程で，サンプルサイズに関する詳細な検討を行っている．その結果によると，本疾患では，それぞれ1,000のケース（疾患群）とコントロール（健常者群）のサンプルサイズでは，最終的に見つかったバリアントのほとんどは有意な統計的な差を見出せず，規模を10倍（1万のケースとコントロール）で一部のバリアントが他より高い有意性を示すようになり，最終的に22,000人のケースと65,000人のコントロールに達する規模が必要であった．これらの例は，多くのGWAS研究の成果の一例に過ぎないが，一般的に，一部の効果サイズの大きなバリアントを除けば，十分な統計的有意性の獲得のためには，大規模なサンプルサイズが必要である．その結果，ゲノムコホートがしだいに大規模化してお

り，BMIに対するGWASでは，じつに38万人規模のサンプル情報を利用したケースもあった[4]．

2）コストの問題

ゲノムコホート規模の拡大は，コホート構築・維持および解析のコストの増大に直結する．ゲノム解析にもさまざまな手法が存在するが，一番網羅的で同時に一番コストが必要なのが全ゲノム解析である．ゲノム解析の費用は，次世代シークエンサーのコストが急激な勢いで年々下がるに伴って，下がってきてはいるが，SNPアレイ解析に比べるとまだまだ割高な状況はしばらく続くと思われる．

一方，SNPアレイ解析では，解析するバリアントマーカーを多くすればするほど，コストが上がるため，UK Biobankの例でみられるように，一定数の全ゲノム解析を先行して行い，コホート参加者のバリアントとハプロタイプのバリエーションをある程度明らかにした後に，そのバリエーションに最適化したSNPアレイを開発する戦略が有効であると考えられる[5][6]．UK Biobankでは，アフィメトリックス社のアレイプラットフォームを利用して，約35万個の高頻度バリアントに対するプローブおよび，約28万個のコホート集団特異的な低頻度バリアントに対するタグプローブに加えて，インピュテーションが困難なHLA領域やいくつかの特定の疾患を研究するためのバリアントに対するプローブを設計している．SNPアレイでは，プローブの数を増やすことは解析コストの増加を意味するため，限られたプローブのなかで，効率的に研究を進めるためのプローブセットのデザインは，コホート研究におけるゲノム解析戦略のうえで重要な意味をもつ．各コホートにおける，アレイのデザインに関しては別の稿で改めて述べる．

3）家系情報の有効性

同様の戦略は，UK BiobankだけでなくアイスランドのdeCODE社が行っているコホートでも採用されている．deCODE社では，アイスランドの特殊性を利用し，家系付き27万人のゲノムコホートを1998年から展開しており，最も成功しているバイオバンクの1つだと考えられている．deCODE社では家系情報を最大限活用することで，遺伝情報が欠けている個人の情報を推定（familial imputation）し補うことで，大規模な関連解析をいくつも成功させている．例えば，骨粗

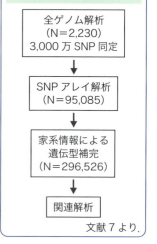

東北メディカル・メガバンク計画でのゲノム・オミックス解析の特徴
地域住民コホートを基盤とした全ゲノム解読とそれに基づくエスニックアレイ作出，同アレイを用いた全ゲノム解析に三世代コホートを用いた家系解析を組合わせて，疾患原因遺伝子の特定と検証をめざす先進モデルである

2種類のコホートを構築
・地域住民コホート（バイアスの少ない集団）
・三世代コホート（家系情報を活用できる集団）

地域住民コホート
数千人の全ゲノム解析およびオミックス解析
遺伝要因と環境要因のデータ収集
2,000万SNP同定

日本人ゲノムリファレンスパネル
日本人集団のゲノム・オミックスの分布の解明
疾患NGS解析のフィルターにも活用

ジャポニカアレイ構築
日本人集団のゲノム分布に最適化したSNPアレイ
多くのコホートへの適用して大規模データを得る
インピュテーションにより全ゲノム情報の補完
N=150,000をめざして解析中

三世代コホート
家系情報の活用し疾患関連遺伝子の絞り込み
*de novo*変異の解析

アソシエーション解析
日本人集団での遺伝子–環境相互作用の解明

未来型医療の実現へ

アイスランド deCODE社

deCODE社の特徴
全ゲノム解読とそれに基づくアレイ解析に広範な家系図を用いた解析を組合わせて，次々と疾患原因遺伝子を特定している先進モデルであるが，企業が実施している点での限界もある

全ゲノム解析
（N=2,230）
3,000万SNP同定
↓
SNPアレイ解析
（N=95,085）
↓
家系情報による
遺伝型補完
（N=296,526）
↓
関連解析

文献7より．

図1　東北メディカル・メガバンク計画におけるゲノム・オミックス解析の流れ

鬆症につながる骨密度の低下に関する研究[7]では，2,230人の全ゲノム解析と95,085人のSNPアレイによる遺伝子型決定に加えて，家系情報を利用することで，遺伝的な近縁者でアレイ解析を行っていない人の遺伝型を推定し関連解析の対象者を296,526人にまで拡大した．その結果，新しい関連遺伝子*LGR4*のなかに骨密度低下と強く相関する低頻度非同義バリアント（0.174％）を見出している．GWASの弊害の1つである，サンプルサイズの増大に対する家系情報の有効性を示す好例であろう．

別の稿で述べられているように東北メディカル・メガバンク計画で進められているコホート研究[8]では，これら先例に習いつつ出生三世代コホートという挑戦的なコホート構築を含む，新しいゲノム・オミックス解析研究を展開している（**図1**）．

2 詳細環境情報の収集としてのマルチオミックス解析

ここまでコホート研究におけるゲノム解析を中心に見てきたが，コホート研究において最も重要な点は，環境要因を長期間にわたり精度高く収集することである．ゲノムは究極の静的なマーカーであり，健康状態の個人における傾向を決める重要な要因ではあるが，動的な体調の変化としての環境要因の情報としては不十分である．そこで，従来のコホートでは，アンケート情報やカルテ情報および生化学検査の収集を行って対応してきた．これに対して，最近のゲノムコホート研究では，他機関との共同研究なども活用しつつ，従来の情報に加えて，オミックス解析が実施されるようになってきた．

オミックス解析には動的な特徴抽出に優れているという利点がある反面，コホートとの連携においては，まだ課題も存在する．例えば，ゲノム情報は，DNAが

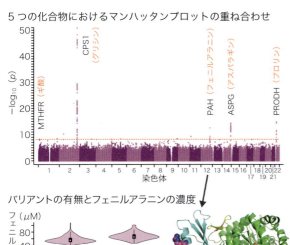

5つの化合物におけるマンハッタンプロットの重ね合わせ

バリアントの有無とフェニルアラニンの濃度

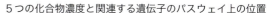
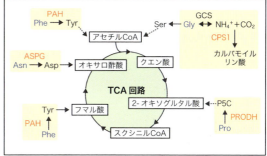

5つの化合物濃度と関連する遺伝子のパスウェイ上の位置

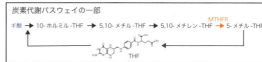

炭素代謝パスウェイの一部

図2　血漿メタボロームとゲノムとの関連解析例

500人規模でも，有意性の高いp値をもつバリアントが見つかっている．見つかったバリアントの多くは，関連する化合物の代謝パスウェイの近傍に位置するが，グリシンやギ酸のように直接代謝する酵素でない場合もある．また，見つかったバリアントの多くは活性ドメインでなく制御ドメインに位置する．これは，活性ドメインにあるバリアントでは影響が大きすぎて疾患を引き起こす可能性があるため，健常者集団では，ほとんど観察されないためであると考えられる．

問題なく抽出できれば比較的安定した結果を得ることができるが，オミックス解析では，サンプルの保存状態により結果が変わることが知られている．例えば，血漿中の代謝物であるメタボロームは，サンプルの保存温度，時間で変わることが報告[9]されているように，品質の高いサンプルの取得に注力する必要がある．また，遺伝子の発現量を見るためのトランスクリプトームでは，全血では多くの細胞種が混在するため，そのままでの解析は難しい．そこで，血液サンプルを取得後すみやかに細胞分画して細胞種ごとに解析するか，全血での解析後に細胞組成による補正を行うなど，サンプル取得の際か，あるいはデータ解析の面で工夫を行う必要がある．

ゲノム解析のところでも触れたdeCODE社やUK Biobankにおいても血漿内の代謝物を測定するメタボローム解析を行っているが，ここでは，オランダのLifelines-deepの例を簡単に紹介する[10]．オランダのLifelinesコホートでは，慢性疾患や加齢に関する研究を中心課題に据えて16.7万人の参加者のコホートを形成し，30年の追跡が予定されている．Lifelines-deepは，Lifelinesコホートのサブコホートとしてデザインされ，1,500人を対象として詳細なオミックス解析が計画された．具体的には，全ゲノムデータに加え，メチル化データ，遺伝子発現量データ，血漿と呼気のメタボロームデータおよび腸内細菌叢解析を実施しており，2016年頃から続々と成果を出しつつある．例えば，1,135人を対象とした腸内細菌叢の高深度ゲノム解析による解析により，コホートならではの環境因子と細菌叢の組成の関連解析[11]や，3,841人を対象としたメチル化解析と発現量情報を活用し，ゲノムワイドな発現量制御とメチル化の関係を解析[12]するなど，科学的にも質の高い成果が出はじめており，ゲノムコホート研究へのオミックス解析の効果が期待される．

東北メディカル・メガバンク計画でもゲノム解析に加えてオミックス解析も展開している．具体的には，核磁気共鳴装置（NMR）と質量分析装置を用いた数千人規模の血漿のメタボローム解析[13]と全ゲノム100人を超える全ゲノムメチル化解析[14]を実施している．そ

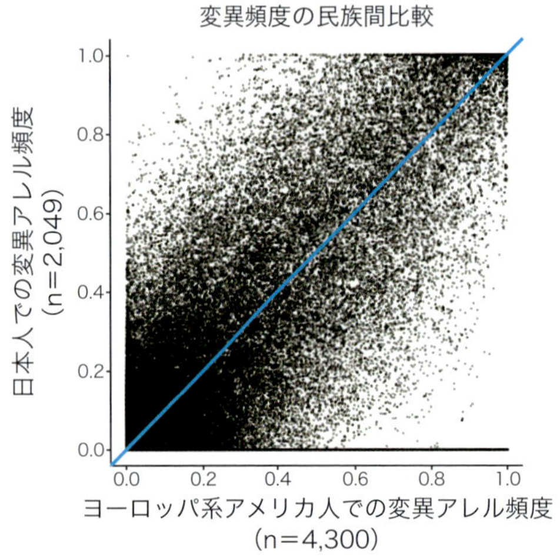
変異頻度の民族間比較
1.0
0.8
0.6
0.4
0.2
0.0
0.0
0.2
0.4
0.6
0.8
1.0
日本人での変異アレル頻度
(n=2,049)
ヨーロッパ系アメリカ人での変異アレル頻度
(n=4,300)

集団差が見られる例

rs 番号	変異アレル頻度		遺伝子名
	横軸	縦軸	
rs1426654	0.00489	0.997	SLC24A5
rs1229984	0.953	0.242	ADH1B
rs40305	0.762	0.0214	MYLK

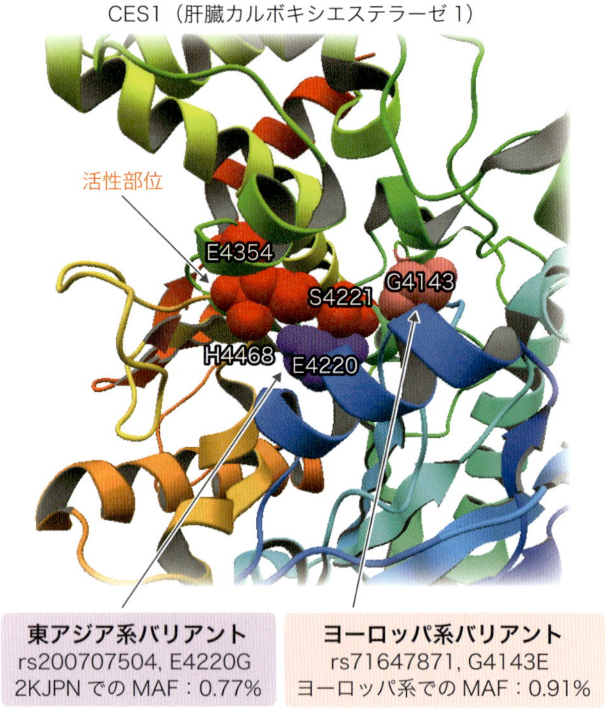
CES1（肝臓カルボキシエステラーゼ 1）
活性部位
E4354
S4221
G4143
H4468
E4220
東アジア系バリアント
rs200707504, E4220G
2KJPN での MAF：0.77%
ヨーロッパ系バリアント
rs71647871, G4143E
ヨーロッパ系での MAF：0.91%

図3　バリアント観察頻度の日本人集団とヨーロッパ系アメリカ人集団での比較
ヨーロッパ系アメリカ人の変異頻度はESP6500[15]でのエクソーム解析の結果を利用している．集団差がみられる例として，SLC24A5は肌の色に関係[16]し，ADH1Bアルコール代謝に関係[17]している．CES1（PDB：1mx9[18]）は，抗インフルエンザウイルス活性をもつプロドラッグであるタミフルの代謝にかかわる遺伝子であり，薬剤としての活性に関与していると考えられる．

の結果，メタボローム解析では，血中代謝物濃度に影響を与えるバリアントを5つ同定するとともに，バリアントの頻度と血中代謝物の代謝への影響の大小を検討し，中程度の頻度のバリアントの小さな影響でも，血中代謝物濃度に有意な差を生み出す場合があることを示した（**図2**）．メチル化解析においては，CD4陽性のT細胞と単球細胞を分画し，全ゲノムバイサルファイトシークエンスを実施することで，同一人での細胞間の差や同じ細胞種での個人差をカタログ化することに成功している．メチル化解析は，細胞分画が必要で，解析のコストも高いこともありコホートで実施することは困難も多いが，環境要因の蓄積として重要なマーカーであり，今後の規模拡大により新しい知見が得られることが期待される．

3 日本におけるコホートでのゲノム・オミックス解析の課題と今後の展望

以上簡単に見てきたように，未来型医療の実現にはゲノム・オミックス解析は有効な試みであり，世界各地で大規模なゲノムコホートが形成されつつある．一方で，解決すべき課題も多い．例えば，欧米で大規模なゲノム・オミックス解析を伴ったコホートが形成され，多くの遺伝・環境要因が明らかになりつつあるが，これらの結果が必ずしも日本人でそのまま適応できない点である（**図3**）．これは，国際HapMap計画[19]などの初期のゲノム多様性の研究からも明らかなように，ゲノムの民族的な違いは無視できないものである．特に，機能に大きな影響を与えるといわれる低頻度バリアントにおいて，民族的な多様性は増大することが知られており，日本人での2,049人のゲノム解析[20][21]の結果によれば，約2,800万の日本人で見出された一塩

基バリアントのうち，1,800個を超えるバリアントは新規なバリアントであった．例えば，**図3**の例で示したCES1遺伝子（抗インフルエンザ薬であるタミフルの代謝に関係することが知られている）では，活性部位の近辺に，ヨーロッパ系で特有のバリアントと日本人を含む東アジア系で特有の2つのバリアントが知られており，どちらも機能への影響があることが知られている[22)][23)]が，ヨーロッパ系のバリアントはClinVarにも薬の代謝に関する影響の記載がある（ClinVar: RCV000211163）一方で，2017年6月の時点では，東アジア系特有のバリアントに関する薬の代謝への影響に関する記載はなく，集団によって利用できるアノテーションの質の差が存在することがわかる．なお，東アジア系特有のバリアントの機能解析[22)]は2017年に報告されたものなので，ClinVarへの登録がいずれ行われると思われる．

4 実践ガイドとTMMにおける成果

他の稿で詳しく述べられているように，地域住民コホートと家系情報付きの出生コホートである三世代コホートを組合わせた世界的にもユニークなゲノムコホートである東北メディカル・メガバンク計画が実施されている．東北メディカル・メガバンク計画は，複合バイオバンクとして，生体試料の収集だけでなく，ゲノム・オミックスの基礎的な解析を行ってきた．また，公的なバンクとして，貯めるだけでなく活用されるバンクであること，全国の未来型医療実現の基盤となることをめざして，データシェアを最優先して計画が進められてきた．ここでは，その成果の一部として，3つの公開データベースの紹介を簡単に行う（第2章-1の実践ガイドも参照）．

実践ガイド

東北メディカル・メガバンク計画が提供する情報サービス

TMM公開の3つのデータベース

検索 iJGVD[24)]

検索 iMETHYL[25)]

検索 jMorp[26)]

このツールでできること

❶ 日本人の全ゲノム解析の結果として，変異の頻度を簡便に見ることができる（iJGVD）

❷ 102人分の三層オミックス（ゲノム・メチローム・トランスクリプトーム）データを細胞種ごとに見ることができる（iMETHYL）

❸ 血漿中のメタボローム・プロテオームの化合物ごとの分布を見ることができる（jMorp）

iJGVD（図4）

iJGVDは，東北メディカル・メガバンク計画において解析された全ゲノムデータの公開を行っている．現在は，1,070人を対象とした頻度データ（1KJPN）と，2,049人に拡大した頻度データ（2KJPN）と当計画で作成された日本人用バリアント解析アレイ（ジャポニカアレイ）での解析対象箇所が公開されている．トップページから，遺伝子名やhg19でのゲノム座標およびrs番号で個別のバリアントへの検索が可能である．例えば，遺伝子名（ADH1B）で検索すると14個のバリアントが見つかり，各データセットでの頻度を見ることができる．テーブルのカラム名をクリックすることで，各項目ごとに並び替えをできる．右端のカラムにあるviewのリンクをたどることで，JBrowseを利用したゲノム上でのバリアント位置の確認もすることができる．また，トップページのDOWNLOADから，低頻度バリアントも含めたバリアントの頻度情報をすべてダウンロードすることも可能である．

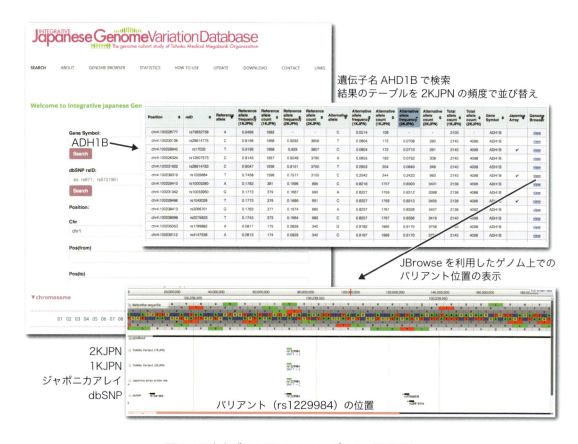

遺伝子名 AHD1B で検索
結果のテーブルを 2KJPN の頻度で並び替え

JBrowse を利用したゲノム上での
バリアント位置の表示

バリアント（rs1229984）の位置

図4　日本人ゲノムリファレンスパネル（iJGVD）

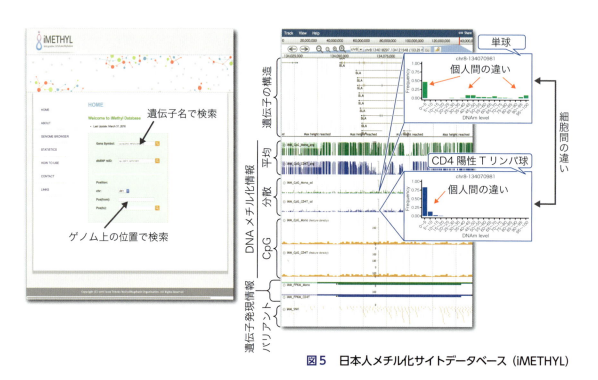

遺伝子名で検索

ゲノム上の位置で検索

単球

個人間の違い

CD4 陽性 T リンパ球

個人間の違い

細胞間の違い

図5　日本人メチル化サイトデータベース（iMETHYL）

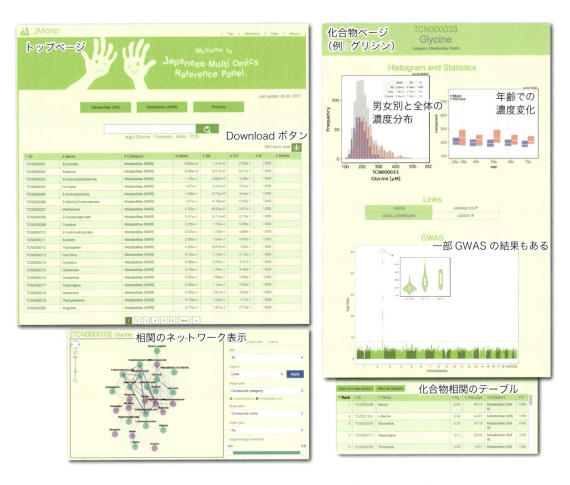

図6　日本人多層オミックスリファレンスパネル（jMorp）

■ iMETHYL（図5）

　当計画には，東北大学だけでなく岩手医科大学も参加し，コホート参加者のリクルートだけでなく，解析も分担して行っている．岩手医科大学では，血液サンプルを細胞ごとに分け，細胞ごとのメチル化解析などを行った結果を公開している．本文でも述べたとおり，コホート研究の現場での細胞分画を行う解析はハードルが高い．現在は，102人の単球およびCD4陽性Tリンパ球，ならびに106人の好中球のWGS，全エピゲノム解析である全ゲノムバイサルファイトシークエンシング（WGBS）およびトランスクリプトーム解析の結果から得られた頻度情報を3層データとして公開しており，ゲノムブラウザーで閲覧，および一括ダウンロードできる．iJGVD同様に，遺伝子名やゲノム上の位置

やrs番号などで検索が可能である．**図5**では，遺伝子名（SLA）で検索を行った結果を表示している．個人間の違いや細胞間の違いを容易に見てとれるだけでなく，CpGアイランドの有無やバリアント情報との関係および遺伝子発現量情報を見ることができる．現在，ゲノム・オミックス情報は独立しているが，今後，統合解析結果の公開も予定している．

■ jMorp（図6）

　jMorpは，当計画において解析された血漿メタボローム，プロテオームのデータを公開している．現在は，5,093人を対象とした化合物の分布と，化合物間の相関ネットワークと一部の化合物に関してはGWAS結果を提供している．検索は化合物名で検索が可能である．

検索結果は，トップページにそのままテーブルとして表示され，化合物IDをクリックすることで個別の化合物ページに移行することができる．テーブルの右上のDownloadボタンを押すことで，検索結果のテーブルに加えて基本的な統計量を納めたテーブルをダウンロードすることも可能である．例えば，Glycineで検索すると，トップページのテーブルが絞り込まれ，リンクをたどると化合物個別のページでGWASの結果も見ることができる．ページの下の方に移動すると化合物の相関テーブルを見ることができ，View as networkボタンを押すことで，ネットワーク図横のメニューを調整できる．そのため，男女を区別した際の相関を見たり，レイアウトを変えたり，エッジを引く範囲を調整して相関の強さを検討することができる．

おわりに

ゲノム解析はゲノムコホートの最初の一歩に過ぎない．今後は，表現型への影響の強い低頻度バリアントの収集のためのさらなるゲノム情報の蓄積に加え，先に述べたようなマルチオミックス情報の収集や，従来のコホートでも実施されてきた緻密な二次調査および，その後の長期にわたる追跡調査を着実に実施し，日本人のための未来型医療の実現に向けた基盤構築とオールジャパンでの解析による，日本人集団での確固たるエビデンスの蓄積を進めることが重要である．

本稿の執筆は，東北メディカル・メガバンク機構のなかで，ともに計画推進にあたって頑張っている仲間との日々のディスカッションの結果です．本来ならばすべての方（http://www.megabank.tohoku.ac.jp/english/a170601）の名前で共著とすべき文章であり，すべての機構関係者に深く感謝します．

文献

1）Manolio TA, et al：Nature, 461：747-753, 2009
2）Hardy J & Singleton A：N Engl J Med, 360：1759-1768, 2009
3）Schunkert H, et al：Nat Genet, 43：333-338, 2011
4）Locke AE, et al：Nature, 518：197-206, 2015
5）「UK Biobank Axiom Array」（2017年6月1日閲覧）http://www.ukbiobank.ac.uk/wp-content/uploads/2014/04/UK-Biobank-Axiom-Array-Datasheet-2014.pdf
6）Hoffmann TJ, et al：Genomics, 98：79-89, 2011
7）Styrkarsdottir U, et al：Nature, 497：517-520, 2013
8）Kuriyama S, et al：J Epidemiol, 26：493-511, 2016
9）Saigusa D, et al：PLoS One, 11：e0160555, 2016
10）Tigchelaar EF, et al：BMJ Open, 5：e006772, 2015
11）Zhernakova A, et al：Science, 352：565-569, 2016
12）Bonder MJ, et al：Nat Genet, 49：131-138, 2017
13）Koshiba S, et al：Sci Rep, 6：31463, 2016
14）Hachiya T, et al：NPJ Genom Med, 2：11, 2017
15）Fu W, et al：Nature, 493：216-220, 2013
16）Soejima M & Koda Y：Int J Legal Med, 121：36-39, 2007
17）Bierut LJ, et al：Mol Psychiatry, 17：445-450, 2012
18）Bencharit S, et al：Nat Struct Biol, 10：349-356, 2003
19）International HapMap Consortium：Nature, 437：1299-1320, 2005
20）Nagasaki M, et al：Nat Commun, 6：8018, 2015
21）Yamaguchi-Kabata Y, et al：Hum Genome Var, 2：15050, 2015
22）Zhu HJ, et al：J Pharmacol Exp Ther, 344：665-672, 2013
23）Oh J, et al：PLoS One, 12：e0176320, 2017
24）iJGVD（https://ijgvd.megabank.tohoku.ac.jp）
25）iMETHYL（http://imethyl.iwate-megabank.org）
26）jMorp（https://jmorp.megabank.tohoku.ac.jp/2016/compounds）

＜著者プロフィール＞
木下賢吾：1999年，京都大学大学院理学系研究科博士課程修了．その後，阪大蛋白研，横浜市大，東大医科研を経て2009年10月より現職．'12年，日本学術振興会賞受賞．'17年より日本バイオインフォマティクス学会理事長．研究はタンパク質の立体構造と機能の関係に関する情報科学を主軸として，遺伝子の共発現情報解析やヒトゲノムの多様性の結果としてのタンパク質の多様性と機能の関係に興味をもって研究を行っている．

15. 集団特異的なカスタムアレイの設計と高精度なジェノタイピング
―カスタムアレイが拓く未来

河合洋介，檀上稲穂

次世代シークエンサー（NGS）による膨大なゲノムデータ取得の方法論が確立され，ヒトゲノムのバリエーション情報が急激なスピードで蓄積されはじめている．しかし，NGSによるゲノム解析は依然として高額で，すべての検体についてNGS解析を行うことはまだ現実的ではない．より安価に，よりハイスループットに，できる限り高精度で，というニーズを受けて開発されたのが，集団に特徴的なSNPを搭載したカスタムアレイとインピュテーション技術を組合わせたゲノム網羅的な遺伝型予測法である．本稿では，集団特異的なカスタムアレイの設計と，その応用について，東北メディカル・メガバンク機構で実際に開発されたジャポニカアレイを中心に解説する．

はじめに

NGSが登場する以前のゲノム解析は，サンガーシークエンサーでゲノムの塩基配列決定を行いつつマイクロアレイで遺伝子発現解析（トランスクリプトーム解析）を行うことが一般的な戦略であった．NGS解析の時代になり，ゲノムデータのみならずトランスクリプトームデータも大量に短期間で取得することが可能になったことで，マイクロアレイ技術は時代遅れといわれたこともあった．しかし，一方で，NGS解析には，高額でデータ量が多すぎる，多検体を解析するにはスループットが高くない，などの難点がある．今後のゲノム解析戦略として，東北大学東北メディカル・メガバンク機構（ToMMo）などの拠点機関がNGSの膨大なデータを使って高精度なゲノム・リファレンス（標準となるゲノム配列やSNP頻度パネルなど）を構築し，その情報を使ってゲノムを網羅的に解析できるようなカスタムアレイ[※1]が開発され，多くの研究者が安価で

[キーワード＆略語]
SNPアレイ，インピュテーション，カスタムアレイ，ジェノタイピング

GWAS：genome-wide association study
　（ゲノムワイド関連解析）
LIMS：Laboratory Information Management
　System（ラボラトリー情報管理システム）

NGS：next generation sequencing
　（次世代シークエンシング）
SNP：single nucleotide polymorphism
　（一塩基多型）

Designing population-specific genotyping arrays-genotype imputation and genome-wide association studies to identify population-specific genetical features
Yosuke Kawai/Inaho Danjoh：Group of Microarray-based Genotyping Analysis, Tohoku Medical Megabank Organization, Tohoku University（東北大学東北メディカル・メガバンク機構ゲノム解析事業部アレイ解析室）

ハイスループットかつ高精度にゲノム解析を進める，という流れが主流の1つになるであろう．

1 集団に特化したアレイ開発の背景

SNPアレイの特徴として，ゲノムワイドな遺伝型情報を高精度かつハイスループットに得られることがあげられる．しかし，その原理上，検出可能な遺伝型はアレイに搭載された遺伝子座に限定されるため，どのようなマーカーを搭載するかが性能を特徴づける重要な要素となる．特にゲノムワイド関連解析（GWAS）においては，遺伝型予測（遺伝型インピュテーション）[※2]を行う際のSNPのカバー率の高さや連鎖不平衡[※3]の構造が重視されるため，タグSNP[※4]の選択が重要である．

「国際HapMap計画」[1]で人類集団の連鎖不平衡の構造が明らかにされたことにより，ゲノムワイドにタグSNPを選び出すことが可能となった．この知見に基づいて設計された初期のSNPアレイはGWASを数多く成功させ，SNPアレイの普及をもたらすことになった．その後の「国際HapMap計画」の進展や「国際1000人ゲノム計画」[2]により，人類集団間で連鎖不平衡構造に差異のあることも明らかになった．この差異は集団間のSNPカバー率にも影響をおよぼすことから，現在では，集団ごとの連鎖不平衡構造を考慮したタグSNPを搭載し，集団に特化したSNPアレイを開発して解析に用いることが一般的になりつつある．

2 国内外のカスタムアレイ開発の現状とジャポニカアレイの特徴

SNPアレイに多数のタグSNPを搭載することにより，幅広い人類集団で高いSNPカバー率を得ることができる．しかし，搭載マーカー数の増加はSNPアレイ作製コストの上昇を招き，限られた予算のなかで解析可能な検体数が減少する．そのためGWASにおいては，搭載マーカー数と解析する検体数のバランスを考慮したうえでカスタムアレイを作製する必要がある[3]．

「国際1000人ゲノム計画」の成果[2]とインピュテーション技術の発展はSNPアレイの設計にも大きな影響を与え，より少ないSNP数で効率的な解析を行うことができるようになった．「国際1000人ゲノム計画」は，当時実用化したばかりであったNGSを活用し頻度0.5％以上の全多型の存在を明らかにすることをめざした計画であった．第1期（phase1）では1,092人の全ゲノム情報からつくられたハプロタイプパネルを用いたインピュテーションが提案され，従来のHapMapパネルを使った解析と比較してSNPのカバー率が大幅に上昇することが示された．現在普及しているSNPアレイは60万～100万個の多型を検出するプローブを1アレイに搭載するタイプのものが多いが，これらの多くは「国際1000人ゲノム計画」の成果にもとづき設計されたものである．

ユーザーがすべてのマーカーを選択できるカスタムアレイも作製可能であり，独自に選択したSNPコンテ

※1 カスタムアレイ
既製品のアレイをカタログアレイ（catalog array），ユーザーが独自のSNPなどを搭載したアレイをカスタムアレイ（custom array）と呼ぶ．カスタムアレイには，カタログアレイにマーカーを追加したセミカスタムと，搭載されたマーカーのうちクオリティ・コントロール用を除く大部分がユーザー指定であるフルカスタムの2種類がある．

※2 遺伝型インピュテーション
genotype imputation．SNPアレイなどには搭載されていない領域の遺伝型を推定する統計手法．NGS解析の結果からつくられたリファレンスパネルのハプロタイプ情報を利用して行われる．

※3 連鎖不平衡
linkage disequilibrium．同一染色体上に存在する遺伝子（アレル）の多くはそのまま親から子に伝わる（連鎖）ため強い相関をもつが，世代を経るにしたがって組換えによってその相関は弱くなる．このようにアレル間の相関が保たれた状態を連鎖不平衡と呼ぶ．ゲノム内のSNPの多くは互いに連鎖不平衡にある．連鎖不平衡の程度やゲノム内の構造は集団ごとに異なっている．

※4 タグSNP
tagSNP．2つのSNPが強い連鎖不平衡にある場合，一方のSNPの状態を知ることができればもう一方のSNPの状態に関する情報を得ることができる．このように周囲のSNPを特徴づけるために選ばれるSNPのことをタグSNPと呼ぶ．ハプロタイプを特徴づけるために選ばれるSNPもタグSNPと呼ばれる．

ンツを搭載したカスタムアレイを作製して解析を進め
ている大規模コホートプロジェクトも多い．例えば，
英国の UK BiLEVE study（UK Biobank）では，独自
のカスタムアレイを開発してゲノムコホート研究を進
めている[4]．彼らの開発したカスタムアレイには，プ
ロジェクトで関心のある既知の遺伝マーカーに加えて
GWAS での利用を想定したタグ SNP が多数搭載されて
いる．筆者らの所属する ToMMo でもフルカスタムの
アレイ（ジャポニカアレイ：第4章-5も参照）を開発
し，ゲノム解析を進めている[5]．

　他稿で説明したとおり，ToMMo では1,070人の全
ゲノム情報をもとにリファレンスパネルを構築した[6]．
このパネル情報を利用して設計した点がジャポニカア
レイの最大の特徴である．ToMMo 版カスタムアレイ
「ジャポニカアレイ」のコンテンツの大部分もタグ SNP
である（**表1**）．河合らは，従来の連鎖不平衡尺度では
なく，独自に相互情報量という，より適切な情報学的
なタグ SNP 選抜基準を考案し，それに基づいて日本人
集団のパネル情報に基づいたタグ SNP を効率的に選択
することに成功した[5]．また，タグ SNP の選抜対象は，

MAF（minor allele frequency）の閾値を従来の5％
ではなく0.5％にすることで，レアなバリアントの捕
捉に成功した[5]．これらの工夫により，他の商用アレ
イよりもずっと高いインピュテーション精度を実現し
た（**図1**）．このような全ゲノム解析とアレイ解析を組
合わせたアプローチは今後ますます広がっていくもの
と考えられる．

表1　ジャポニカアレイのコンテンツ

カテゴリ	SNP数	割合（%）
タグ SNP	638,269	96.80
薬剤応答関係（ADME）	2,028	0.31
Y 染色体	275	0.04
ミトコンドリアゲノム	70	0.01
NHGRI GWAS Catalog	10,798	1.64
HLA 遺伝子座	3,906	0.59
その他	3,990	0.61
合計（重複除去）	659,253	

文献5をもとに作成．

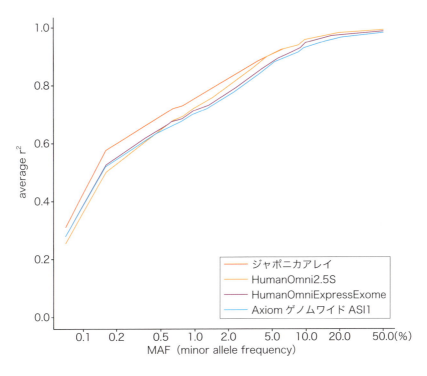

図1　各種アレイのインピュテーション精度の比較
文献5より引用．

3 カスタムアレイの作製
（各メーカーのアレイの特徴など）

マイクロアレイのプラットフォームとして国内外でよく用いられているのは，サーモフィッシャーサイエンティフィック社のAxiomとイルミナ社のビーズチップであろう．ここでは両社のマイクロアレイの特徴について，われわれの経験を交えながら概説する．

1）Axiom

Axiomでは96または384個のペグと呼ばれるアレイブロックが1枚のアレイプレートに配置されている（図2）．96アレイプラットフォームでは，1ペグの大きさは約6 mm×6 mm，1ペグあたりの搭載可能マーカー数は約675,000である．プローブ数を増やす場合は複数のペグを使用する（表2）．プローブとなるオリゴヌクレオチドをシリコン基盤の上で重合・伸長する

ことで，プローブ配置はすべてのペグで同一となっている．プローブの冗長性は2個以上である．分注ロボットを用いた自動化プロトコールが整備されており，ほぼすべての実験作業を自動化することが可能である．自動化用の標準装備は分注ロボット1台と，ハイブリダイゼーション・ライゲーション工程と一体となったマイクロアレイ・スキャナー（GeneTitan）1台である．AxiomシステムではGeneTitanがLIMS（Laboratory Information Management System；情報管理システム）機能をもっており，ハイブリダイゼーション後の検体データと実験の進捗管理を行うことができる反面，それ以前のロボットで行う作業については管理システムがついておらず，使用者が管理システムを別途構築する必要がある．ToMMoが開発したジャポニカアレイは，Axiomプラットフォームを採用している．

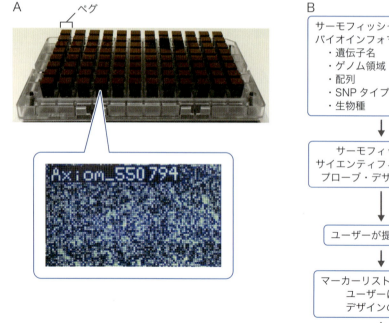

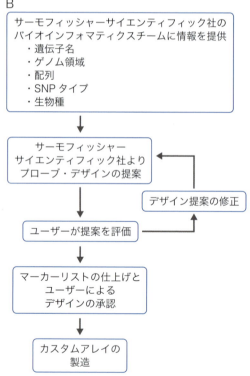

図2　Axiomをベースとしたカスタムアレイ
A）Axiomアレイの外観（上）と染色後の拡大図（下）．拡大図では，プローブが合成された領域が四角く見える様子を表示している．B）カスタムでプローブ設計する際の流れ．Axiomシステムでは，ユーザーがアレイに搭載したいマーカーのリストをサーモフィッシャーサイエンティフィック社のバイオインフォマティクス・チームに提供し，プローブの設計を依頼する．同社のチームによるプローブ設計が終了したら，ユーザーが承認し，カスタムアレイの製造が開始される．

表2　Axiomをベースとしたカスタムアレイの種類

カスタムアレイ作製に使用可能な プラットフォーム		搭載可能な マーカー数	搭載可能な カスタム マーカー数	使用する ペグ数	プレート フォーマット	プレート1枚 あたりの検体数
フルカスタム	Axiom myDesign Array	260万	260万	4	96-well	24
		200万	200万	3	96-well	32
		130万	130万	2	96-well	48
		67万5千	67万5千	1	96-well	96
		5万	5万	1	384-well	384
セミカスタム	Axiom Biobank Plus Genotyping Array	56万	11万5千	1	96-well	96

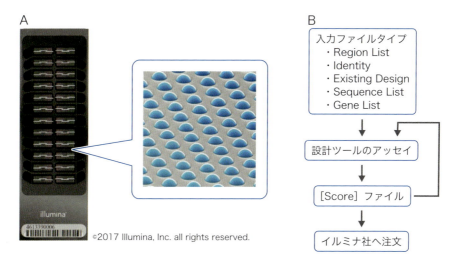

図3　ビーズチップをベースとしたカスタムアレイ
A）ビーズチップの外観（左）と拡大図（右）．拡大図では，プローブを結合したビーズがガラススライド表面に整列している様子を表示している．B）カスタムでプローブ設計する際の流れ．プローブ設計ツールで算出されたスコアが基準を満たしていない（プローブを設計できない）場合には，配列を変えて再計算させる．ビーズチップでは，基本的にユーザーがプローブ設計を行う．写真：イルミナ株式会社より提供．

2）ビーズチップ

　ビーズチップは，プローブとなるオリゴヌクレオチドを結合させたビーズをガラススライド表面に固定したもので，平均11〜15個の冗長性を有している（**図3**）．プローブの配置がアレイによって異なっているため，プローブの配置情報を記載したDecode Fileがアレイごとに提供されている．搭載マーカー数に応じてアレイの面積を増減させることが可能なので，マーカー数が増えても1枚のアレイで解析できる．搭載マーカー数の多いアレイは面積が大きくなり，ガラススライド

1枚に配置されるアレイ数が減少する（**表3**）．蛍光色素を用いた染色後にコーティングを行うことで退色を防いでおり，実質染色の数カ月後でも再スキャンしてデータ取得することが可能である．試薬の分注工程について自動化プロトコールが整備されており，自動化用の装備は分注ロボット2台（サンプルDNA増幅の前用と後用），ガラススライドを自動でスキャナーにセットするオートローダー1台，スキャナー1台である．ビーズチップ用にプレセットしたLIMSが提供されており，LIMSとロボット，スキャナーを連結すること

表3 ビーズチップをベースとしたカスタムアレイの種類

カスタムアレイ作製に使用可能な プラットフォーム		搭載マーカー数	搭載可能な カスタムSNP数	スライドあたりの 検体数
フルカスタム	iSelect 24 x 1 HTS	―	9万〜70万	24
	iSelect 24 x 1 HD	―	3千〜9万	24
セミカスタム	Omni2.5-8+	250万	20万	8
	OmniExpress-24+	70万	3万	24
	OmniExpressExome-8+	95万	3万	8
	Exome-24+	24万	40万	24
	Core-24+	30万	30万	24
	CoreExome-24+	50万	10万	24
	Global Screening Array-24+	66万	5万	24
	PsychArray-24+	57万	6万	24
	ImmunoArray-24+	25.3万	39万	24
	OncoArray-500K+	50万	12万	24

で試薬のバーコード読取なども含めて工程および情報全体を管理することが可能である．

3）プラットフォームの選択

　フル装備で自動化した場合の処理検体数はAxiomに軍配が上がり，一度に処理する検体数が96以下の場合はビーズチップの方が使いやすいと感じる．実験終了後ある程度の時間経過後に再スキャンできる点もビーズチップは利便性が高い．使用目的・検体数・人員配置・ラボのスペース・再スキャンの有無・工程管理のコンセプトなどを考慮してカスタムアレイのプラットフォームを選択するとよいであろう．また，アレイのタイプなどに依存したデータ特性のあることが知られていることから，複数のプラットフォーム，アレイタイプのデータを混合して大規模に解析する際は注意が必要である[7]．

4 カスタムアレイを用いた研究例と今後の展望

　大規模な研究プロジェクトやコンソーシアム研究において，研究目的に特化したSNPを搭載したカスタムアレイを大量に発注することによって比較的安価に解析を行うことができる．研究目的に特化したカスタムアレイの例として，Immunochipがあげられる．これはImmunochipコンソーシアムが自己免疫疾患や炎症性疾患の研究のために設計したカスタムアレイである[8]．このアレイには，それまでに発見されていた疾患感受性SNPが約20万搭載されている．搭載マーカー数が少なく作製費用が低く抑えられるので，レプリケーション解析やファインマッピングに特化したアレイとして有用である．

　一方で，大規模なゲノムコホート研究はさまざまな形質や疾患を対象とした解析が必要となるために，よりゲノムカバー率の高いSNPアレイを開発する必要がある．ゲノムカバー率の高いSNPアレイを用いた解析は，多因子疾患・形質の遺伝要因を明らかにするために重要である．しかし，ゲノムカバー率を上げるためには相当数のSNPマーカーが必要なことから，多数の集団を標的としたカスタムアレイを開発することは現実的ではない．集団に特化したカスタムアレイを作製することで，費用を抑えつつ精度を上げることが可能となる．実際，集団に特化したフルカスタムのSNPアレイはゲノムコホート研究においては重要なツールとなっている．集団特異的なカスタムアレイを活用して行われた大規模なコホート研究としては，GERA（Genetic Epidemiology Research on Adult Health and Aging）cohortやUK Biobankなどがあげられる[4) 9)]．これらのコホートではカスタムアレイを用いて参加者のゲノム情報を取得して大規模なゲノム情報基盤を構築し，さまざまな研究に展開することに成功し

ている．筆者らの所属する東北大学東北メディカル・メガバンク機構でも，コホート参加者15万人のゲノム情報の取得に向けてジャポニカアレイによる解析を実施しているところである．

おわりに

「国際1000人ゲノム計画」が，ヒトゲノム全多型のリファレンスパネルの構築を発表してから5年．2011年に発足したToMMoは日本人の多型リファレンスパネルを構築し，解析検体数を増やしながら継続的にパネルの精度を向上させてきた．この基盤を背景とした，ジャポニカアレイによるメガバンク・コホートのゲノム・データ取得も順調に進んでおり，2017年度中には2万人超分のデータ公開を予定している．日本のゲノム科学の発展のためには，こういったデータシェアリングの進展が必須である．

本稿の執筆機会を与えてくださった編集者の先生方に感謝いたします．本稿の**1**，**2**，**4**を河合が，**3**を檀上が担当しました．われわれも何度かコホートのリクルート会場に行き，検体採取の手伝いをしました．その際に，地元の皆さんに東北メディカル・メガバンク機構の取り組みをご説明しながらお話しする機会もありました．説明を聞いてくださった多くの方が，「被災地の復興と医学のためになるのならメガバンクに血液をあげるよ」といってくださいました．われわれが進めているプロジェクトは，コホート参加者の皆様の善意と期待に支えられているということを決して忘れてはなりません．本稿でご紹介したジャポニカアレイの開発やデータベースの構築は，地域支援センター・コホート事業部・バイオバンク事業部・ゲノム解析事業部・ゲノムプラットフォーム連携センターなど機構の各事業部の皆さん，事務・広報・企画の各部門の皆さんの不断の努力の結晶です．どの部門が欠けても，成果を出すことはできませんでした．機構のすべての皆さんに深く感謝いたします．また，カスタムアレイの資料を提供してくださったイルミナ株式会社 西濱啓一郎氏，サーモフィッシャーサイエンティフィック株式会社 森谷哲浩氏に深く感謝いたします．

文献

1）International HapMap Consortium：Nature, 426：789-796, 2003
2）Abecasis GR, et al：Nature, 491：56-65, 2012
3）Spencer CC, et al：PLoS Genet, 5：e1000477, 2009
4）Wain LV, et al：Lancet Respir Med, 3：769-781, 2015
5）Kawai Y, et al：J Hum Genet, 60：581-587, 2015
6）Nagasaki M, et al：Nat Commun, 6：8018, 2015
7）Alberts B：Science, 330：912, 2010
8）Cortes A & Brown MA：Arthritis Res Ther, 13：101, 2011
9）Kvale MN, et al：Genetics, 200：1051-1060, 2015

＜著者プロフィール＞
河合洋介：2006年，東京理科大学大学院博士課程修了〔博士（理学）〕．国立遺伝学研究所，立命館大学，University of Washington，前橋工科大学を経て，東北大学東北メディカル・メガバンク機構 講師．専門は分子進化学，集団遺伝学．
檀上稲穂：1995年，総合研究大学院大学生命科学研究科博士課程修了〔博士（理学）〕．国立遺伝学研究所，Max-Planck Institute for Psychiatry，国立がんセンター研究所，理化学研究所を経て，2013年より東北大学東北メディカル・メガバンク機構 准教授．専門は分子生物学，人類遺伝学，ゲノム科学．

2章
疾患データベースとバイオバンク【プロジェクトの最前線と利用の実践ガイド】

16. 現代的なバイオバンクの発達とその利用法

信國宇洋

近年，世界中でバイオバンクの整備が進められている．この動向には次世代シークエンサーの普及により，大規模コホートを使ったゲノム解析を中心としたオミックスデータとアンケート票への回答などから得られる個人ごとの健康情報とをあわせて解析するために，なくてはならない基盤であることが強く認識されていることが背景にある．また，当初の数百～数千人規模のバイオバンクでは解析できる対象疾患などが限られるため，より近代的なバイオバンクは数万～数十万人と大規模化する傾向にある．これらの大規模バイオバンクのリソースを，参加者の個人情報保護などに配慮しつつ保管・管理するには工夫が必要であり，利用者側にも個人情報や倫理に関する知識や規定の順守が求められる．しかし，費用の負担や事務手続きの煩雑さなどを考慮しても，バイオバンク試料・情報は研究者個人の努力だけでは入手不可能な価値あるリソースであり，これらを活用することが効率的な，あるいはそれら抜きでは実施不可能な研究の推進につながる．本稿ではバイオバンクの利活用について議論したい．

はじめに

　個人の研究者が収集することのできる範囲を超えた大規模な試料・情報を収集し，基礎医学研究に利用できるように保管・管理するバイオバンクは，GWAS解析を中心とした関連解析など分子遺伝学の研究には必須のツールとなっている．それと同時に扱う情報が診療情報やゲノム配列など機微性の高いものを含むためコホートの参加者の個人情報保護は至上命題である．このように研究者にとってのリソースの可用性と，参加者の個人情報保護を両立するため，通常バイオバンクでは研究の内容などを審査し，一般市民の健康に寄与する研究課題に対し利用を許可するしくみをとり入れている．本稿ではバイオバンク利用の有用性とともに

[キーワード＆略語]
コホート，バイオバンク

GWAS：genome wide association study
　（ゲノムワイド関連解析）
MTA：material transfer agreement
　（試料提供契約）

NGS：next generation sequencing
　（次世代シークエンシング）
VPN：virtual private network

A guide for using modern biobanks
Takahiro Nobukuni：Group of Materials and Information Management, Tohoku Medical Megabank Organization,Tohoku University（東北大学東北メディカル・メガバンク機構バイオバンク事業部試料・情報分譲室）

に，手続きを含めた利用の方法について記載する．

1 近代的なバイオバンクの発達

　疫学の研究に必須であるコホート調査と血液や組織切片などの生体試料の解析データを組み合わせ，特定の物質（生体マーカーなど）と疾患の発症などのフェノタイプとの相関を，ヒトを対象として検定する関連解析に提供する取り組みはFramingham Heart Study[1][2]など古くは20世紀半ばから実施されてきた．20世紀の終わりに，アイスランドのdeCode genetics[3]社など大勢の参加者の情報をゲノム情報を含む形で取り込み遺伝学的解析に供与するバイオバンクが創立されてきた．特にNGS（next generation sequencing）技術の発達により全ゲノム配列の決定が，古典的なサンガーシークエンシングに比べ，より迅速に，より大量に，また低価格で実施できるようになったことで大勢の参加者のゲノム情報を取得することが現実的になったこと，スーパーコンピューターなどIT技術の発達により大規模なGWAS解析が身近になったことなどが，こうした需要を生み出してきた．

　日本においても，バイオバンク・ジャパン（BBJ）やナショナルセンター・バイオバンク・ネットワークプロジェクト（NCBN）といった疾患ベースのバイオバンクや，東北メディカル・メガバンク計画（TMM）のような「一般集団の住民」（健常人）バイオバンクなどの大規模バイオバンクが設立，運営されている[4]．これらを含むバイオバンクは規模の違いや，患者集団をベースとしているか一般集団をベースにしているか，患者集団にどのような疾患が含まれるかなどそれぞれが設立の目的に沿った特徴をもち備えている．また，可能な限りの曝露因子と疾患などのフェノタイプ（アウトカム）との相関を解析するために，多くの調査票項目からなる情報を蓄積しており，大規模な横断研究を実施することができる．例えば東日本大震災を契機に設立されたTMMでは被災状況の項目が含まれるなど，それぞれのバイオバンクごとに特有の部分もある．したがって，バイオバンクのリソースを利用しようとする研究者は，自分の目的とする項目が含まれることを確認する必要がある．

　また，バイオバンクが準備している情報やデータを使うだけでなく，保管されている試料の分譲を受け，自分の研究対象とするタンパク質，ゲノムDNAなどの分子を解析し関連解析を実施することもできる．バイオバンクには，血清や血漿，尿，組織切片，生細胞，髄液などそれぞれに異なるさまざまな試料が保管されているため，分譲を受ける前に目的の試料が保管されているかを確認する必要がある．

2 研究の対象

　一般集団をベースとしたバイオバンクを利用した研究の対象は特定の分野の疾患などに限定されるわけではない．ただし，その価値が最大限に生かされるのは，複数の遺伝子が原因となって引き起こされる疾患（多因子疾患）や，環境因子によって大きな影響を受ける疾患などであろう．前者は個々の遺伝子の寄与度が低いため，多くのサンプルを用いて統計的な解析をしなければその因子が検出できない．また，後者は通常カルテに記載されない食事などの生活習慣の情報であり，インフォームド・コンセント（IC）により広い範囲の研究に使われることに同意してもらったうえで提供してもらう必要があり，個々の研究者が自ら収集するにはおのずと限界がある．

　例えば，Framingham Heart Studyで心疾患と喫煙の関連が明らかになった[5]ように，環境因子と疾患との関連の解明には大規模な基盤整備が必要であり，これにゲノム情報などのデータも活用し，疾患関連遺伝子を同定する必要のある現代では個人の研究者だけで実施できる研究には限界がある．したがって，高血圧や糖尿病などを含む生活習慣病の研究には，バイオバンクの利用は欠かせないものになっている．

　また，がんなどの比較的原因遺伝子の同定が進んでいる疾患に関しても，疾患のなりやすさを決めている因子の同定は遅れており，バイオバンクを利用した研究により予防法などが確立されることが期待されている．

3 審査が必要となる理由

　公的バイオバンクは，広く住民の健康の増進に資するために設立されているため，大勢の研究者が利用することが望ましい．しかし，試料は無尽蔵ではなく，

情報も無制限に提供することは，早期に情報を利用できるようになった限られた研究者が容易に実施できる範囲の解析を網羅的に実施できてしまうことになり，他の研究者が利用をとりやめることにつながる恐れがあり合理的でない．そこで，公平かつすみやかに一般市民の健康増進に役立つ成果を生み出すように分配するために，科学的な合理性や，妥当性，実施可能性などについて，外部委員によって審査をすることが通例となっている．

4 費用について

　大規模なバイオバンクを構築し，管理，維持し，その価値を高めるために必要な，経時的に罹患情報など健康情報を集積するための追跡調査を実施する費用の負担の問題は，常に健全なバイオバンク運営の課題である．一般的に，バイオバンクの運営費は集中的に保管管理を実施することによる効率的な運営を実現しても，受益者負担のみで運営費用全額を賄うことは難しく，通常は公的な資金によるバックアップが必要である．例えば，50万人もの参加者からなるUK Biobankは公益財団であるThe Wellcome Trustのサポートを受けている．そのため，経時的に罹患情報など健康情報を集積する追跡調査を実施することが縦断解析を可能にし，バイオバンクの価値を高めることを考慮すると，維持管理にかかる費用を受益者に求めることは現実的ではない．そこで，多くのバイオバンクでは，論文発表などの成果報告を受けたり，成果発表後に生データをデポジットしてもらったりなど，その価値を高める貢献を受け，持続的な運営に努めている．

5 バイオバンクの試料・情報利用申請の実際

　バイオバンクの試料・情報の分譲を希望する場合は，所定の手続きに則り利用申請をし，審査を受けて承認後，目的の試料・情報を受けとることになる．TMM[6]〜[8]の場合を例にとり，申請の実際を記載する．なお，バイオバンクごとに申請の詳細は異なるので個々に問い合わせる必要がある．
　外部の研究者がバイオバンクの試料・情報を利用する場合，分譲や共同研究といった異なる形式がある．"分譲（呼び方はバイオバンクごとに異なる）"の場合は，共同研究とは異なり，バイオバンク側の権利などに基づく知財の申請や論文の発表などの制約なく自由な発想で研究を実施することができる．したがって，基礎医学の発展に資する研究の促進のためには，分譲がスムーズに実施されることが重要になる．
　TMMでの分譲のスキームは図1のようになっている．まずどのような試料・情報が保管されているか，分譲の対象となっているかはサイト内のカタログページなどを参照する（図2）．なお，必要な様式などはサイトからダウンロードできる（提出の必要な様式などは下線で示した）．
　また，疑問点などがあればメールなどで問い合わせる．科学的知識をもった担当者が申請上必要なことについて相談に乗ってくれる．
　最初に簡単な利用登録をし，秘密保持契約を結んで以降の相談内容を互いに他者に漏らさないことを確認した後，事前申請を実施する．これは実際に自分の希望する条件にマッチする参加者が存在するか，必要な試料や情報が付随しているか，研究に必要な数が確保できるか，などを事前に把握するために必要な手続きとなる．
　必要なものがバイオバンクに存在することが確認できたら，希望する試料・情報の種類，数や必要な参加者の条件を記載した申請書，および研究計画書，ヒトの研究であるため必要となる，自分の所属施設の倫理審査の承認書を提出し，外部識者の委員が参加する試料・情報分譲審査委員会で審査してもらう．なお，委員会は試料・情報分譲審査小委員会（以後，小委員会）と試料・情報分譲審査委員会（以後，大委員会）があるが，通常は小委員会で審査を実施する．ただし，枯渇の恐れのある試料を利用する場合など慎重な判断が求められる場合は大委員会での審査となる．ここでのポイントは，請求する試料や情報が，実施しようとする研究プロジェクトの目的からして合理的であるかどうかを判断し，貴重な試料を無駄にしたりすることのないようにすることである．
　無事，大委員会での承認を得られた後，MTA（material transfer agreement）を締結し，情報を利用する場合にはセキュリティチェックリストを提出し，申請

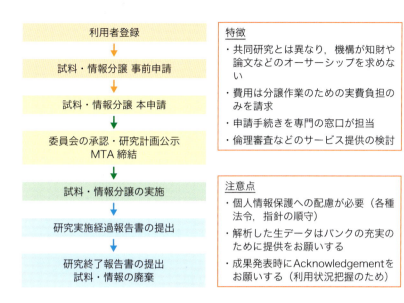

図1　ToMMoからの分譲のスキーム

利用者登録
↓
試料・情報分譲 事前申請
↓
試料・情報分譲 本申請
↓
委員会の承認・研究計画公示
MTA 締結
↓
試料・情報分譲の実施
↓
研究実施経過報告書の提出
↓
研究終了報告書の提出
試料・情報の廃棄

特徴
・共同研究とは異なり，機構が知財や論文などのオーサーシップを求めない
・費用は分譲作業のための実費負担のみを請求
・申請手続きを専門の窓口が担当
・倫理審査などのサービス提供の検討

注意点
・個人情報保護への配慮が必要（各種法令，指針の順守）
・解析した生データはバンクの充実のために提供をお願いする
・成果発表時にAcknowledgementをお願いする（利用状況把握のため）

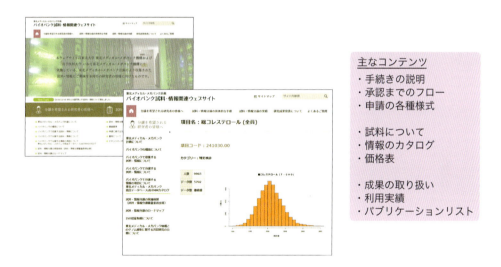

主なコンテンツ
・手続きの説明
・承認までのフロー
・申請の各種様式

・試料について
・情報のカタログ
・価格表

・成果の取り扱い
・利用実績
・パブリケーションリスト

図2　試料・情報関連サイト
東北メディカル・メガバンク計画バイオバンク試料・情報関連ウェブサイト（http://www.dist.megabank.tohoku.ac.jp/）を例に．

した試料・情報の提供を受ける．ただし，参加者にはIC上，特定のプロジェクトへの参加をとりやめる権利が保障されているため，1カ月間，意思表示をする期間を設けている（オプトアウト）．この期間の終了後，試料・情報の提供を受け研究を開始することができる．

解析には東北メディカル・メガバンク機構のスーパーコンピューターを利用することもできる．特に個人特定につながるような機微な情報のもち出しは不可なので，その場合はこれが必須になる．利用には別途アカウント登録などが必要になる．所在地である宮城県まで赴かなくとも利用できるようにVPN（virtual private network）回線を複数の都市に開設している．

6 成果の還元

分譲を受けて入手した試料を解析した結果は，論文などの成果発表後などにバイオバンクに還元することが求められる．例えば，マイクロアレイ解析を実施した場合など生データは，他の研究者に再度利用してもらえるようにバイオバンクに収納する．このようにバイオバンクのデータを充実させていくことにより類似の実験結果を異なる研究者の視点から解釈することが容易になり，試料の枯渇を防ぎつつ研究の推進を図ることにつながるのである．

おわりに

バイオバンク，特にゲノム情報などのオミックスデータを保有する現代的なバイオバンクの設立により，今まで実施不可能だった大規模分子疫学研究が実施できる可能性が高まっている．さらに大規模な研究基盤の創出のために，バイオバンク間の標準化の動きも活発になりはじめている．国家レベルで薬理学的な分子標的の同定をめざすような研究を推進していくためには，利用者側からのフィードバックも重要になってくる．

より使いやすいバイオバンク運営を実現するために，多くの研究者の関与が求められる．

文献

1) Framingham Heart Study（https://www.framinghamheartstudy.org/index.php）
2) DAWBER TR, et al：Am J Public Health Nations Health, 41：279-281, 1951
3) deCode genetics（https://www.decode.com/）
4) 日本医療研究開発機構「ゲノム医療研究支援」http://www.biobank.amed.go.jp
5) Pencina MJ, et al：Circulation, 119：3078-3084, 2009
6) 東北メディカル・メガバンク機構（http://www.megabank.tohoku.ac.jp/）
7) 日本医療研究開発機構委託事業「オーダーメイド医療の実現プログラム」https://biobankjp.org/index.html
8) ナショナルセンター・バイオバンクネットワークプロジェクト（http://www.ncbiobank.org/information.html）

＜著者プロフィール＞
信國宇洋：慶應義塾大学で有機化学を学ぶ．東京大学理学部生化学科にて分子生物学の基礎を学ぶ．国立がんセンターなどで人類遺伝学と機能解析を併せて解析する研究を実施．その後スイス，米国で結節性硬化症などのがんや糖尿病の原因となる遺伝子群の細胞生物学的解析を実施した．2014年より東北メディカル・メガバンク機構で分譲業務等に携わっている．

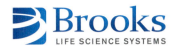

Brooks
LIFE SCIENCE SYSTEMS

Comprehensive Sample Lifecycle Management

生体試料は、より健康的で明るい明日を目指し発展し続ける ライフサイエンス研究開発過程で非常に重要な役割を担っています

ブルックスはさらなる技術革新に邁進し、
生体試料のライフサイクル管理において、
以下のニーズに応えていきます。

- 収集計画
- 保管管理
- 利活用
- データ管理
- 廃棄

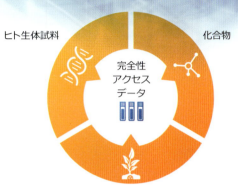

ヒト生体試料　化合物

完全性
アクセス
データ

動植物標本

 plan

 collect

 transport

 process

 protect

 retrieve

 analyze

 dispose

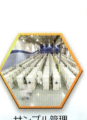

サンプル管理
ソリューション

ライフサイエンス
消耗品/機器

遺伝子/細胞株
バイオプロセス

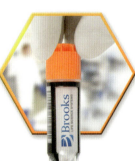

Brooks
LIFE SCIENCE SYSTEMS

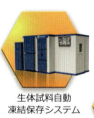

生体試料自動
凍結保存システム

生体試料自動
極低温保存システム

インフォマティクス
ソリューション

Brooks
LIFE SCIENCE SYSTEMS

ブルックス・ジャパン株式会社
ブルックス ライフ サイエンス システムズ事業部

www.brooks.com/lifescience

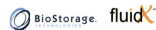 BioStorage
TECHNOLOGIES

 fluidx

 BioProcessing
Solutions
powered by
RUCDR

www.biostorage.com　www.fluidx.eu

1. 個人情報保護の規制とバイオバンク

米村滋人

昨今，個人情報保護の規制が広く実施されており，医学研究・バイオバンクでもこの種のルールの遵守が求められる．しかし，個人情報保護の根拠法は複数に分かれ機関の属性によりルールが異なる．個人情報保護法改正を受けた2017年の指針改正では，各法律との整合性や医学研究の必要性を踏まえた調整の結果，きわめて複雑なルールが導入された．そのような複雑な指針のルールにも問題は多く，研究遂行上の妥当性や法律との適合性につき多くの疑義が存在する．最終的には，新規立法を含む抜本的な制度改正が必要であると考えられる．

はじめに

　本稿では，個人情報保護法をはじめとする個人情報保護の規制につき述べる．医学研究に従事する者にはこれらの規制の遵守が求められる一方，個人情報保護のルールは，全体としてきわめて複雑でわかりにくくなっており，十分な注意が必要である．

　以下では，❶で個人情報保護法制の概要を紹介し，❷で医学研究一般およびバイオバンクにおける個人情報保護ルールの内容を説明した後，❸で現在のルールが抱える問題点の整理を行うこととする．

❶ 個人情報保護法制の概要

　個人情報保護法は，民間事業者を対象に個人情報保護のルールを定めた法律である．私立大学や民間研究機関，企業等はこの法律に服する一方で，国公立研究機関等はすべて別の法律で規制されている（行政機関については行政機関個人情報保護法，国立大学を含む独立行政法人については独立行政法人等個人情報保護法，自治体立機関については各自治体の個人情報保護条例による）．それぞれの法律・条例により個人情報の定義や第三者提供の要件など具体的なルールの内容が異なり，機関の属性により規制内容が異なることとなっている（**表1**）．

　周知の通り，個人情報保護法は2015年に大幅に改正された．この改正は後述の指針規定に大きな影響を与えた一方で，改正法のルールは民間事業者にしか適用がない点には注意を要する．改正法は，新たに2つの規制を導入した．以下，それぞれにつき順に説明する．

　第1は個人識別符号の制度であり，これは，情報単体で個人識別性がある個人情報につき，匿名化処理等によらず個人情報になることを明らかにし，個人情報の範囲を明確化したものとされている．個人識別符号

[キーワード]
個人情報，個人情報保護法，個人識別符号，要配慮個人情報，匿名化

Problems on Personal Data Protection in Biobanks
Shigeto Yonemura：The Graduate Schools for Law and Politics, The University of Tokyo（東京大学大学院法学政治学研究科）

表1　個人情報保護法制の適用関係

機関の属性	適用される法律	学術研究の適用除外の有無
個人事業者・民間法人（一般法人・公益法人・企業等）	個人情報保護法	あり
国の行政機関	行政機関個人情報保護法	なし
独立行政法人等（国立大学法人等を含む）	独立行政法人等個人情報保護法	なし
各自治体，自治体立法人（公立大学法人等を含む）	各自治体の個人情報保護条例	一般的にはなし

に該当する情報としては，身体の特徴をあらわすデジタルデータ（指紋認証データ，顔認証データ等）と役務提供等に伴って交付される番号（年金番号，旅券番号等）がある．ゲノムの遺伝情報は第1類型の個人識別符号に含まれるとされるが，一部の遺伝情報だけが解析された場合に個人識別符号にあたるかが問題とされ，個人情報保護委員会のガイドラインにおいて，40以上の一塩基多型（SNP）を含むシークエンスデータであることなどの具体的要件が定められている．

　第2は要配慮個人情報の制度であり，これは，機微情報（sensitive data）と呼ばれていた情報の名称のみが変更されたものである．要配慮個人情報は，法律によってこれに含まれる情報と，政令指定によってこれに含まれる情報に分けられる．法律上は，人種・信条・社会的身分・病歴・犯罪歴等が列挙され，加えて，「不当な差別・偏見その他の不利益が生じないようにその取り扱いについて特に配慮を要する記述等」のうち政令指定を受けた情報がこれにあたるとされる．後者については，政令（個人情報保護法施行令）2条において種々の情報が指定され，医療情報に関しては，政令指定によって健康診断結果，医療機関の受診情報，診療録情報が含まれるとされる．通常の臨床医療で扱われる情報の大半が要配慮個人情報に含まれることになるが，研究目的で収集された情報は必ずしもこれにあたらない．

2 医学研究・バイオバンクにおける個人情報保護

1) 規制の概要

　医学研究に関しては，再生医療研究等の一部の領域につき法律が存在するが，一般的には，「人を対象とする医学系研究に関する倫理指針」（以下「医学系指針」

という）や「ヒトゲノム・遺伝子解析研究に関する倫理指針」（以下「ゲノム指針」という）などの研究倫理指針による規制が実施されている．なお，2017年4月に臨床研究法が成立し，1年以内の施行が予定されている．

　医学研究における個人情報の取り扱いに関しては，学術研究機関による研究活動につき個人情報保護法の適用除外が定められており（同法76条），民間の研究機関の場合はこの規定により同法の規制は及ばないこととされる．しかし，研究に関しても個人情報保護規制が必要であるとの理由から，2004年以来各種研究倫理指針に個人情報保護のルールが盛り込まれ，指針規制の形で規制が実施されている．

2) 2017年指針改正

　2015年の個人情報保護法改正を受け，2017年2月，各種研究倫理指針も個人情報関連規定が大幅に改正された．この指針改正には，前述の法改正事項のほか2つの重要な運用変更が盛り込まれた．第1は個人情報の定義の変更，第2は第三者提供におけるいわゆる「提供元基準」の採用である．この2つの点は，法改正の対象ではなかったものの，規制権限が個人情報保護委員会に一元化され従来の指針における運用（法解釈）が否定されたために，運用を改めざるを得なくなったものである．

　個人情報の定義の問題について，やや詳しく説明する．改正前から，個人情報保護法の専門家などにより，従来の研究倫理指針における個人情報の定義は法律に反するとの指摘がされていた．従来の指針では，「匿名化」，特に「連結不可能匿名化」を行えばその情報は個人情報ではなくなり，第三者提供の制限等はなく自由に利用できるという考え方がとられていた．医学研究の現場においても，「匿名化」を行えば個人情報として取り扱う必要がなくなるとの理解が広く存在していた

といえる.

しかし，改正前から個人情報保護法はそのような考え方を前提にはしていなかった．個人情報の定義を定める同法2条1項は，「当該情報に含まれる氏名，生年月日その他の記述等……により特定の個人を識別することができるもの」としており，さらにかっこ書で，「他の情報と容易に照合することができ，それにより特定の個人を識別することができることとなるものを含む」と規定する．これは，個人情報のメルクマールを個人識別性に置きつつ，それを種々の要素の総合判断によって定める枠組みであるといえる．すなわち，ある情報が個人情報にあたるか否かは，情報の内容・性質，同一事業者が保有する他の情報の内容，それとの照合可能性（「容易照合性」）などを総合的に考慮して，個人識別可能といえる場合に肯定される．これに対し，「匿名化」とは住所・氏名などの本人を容易に特定する要素（「識別子」と呼ばれる）を削除するという加工方法を意味しており，これを行っても，識別子以外の要素によって個人識別性が肯定される可能性は否定されない．「匿名化」によって，どのような情報でも非個人情報にすることができるという考え方は，従来の法律の考え方とも異なっていたのであり，その点の指摘は正当であったといわざるを得ない．

今回，規制権限の一元化により個人情報保護委員会が統一的な法解釈を示すことになったため，この運用を容認することができなくなった．今後は，「匿名化」のような特定の加工方法をとっても必ずしも個人情報性は失われず，特に情報単体で個人識別性のある情報（詳細な病歴情報，ゲノム情報，画像データなど）については常に個人情報として扱う必要があることに注意すべきである．

3）バイオバンクにおける取り扱い

バイオバンクにおいては，検体・試料と病歴・健康診断情報をあわせて保管するケースが多いと考えられる．いずれもコード番号によって管理されることになろうが，これはいわゆる「安全管理措置としての匿名化」であり，個人識別性を失わせるものではない．ただし，個人情報であっても本人の同意があれば利活用や第三者提供は可能であり，提供時に本人からの明示の同意を得ておけば問題はない．

バイオバンクへの試料・情報の提供に関しては，用途（どのような研究に用いるか）を提供時点で具体的に説明できないため，包括同意にあたるとして無効になるのではないかが議論されていたが，近年は，バイオバンクへの提供の際には可能な範囲で具体化すればよいとされており，また個人情報保護規制との関係では包括同意は禁止されていないため，いずれにせよ問題はない．ただし，既存試料・情報をバンクに提供する場合には指針上いくつかの要件が設定されている．指針上は原則としてオプトアウト[※1]で第三者提供可能とされるが，規制内容は複雑であり適用場面の限定も存在するため，事例ごとに十分な検討が必要である．

3 個人情報保護ルールの問題点

以上の個人情報保護ルールは，法改正後施行までの限られた時間で，法の建前と研究利用の必要性の両者に配慮すべく関係省庁が困難な調整を行った結果であるものの，その内容は複雑であるうえに，法令に適合するか否かが微妙な規定も多い．筆者の立場から，現行ルールの特に大きな問題点と考えられるものとして，以下の2点を指摘したい．

1）オプトアウト規制の適用対象の不明確性

2017年の指針改正では，法改正を受けて要配慮個人情報の規制を導入する一方で，「匿名化（どの研究対象者の試料・情報であるかが直ちに判別できないよう，加工または管理されたものに限る.）」を行った既存試料・情報については，個人識別性が失われていなくともオプトアウトにより第三者提供を行えるものとされた．この規制は，「匿名化」によって医療情報の柔軟な利活用ができないことは医学研究の重大な阻害要因になるとする医学関係者の批判を受け，指針改正の最終段階で出てきたものである（個人情報や「匿名化」の分類については**表2**）．しかし，この指針規定はきわめてわかりにくく，どのような場合がオプトアウト規制の対象になるかが判然としないうえに，この規定が法

表2　個人情報・匿名化の分類と内容（「人を対象とする医学系研究に関する倫理指針ガイダンス」より）

種類		定義	具体例
個人情報		生存する個人に関する情報であって，特定の個人を識別することができるもの	
	①情報単体で特定の個人を識別することができるもの		氏名，顔画像　等
	②他の情報と照合することによって特定の個人を識別することができるもの		「対応表」によって特定の個人を識別することができる他の情報と照合できるもの
	③個人識別符号が含まれるもの		ゲノムデータ　等
要配慮個人情報		個人情報のうち，その取扱いに特に配慮を要する記述が含まれるもの	診療録，レセプト，健診の結果，ゲノム情報　等
匿名加工情報・非識別加工情報		個人情報保護法等に定める匿名加工基準を満たすように，個人情報を加工したもの	
匿名化されているもの		特定の個人を識別することができる記述等の全部又は一部を削除（置換含む）したもの（注：特定の個人を識別することができるものとできないものの両者が含まれる）	氏名を研究用IDに置き換えたもの　等
匿名化されているもの（特定の個人を識別することができないものに限る）		匿名化されているもののうち，特定の個人を識別することができないもの（上記「個人情報」の定義中の①〜③が含まれないもの）	
匿名化されているもの（どの研究対象者の試料・情報であるかが直ちに判別できないよう，加工又は管理されたものに限る）		匿名化されているもののうち，その記述単体で特定の研究対象者を直ちに判別できる記述等を全部取り除くような加工がなされているもの（対応表を保有する場合は対応表の適切な管理がなされている場合に限る）（注：特定の個人を識別することができるものとできないものの両者が含まれる）	

律に適合するかはかなり疑わしい．

　本来，要配慮個人情報の第三者提供にはオプトイン※2による本人の同意が必要とされており，「匿名化」によっても個人を識別できる医療情報の多くは，要配慮個人情報としてオプトインによらなければならない．しかし，指針改正では，学術研究は個人情報保護法の適用除外であるとして，法律の規制とは別にオプトアウト規制を導入したものとされ，要配慮個人情報であってもオプトアウトで提供できるものとされた．問題は，この論理が法律との関係で常に成立するかどうかである．

　まず，前述の通り，個人情報保護法の適用除外は民間法人のみが対象であり，行政機関や独立行政法人等では研究が適用除外とはならない．そうであっても，行政機関個人情報保護法・独立行政法人等個人情報保護法それ自体には要配慮個人情報につきオプトインを必須とする規制がないために，辛うじて指針のオプトアウト規制は合法であると解釈されている．しかし，自治体の個人情報保護条例のなかにオプトイン規制がないとは言い切れず，合法性が担保されている保証はない．また，適用除外となるのは学術研究機関が行う研究活動のみであり，その他の主体の活動は適用除外とならない．したがって，民間企業が中心となる研究は適用除外とならず，指針規定に従ってオプトアウトで第三者提供した場合には違法となる．これらのことが医学関係者に周知されているとはいえず，問題が発覚した際には混乱を招く危険性が高い．

2）試料と情報のルール

　第2の問題は，医学系指針などでは「試料・情報」という表現が用いられ，ヒト試料と情報があわせて個人情報保護ルールに服するとされている点である．しかし，法律上は，個人情報保護法はあくまで情報に関する規制を定めており，物である試料に対しては適用がない．ヒト試料の法律関係に関しては，民法の所有

> **※2　オプトイン**
> 医療行為や個人情報提供等に関する，同意の取得方式の1つ．対象者が明示または黙示に同意の趣旨を含む意思表示を行うことによるもの．同意能力の存在が必要であり，年少者や精神障害者等からはこの方式では同意取得できない．

権等のルールが部分的に適用される可能性が高く，これらを同一のルールのもとに置くことはきわめて不適切である．その結果，ヒト試料についても情報についても，指針規定に従うことが違法となる場合がありうることになる．

　紙幅の関係上，生じうる問題を詳しく説明することはできないが，バイオバンクにおいては特にこの点の問題が生ずる危険性が大きい．例えば，前述の通りバイオバンクでは試料と情報をともに保管する場合が多いが，他機関の利用希望者に対し試料と情報を単に譲渡した場合，試料には民法の規定が適用される結果，当該他機関からの再譲渡・転売などを阻止することが難しくなることが予想される（他機関からの譲受人はバンクの転売制限を受けないことや，他機関で大幅に加工された場合は当該他機関が試料の所有権を取得することによる）．試料の取り扱いについては，民法の規定を十分に踏まえてルールを定める必要があるが，現状ではきわめて不十分であるといわなければならない．

おわりに

　以上の通り，現行の個人情報保護ルールには，医学研究における妥当性にも法律との適合性にもきわめて問題が多く，近い将来に新規立法を含む抜本的な制度改正がなされる必要がある．その間，医学研究の現場では混乱が続く可能性があるが，疑義があれば法律や研究倫理の専門家の助言を得る形で対処していただきたい．長期的には，研究現場から具体的な制度改正の要望が出されることが望ましいと考えられる．

文献

1）米村滋人：NBL，1103，2017
2）藤田卓仙：Law & Technology，74：25–34，,2017
3）新保史生：医学のあゆみ，259：787–791，2016

<著者プロフィール>
米村滋人：2000年，東京大学医学部卒．東大病院等での臨床研修後，'04年，東京大学大学院法学政治学研究科修士課程修了．同年より日本赤十字社医療センター循環器科勤務．'05年より東北大学大学院法学研究科准教授として法学の教育・研究を行う傍ら，循環器内科医として診療業務にも従事．'13年より現職．専門は民法・医事法．医学研究の法的問題を研究テーマの1つとしており，近年は「科学と法」の問題全般を扱っている．東北大学在職中に東日本大震災を経験し，大学の学生ボランティア支援を中心に復興支援活動にも従事．

2. バイオバンクとセキュリティ
—東北メディカル・メガバンク機構の取り組みを中心に

髙井貴子

プライバシー保護は，個人のゲノム情報と健康情報の研究利用が促進されるなか，喫緊の社会問題である．ビックデータが内包するプライバシー侵害リスクを，その研究利用性を確保しつつ調整する課題は挑戦的であり，技術的，法的，人的，物理的の多面的かつ総合的な取り組みが求められる．この問題解決のため，東北メディカル・メガバンク機構では，独自のセキュリティ基準を策定し，最新の技術を駆使したセキュリティ・システムを構築した．

1 東北メディカル・メガバンク計画における情報の収集と分譲

東北メディカル・メガバンク計画（TMM）は，収集した情報の外部機関における研究利用（分譲）を進めている．その実現のため，試料・情報の提供者のプライバシーを十分に保護しつつ，情報の研究利用価値の最大化を目標とした分譲体制を整備してきた．全世界においても，健康情報の研究利用とプライバシー保護の両立は挑戦的な課題であり，白熱した議論が交わされている[1]．そのなかでTMMは独自のセキュリティ基準を設け，最新の技術を駆使した分譲システムを開発してきた[2]．

[キーワード＆略語]
セキュリティ，二次利用，プライバシー保護

CSIRT：Computer Security Incident Response Team
DTA：Data Transfer Agreement
HIPAA：Health Insurance Portability and Accountability Act

TMMが開発するバイオバンクは，参加者の包括同意に基づき構築されたわが国初のバイオバンクであり，試料と情報の幅広い研究利用が可能である[3]．われわれは実際に15万人のコホート調査の参加者より，1,000種類を超える検体検査値と生理機能検査値，および3,000種類を超える社会人口統計学的因子，生活環境因子，罹患歴のデータを収集している．このコホート調査は前向き調査であるので，これらの健康情報は10年以上にわたりくり返し収集される．さらに，収集した試料を用いてゲノム情報とオミックス情報を解析し，健康調査情報と合わせた統合利用環境を提供している．われわれが提供する多種類かつ大量なデータの統合利用環境は，個別化医療・個別化予防の研究を推進する資産として，その有用性が高く評価されている．しかしながらこの統合利用環境は，プライバシー保護を脅かす危険な存在である．研究利用される情報の種類と量，および利用者の数が多ければ多いほど，プライバシー侵害のリスクは高まる[1,4,5]．プライバシーの侵害は，i）データの提供者が暴露されるリスク，ii）提供者の機微情報が漏洩するリスク，に分けて評価されている．

Security controls in an integrated biobank to protect privacy in data sharing
Takako Takai：Group of Information Management for Genome-Cohort Study, Tohoku Medical Megabank Organization, Tohoku University（東北大学東北メディカル・メガバンク機構コホート事業部コホート情報管理室）

表1　HIPAA の匿名化の標準

Safe Harbor【Limited Data Set】
1.　氏名
2.　住所*（ただし Zip-code3 桁は許可．20,000 人以上の住所区分は許可） 【2.　住所について除くべき項目はない】
3.　日付*（生年月日，入院日，退院日，死亡日，など）．年齢および生年は許可だが，90 歳以上の年齢はひとまとめにする． 【3.　日付について除くべき項目はない】
4.　電話番号，5.　FAX 番号，6.　電子メールアドレス
7.　Social security number，8.　Medical record number，9.　Health plan beneficiary number，10.　Account number，11.　Certificate/License number，12.　Vehicle identifiers，13.　Device identifiers
14.　URLs，15.　IP address
16.　生体認証（指紋や声紋），17.　顔全体の写真イメージ
18.　その他の unique identifying number

＊Limited Data Set では，住所と日付については制限なしに研究利用可能．文献7
をもとに作成．

2 情報の二次利用とプライバシー保護

　データ提供者の暴露，すなわち研究利用データの個人特定性の問題については，これまで，医療情報の二次利用を想定した研究に対して法整備が進められてきた．医療機関において収集される健康情報（医療情報）は当該患者の診療を目的として収集される．これを一次利用と呼ぶ．近年，これらの健康情報の研究資産としての有用性が注目されており，その目的外の利用（二次利用）である研究利用を可能とする手段が研究されてきた[6]．

1）HIPAA の匿名化のモデル

　現在，健康情報の二次利用におけるプライバシー保護の世界標準となっているのが，1996 年に米国議会が定めた HIPAA[※1]（Health Insurance Portability and Accountability Act）である．HIPAA の原則は研究利用する情報の匿名性，すなわち「研究者は誰のデータか知らない」ことにある．HIPAA は個人を特定しうる18 種類の情報を研究利用から除外する Safe Harbor モデル[7]を提唱し（**表1**），世界中で広く参照されてきた．しかしながら，その後の個人情報保護研究の進展

により，Safe Harbor モデルではプライバシーが守られない事例が次々に発見され，なおかつ二次利用データの研究利用価値をも損なうことが問題視されるようになった[6) 8) 9)]．この状況を打開するため，米国政府は 2002 年に Limited Data Set モデル[10]を提唱する（**表1**）．Limited Data Set モデルでは日付と住所情報を研究利用可能とし，医療情報の研究利用性を大幅に向上させた．その一方で，データ提供者のプライバシーを保護するため，研究利用にあたっては情報漏洩に対するセキュリティ対策と，研究利用者が個人を特定する行為を禁じる契約の締結がセットで実施されなければならないと定めている．TMM はこの Limited Data Set モデルを情報分譲のセキュリティ基準として採用している[2]．

2）個人ゲノム情報の特殊性

　さらに，個人ゲノム情報を合わせて研究利用するためには，個人ゲノム情報の特殊性の考慮が必要である．個人ゲノム情報は，A）体質や疾患の発症を予測できる，B）唯一無二の究極の個人識別性をもつ，C）血族関係を決定する，という点で特殊である[1) 11) 〜13)]．この特殊性をかんがみ，英国 Sanger Centre[14]と米国 NCBI[15]が個人ゲノム情報の外部機関における研究利用について定めた規則が公開されており，これらが世界の標準として参照されている．両規則は基本理念を共有しており，①研究利用情報をセキュリティ・リス

※1　HIPAA

米国で発行された，医療情報の電子化に関連するプライバシー保護について定めた法律．

表2　TMMにおけるセキュリティ分類

分類	個人特定性	アクセス制限	適合するデータ	除外するデータ	Replication	Resource availability	Distinguish-ability
オープン	なし	オープンアクセス	集合レベルの統計値	個人レベルの情報	低い	低い	低い
スタンダード	低い	規定のセキュリティ基準を満たす環境下で研究利用が可.	デモグラフィック情報	個人ゲノム情報，稀少疾患の罹患歴	高い	日本では低い	低い
			生化学検査情報，生理機能検査情報，人口社会学的調査情報，生活習慣の調査情報，稀少でない疾患の罹患歴情報		低い	低い	高い
ストロング	高い	TMM建物内のセキュリティ区画の中でのみ研究利用が可.	個人ゲノム情報	なし	高い	日本では低い	高い
			稀少疾患の罹患歴情報	なし	高い	高い	高い

クの強さに応じて分類すること，②研究利用者と研究内容について審査すること，③物理的，技術的，人的セキュリティ対策を講じること，④プライバシー保護の契約を結ぶこと，を求めている．この対策は，個人ゲノム情報の研究資産としてのきわめて高い有用性およびその社会貢献の可能性の大きさと，プライバシー保護という相反する問題を，同時に最善のバランスで解決するための現実的な施策であると考えられている．この対策は，ⅰ）データの提供者が暴露されるリスク，ⅱ）提供者の機微情報が漏洩するリスク，の両方に効果的である．

3 東北大学東北メディカル・メガバンク機構におけるセキュリティ基準

　東北大学東北メディカル・メガバンク機構では，コホート参加者より提供された健康情報とゲノム／オミックス情報を分譲するために，HIPAAのLimited Data Setモデルおよび英国Sanger Centerと米国NCBIが公開する規則を参照し，TMMの目的と体制に適応するよう考慮した独自のセキュリティ基準を整備している[2]．TMMの目的は，個別化予防・個別化医療の実現[16]にあり，それに必要となる試料と情報を収集するコホート調査を実施するとともに，幅広い研究利用に供する複合バイオバンクの構築を目標としている．これを支えるセキュリティ基準は，以下を目標とする．

a）できる限り利用価値の高い情報を分譲するよう努める．そのために，われわれは試料と健康情報を収集するだけでなく，われわれ自身が試料を積極的に解析してゲノム／オミックス情報を獲得し，健康情報と合わせて分譲できるよう，必要となるセキュリティ基準を定める．

b）できる限り幅広い利用者へ情報を分譲できるよう努める．そのために，われわれは機密情報を物理的に完全に隔離するセキュリティ区画を建物内に設置し，この区画内であれば自由に機密情報にアクセスできる環境を整備する．さらに，遠隔地よりこのセキュリティ区画に安全にアクセスできるしくみを整備して，日本国内の複数の拠点から機密情報の研究利用が可能となるよう，セキュリティ基準を定める．

　われわれのTMMにおけるセキュリティ基準の概要を次にあげる．

・研究利用情報をセキュリティ・リスクの強さに応じてオープン，スタンダード，ストロングの3種類に分類した（**表2**）．

・研究利用の申請を受け審議のうえ利用を承認する試料・情報分譲審査委員会を設置した．

・物理的セキュリティ対策として専用の独立した建物を新設し，この建物の入退管理を徹底した．

・技術的セキュリティ対策として専用の閉域ネットワークを敷設し、厳密なアクセス制御を行い、ログ管理を徹底した.

・人的セキュリティ対策として、機構内のCSIRT[※2] (Computer Security Incident Response Team) にあたる情報セキュリティ委員会を設置するとともに、情報の研究利用における責任体制を整備した. 外部機関における研究利用については、DTA[※3] (Data Transfer Agreement) の締結を必要とし、その内容を定めている.

1）セキュリティ・リスクによる分類

TMMのオープン、スタンダード、ストロングの3種類のセキュリティ分類は、データの個人特定性（データの提供者が暴露されるリスク）を基準としている（**表2**）. 個人特定性のないデータセットはオープン分類となる. オープン分類のデータセットは、インターネットで公開され自由にアクセスできる. これは、集団レベルの統計量が該当する. 個人特定性が低いデータセットはスタンダード分類となる. HIPAA Limited Data Setに準拠して匿名化されたdemographicsと、生化学検査値、生理機能検査値、および調査票で回答される人口社会学的調査値と生活習慣の調査値、さらに稀少疾患を除く疾患の罹患歴が該当する. HIPAA Limited Data Setは日付と住所情報の研究利用を許可するモデルである（**表1**）. TMMでは、調査の実施日、および沿岸あるいは内陸の住所区分の情報までを分譲対象とし、その他の日付と住所情報については分譲対象から外すことにより、研究利用性とプライバシー保護のバランスの最善化を図っている. 個人特定性が高いデータセットはストロング分類となる. 個人ゲノム情報および稀少疾患の罹患歴情報が該当する.

スタンダードとストロング分類のデータ利用においてはDTAの締結を必要とする. ストロング分類データ

※2　CSIRT

コンピュータやネットワークにかかわるセキュリティ上の問題について対応する組織. セキュリティ事故発生には対応策の決定組織となる.

※3　DTA

ヒト由来のデータを研究目的で他機関へ提供する際に、両機関の間で締結する契約書. TMMの場合、データ提供者の特定を禁止する条項が含まれている.

表3　遠隔セキュリティエリアの整備状況（2017年9月時点）

機関名
情報・システム研究機構ライフサイエンス統合データベースセンター
長崎大学原爆後障害医療研究所
国立成育医療センター
日本製薬工業協会
神奈川県
大阪大学医学系研究科（整備中）
東京大学医学系研究科

は、TMMの建物内に完全に隔離されたセキュリティ区画における利用のみが認められている. 一方スタンダード分類データは、規定のセキュリティ基準を満たす環境である限り、日本国内どこでも研究利用できる. なお、われわれのセキュリティ分類で基準となる個人特定性の評価についてはreplication（その属性値が何度もくり返し観測され得る）、resource availability（属性値から氏名を推定しうる外部情報が利用できる）、distinguishability（識別性、属性値の組合わせが個人を識別しうる）の3種の性質を総合的に判断した結果を採用している（**表2**）.

2）物理的セキュリティ対策

物理的セキュリティ対策として、TMM事業を実施する建物は、他の大学の建物から独立した立地にあり、すべての扉について入室管理システムと監視カメラシステムを配備している. 認証はICカード方式と虹彩認証方式をセキュリティ区分に応じて使い分けている. 技術的セキュリティ対策として、専用の閉域ネットワークを配備し、研究利用データはこの閉域ネットワーク内に完全に隔離している. この閉域ネットワークは、ログインパスワードとして指紋認証を要求し、デバイス接続、操作ログ、ウイルス感染状況を中央で管理・監視している. 端末はすべてシンクライアント端末である.

ToMMo専用の建物の外からこの閉域ネットワークへ接続する必要がある場合には、仮想専用線VPNを利用する. 実際に、分譲情報の研究利用を目的としたVPN接続拠点（遠隔セキュリティエリア）を整備、関東地区で7カ所、関西地区で3カ所、開設している（**表3**）. 閉

域ネットワーク内では，ストロングに分類される機密情報の研究利用が可能となっている．

3）人的セキュリティ対策

人的セキュリティ対策については，機構長をヘッドとする情報セキュリティ委員会を設置し，内規の整備，ネットワーク接続申請の審議，遵守状況の監査，セキュリティ教育，を実施するだけでなく，緊急時のCSIRTとしての役割を担っている．情報分譲においては，各分譲の目的と研究計画の妥当性を審議する試料・情報分譲審査委員会を設置した．この委員会は，全国の倫理法令の専門家で構成されている．分譲情報を利用する研究は，試料・情報分譲審査委員会と，各機関の倫理委員会で事前に承認される必要がある．分譲されたデータのセキュリティについては分譲先の研究機関が担う．分譲先の機関では分譲情報のセキュリティを担当する責任者を任命し，このセキュリティ責任者が分譲後のデータのセキュリティについて全責任を負う体制となっている．セキュリティ責任者のためのガイドラインとセキュリティ講習，また一般ユーザのためのセキュリティ講習については，講習ビデオを作成し，希望者に配布している．

4 今後の課題

改正個人情報保護法でゲノム情報は，匿名化処理の有無にかかわらず常に個人識別性のある情報として扱うべきであると明記された．TMMのセキュリティ基準は，当初よりこの考えに基づいて設計されているため，改正個人情報保護法への追加対応は不要と考えている．TMMから分譲されるゲノム情報は，遺伝型を決定済みであるが，その疾患関係性についてのアノテーションはまだ付けられていない[17]．今後，疾患関連性情報付きのゲノム情報を分譲する際には，より高度なセキュリティ対策が求められる[11]．家族関係情報についてTMMでは，三世代コホート調査に参加した7万人について，自己申告の家系情報を収集している[3]．この家系情報は現在研究利用の対象となっていないが，今後の研究利用に向けた準備においては，ゲノム情報から判明する家系情報が，自己申告の家系情報と不一致である場合など，きわめて機微性の高いケースが想定される．ELSI（倫理的法的社会的課題検討）委員会，および試料・情報分譲審査委員会を構成する学外の専門家の意見をふまえ，参加者のプライバシー保護と研究利用性の双方を最大化できる解の探索がわれわれに与えられた課題である．

文献

1）Jiang X, et al：Med Care, 51(8 Suppl 3)：S58–S65, 2013
2）Takai–Igarashi T, et al：BMC Med Inform Decis Mak, 17：100：2017
3）Kuriyama S, et al：J Epidemiol, 26：493–511, 2016
4）Malin B, et al：Hum Genet, 130：383–392, 2011
5）Malin B, et al：J Investig Med, 58：11–18, 2010
6）「Beyond the HIPAA Privacy Rule」（Nass SJ, et al/eds），National Academies Press, 2009
7）HIPAA Privacy Rule: Guidance Regarding Methods for De–identification of Protected Health Information. Standards for privacy of individually identifiable health information, Final Rule 1996
8）Sweeney L：N Engl J Med, 338：1077, 1998
9）Sengupta S, et al：J Am Med Inform Assoc, 15：569–574, 2008
10）HIPAA Privacy Rule: RESEARCH. Standards for privacy of individually identifiable health information, Final Rule 2002, 45 CFR 164.501, 164.508, 164.512(i).
11）Naveed M, et al：ACM Comput Surv, 48：2015
12）Shoenbill K, et al：J Am Med Inform Assoc, 21：171–180, 2014
13）McGuire AL, et al：Genome Res, 21：1001–1007, 2011
14）「sanger. HUMAN GENETICS DATA SECURITY POLICY」http://www.sanger.ac.uk/datasharing/assets/wtsi_humgendatasecurity_policy.pdf
15）「NBDC. NBDC Security Guidelines for Human Data (for Data Users) ver. 2.0」https://humandbs.biosciencedbc.jp/en/guidelines/security-guidelines-for-users
16）Collins FS & Varmus H：N Engl J Med, 372：793–795, 2015
17）Nagasaki M, et al：Nat Commun, 6：8018, 2015

＜著者プロフィール＞

髙井貴子：お茶の水女子大学理学部卒業，東京大学理学系研究科修士課程修了，理学博士．生命医科学領域におけるパスウェイデータベースおよびオントロジーの研究に従事してきた．現在，東北大学東北メディカル・メガバンク機構において，ICTを活用した前向きゲノムコホート調査の情報収集システムの開発と，個人ゲノム情報・健康情報の研究利用におけるプライバシー保護について研究している．

3. バイオバンクと知的財産
—東北メディカル・メガバンク計画バイオバンクを例に

橋詰拓明

バイオバンクは，生体由来の各種試料やその各種試料に関連した各種情報を収集し有効活用することを基本的な目的とするものである．そのバイオバンクに関連してどのような知的財産が生まれるのか，また，生まれた知的財産はどのように活用されているのかについて概要を述べる．

はじめに

　わが国には，バイオバンク・ジャパン（BBJ），ナショナルセンター・バイオバンクネットワーク（NCBN），東北メディカル・メガバンク（TMM）のいわゆる三大バイオバンクと呼ばれるものをはじめとして多くのバイオバンクがある．基本的にその目的は，生体由来の各種試料やその各種試料に関連した各種情報を収集し有効活用することにある．これらバイオバンクで収集される各種試料・情報の詳細については後述する．

　その有効活用方法についてどのように考えているのか，あるいはその有効活用から生まれる知的財産をどのように取り扱うのかについて，本稿では，筆者がその設立に関与してきた東北メディカル・メガバンク計画バイオバンクを例にとって解説してみたい．

[キーワード＆略語]
バイオバンク，知的財産，分譲，著作権

BBJ：BioBank Japan（バイオバンク・ジャパン）
EVB：Epstein–Barr virus
　（エプスタイン・バーウイルス）
MTA：Material Transfer Agreement
　（分譲契約書）

1 東北メディカル・メガバンク計画バイオバンクについて

　「東北メディカル・メガバンク計画」とは，東北大学および岩手医科大学が実施者となる計画であって，「東日本大震災に被災された地域住民の方々にコホート調査を通じた長期健康支援を行うとともに，次世代医療として注目されている個別化医療，個別化予防を実現する拠点を構築し，震災後の創造的復興を成し遂げるため企画された計画」のことをいう．TMMは，東北メディカル・メガバンク計画に基づいて東北大学東北メディカル・メガバンク機構（ToMMo）と岩手医科大学いわて東北メディカル・メガバンク機構との協力のもとで収集された，地域住民コホートにかかわる約8万3千人分および三世代コホートにかかわる約7万3千人分の生体由来試料〔血漿，血清，エプスタイン・バーウイルス（EBV）感染により増殖能を獲得したヒトB細胞株，増殖T細胞，DNA，臍帯血，歯垢など〕，関連情報〔基本情報（性別，年齢など），生化学検査情報，ゲノム・オミックス情報，質問票情報（コホート参加者から得られた生活習慣などに関連するアンケート情報），生理学検査情報，MRI情報など〕などを主

Biobank and intellectual properties related to that
Hiroaki Hashizume：Group of Strategy–Planning for Intellectual Property, Tohoku Medical Megabank Organization, Tohoku University（東北大学東北メディカル・メガバンク機構総務・企画事業部知財戦略室）

として保管するバイオバンクである.

TMMでは，これら保管する試料・情報を広く社会で活用（シェアリング）してもらうために，所定の分譲手続きにしたがって種々の研究者にこれら試料・情報を分譲している[1].

なお，調査票情報，検体検査情報などについては，クリーニング処理を行った後に分譲対象とするようにしている．また，これら情報にどのようなものがどの程度の数で収納されているのかを分譲希望者が検索できるように「統合データベース dbTMM」（詳細は後述 **3** 参照）というものを構築し提供している.

さらに，東北メディカル・メガバンク計画では，収集された試料を解析して得られたゲノム情報やオミックスデータを統計処理して，以下のような情報の提供も行っている.

1）日本人全ゲノムリファレンスパネル—iJGVD（アカデミアへは無償提供）[2]

当機構では，まず1,070人分，その後2,049人の日本人ゲノムDNAを短鎖型次世代シークエンサーを用いて他機関の同研究よりも高精度にくり返し読みとり，各検体について1,500億塩基分（50回以上くり返したのと同じ程度）の配列情報を得た．これらのデータを国際基準ゲノムに貼り付け，日本人特有のゲノム多型を同定し，頻度情報として公開している．同機器の読みとりエラー率が高い問題を，この大量の配列情報取得と，高精度の塩基配列の新規再構成（デノボアセンブル）という情報科学的手法を用いることで克服し，今回の日本人の基準ゲノムの構築と公開を行うことができた.

2）日本人基準ゲノム配列—JRG（無償提供）[3]

1名の日本人ゲノムを長鎖型次世代シークエンサーを用いて徹底してくり返し読みとり，合計約3,000億塩基分（100回以上くり返したのと同じ程度）の配列情報を得て決定したものである．同機器の読みとりエラー率が高い問題を，1）と同様の手法で克服し，今回の日本人の基準ゲノムの構築と公開を行うことができた．2017年8月現在，基準ゲノム配列JRG v1, v2およびデコイ配列decoyJRG v1, v2を公開している.

3）日本人多層オミックス参照パネル—jMorp（無償提供）[4]

東北メディカル・メガバンク計画のコホート調査に参加した日本人血漿の網羅的メタボローム（1,008人分）およびプロテオーム（501人分）の統合解析を行った世界初の成果である．本解析は，質量分析（MS）法と核磁気共鳴（NMR）法を複合的に駆使することにより，日本人集団の血漿中の代謝物の濃度分布やタンパク質の頻度分布を明らかにすることに成功したものである.

4）3層オミックス参照パネル—iMETHYL（無償提供）[5]

エピゲノム（遺伝子修飾情報）の1つである全DNAメチル化情報の100人規模の解析にはじめて成功し，ゲノム情報およびトランスクリプトーム情報とあわせて3層オミックス参照パネルとして公開したものである．これらデータベースは，研究目的には自由に使用できるようになっている．例えば，製薬企業が研究のためにiJGVDを使用しようとした場合，iJGVDのデータをダウンロードして自社の研究のために使用しても問題はないし，その結果創出された知財についても当該製薬企業に帰属することになる．ただし，iJGVDのデータを用いて第三者から依頼された調査を行い，その結果を当該第三者に報告するといった商業的な使用は基本的に認めていない．なぜなら，この第三者もiJGVDからダウンロードして自分で調査すればよいからである．なお，前述したデータの詳細については第2章−14を参照願いたい.

2 分譲される試料・情報と知的財産について

TMMは，公的なバイオバンクとしての立場から，保管する試料・情報の分譲費用がアカデミアにとってもそれなりにリーズナブルとなるような方針をとっている．一方で，公的な試料・情報という点にかんがみ，分譲された試料・情報に基づいて得られたデータや知的財産権についてはその後広く活用できるように，分譲したものに関する知財については，①分譲したものを用いた研究で発生した知財は原則分譲先に帰属，②ただし，公的機関がその知財を教育・研究の目的で使用することは認めること，の2点が重要だと考えている．そのため，「研究試料及び研究情報の分譲に関する契約書」の「研究成果及びその知的財産権の取り扱い」に係る条項で以下のようなことをお願いしている.

> ・分譲された試料・情報に基づいて得られたデータについて
> 分譲された試料・情報に基づいた研究で生まれた新規情報に関する電子データを，研究実施期間終了後6ヶ月以内に本バイオバンクに無償提供すること．なお，無償提供の具体的な方法及び無償提供された本成果が本バイオバンクに収納された以降における，当該電子データの取扱については，TMMと分譲先とで別途協議する．
> ・分譲された試料・情報に基づいて得られた知的財産権について
> 分譲先は，分譲された試料・情報に基づいて得られた知的財産権を自己のものとする権利を有するが，国内非営利機関（大学，国立高等専門学校，国公立の研究機関及びそれ以外の非営利機関（独立行政法人，医療法人，公益社団法人等）をいう）が分譲された試料・情報に基づいた研究で生まれた分譲先の知的財産権を研究又は教育を目的として実施することについて，当該知的財産権を行使しないこと．

　なお，前述知的財産権の取り扱いについては疑問をもたれる方もおられるかもしれないので，もう少しTMMとしての考えを示しておきたい．まず，知的財産権というものは活用されてはじめて意味が出てくる権利であるとわれわれは考えている．言い換えれば，知的財産権を取得したとしても単に死蔵されているだけであれば基本的に何の価値もないものである．ではどのような形で活用すればよいのかについては，その知的財産権の保有者のみならず広く一般に活用方法を考えてもらうほうが広く活用される可能性が高いのではないだろうか．TMMではこのような考えで前述のようなお願いをしているのである．つまり，詳述すれば，前述したような各種非営利機関では分譲先の知的財産権を研究または教育を目的としてのみ実施するだけであるから，知的財産権保有者に経済的不利益を及ぼす可能性はきわめて低い．一方で，ある知的財産権をこのような非営利機関が研究または教育の目的で使用することによりその知的財産権の存在を知る人たちが増えるとともに，その新たな有効活用方法が見出さ

れてくる可能性が高くなってくると考えているのである．

　なお，このような考え方は，海外の主要公的バイオバンクでも採用されている．

　海外のバイオバンクにおける分譲先データおよび知的財産権についての取り扱いについて，例えばUK Biobankでは，分譲時の分譲契約書（Material Transfer Agreement：MTA）で以下のような条件を課しているので参照いただきたい（UK BiobankのMTAについては以下のURL参照：http://www.ukbiobank.ac.uk/wp-content/uploads/2016/11/Applicant-MTA.pdf）．

> ・分譲された試料・情報に基づいて得られたデータについて
> UK Biobank提供試料・情報を用いて得られた成果（Results Data）についてはUK Biobankにサブライセンス付のライセンスを与えること（UK BiobankのMTA "Generation of data during the Approved Research Project" の項3.5および3.6参照）．
> ・分譲された試料・情報に基づいて得られた知的財産権について
> UK Biobankから分譲された試料・情報に基づいて生まれた発明は，基本的にその提供を受けた者に帰属させている．ただし，UK Biobankは，その発明を特許権者が独占したために健康上の被害が生じるような場合には，その発明を第三者に許諾する権利を留保している（UK BiobankのMTA "Generation of data during the Approved Research Project" の項3.7および3.8参照）．

3 TMMの「データベース」と知的財産について

　TMMは，従来のバイオバンクが有していた検体および検体収集時に得られる各種情報（例えば，基本属性情報，検体の生化学情報，検体提供者の診断情報，提供者からの調査法情報など）を収納するといういわゆるバンク機能だけではなく，ゲノム・オミックス解析

やMRI検査を行うことができる解析センター機能も有する複合バイオバンクとして構築された．そのため，TMMは前述したiJGVD，JRG，jMorp，iMETHYLといったデータベースの他にも「統合データベースdbTMM」というデータベースを構築することができた．この「統合データベースdbTMM」は，TMMが保有する各種情報，例えば①基本情報（性別，年齢など），②検体検査（生化学検査）情報，③ゲノム・オミックス情報，④質問票情報（コホート参加者から得られた生活習慣などに関連するアンケート情報），⑤生理学検査情報，⑥MRI情報などを網羅的に検索できるデータベースである．その構造と機能の概略を図に示す．なお，統合データベースdbTMMについては第2章-10で詳細に記載しているのでこちらも参照願いたい．

このような大規模データベースを構築していくうえで重要となるものの1つにオントロジー（あるいはシソーラス，類語辞書）がある．ご承知のように，疾患（健康状態含む）のクラスタリング，類似症例については医師たちがいろいろな表現を用いている場合が多々ある．そのため，クラスタリング，類似症例についてどのような単語を使用するのかを決めていかないと，大規模データベースを構築しても各種検索は容易にはならない．そのため，このような大規模データベースを構築していくためには，このオントロジーをしっかりと構築していくことが重要である．なお，この構築はすでに検討が開始されている（「医療情報システムのための医療知識基盤データベース研究開発事業」など）．

ところで，ご承知のように，「（データベースに搭載される）情報の選択または体系的な構成によって創作性を有する」という要件を満たすデータベースについては，著作権が発生する（次の著作権法の条文抜粋も参照）．

＊著作権法条文抜粋
著作権法第2条1項10号の3
データベース「論文，数値，図形その他の情報の集合物であつて，それらの情報を電子計算機を用いて検索することができるように体系的に構成したものをいう．」
著作権法第12条の2
1 データベースでその情報の選択又は体系的な構

成によつて創作性を有するものは，著作物として保護する．
2 前項の規定は，同項のデータベースの部分を構成する著作物の著作者の権利に影響を及ぼさない．

また，データベースについては，著作権法で保護されなくとも，民法上の不法行為に該当するので保護されるとした中間判決例もある．

＊東京地裁平成13年5月25日中間判決より抜粋
・・・・民法709条にいう不法行為の成立要件としての権利侵害は，必ずしも厳密な法律上の具体的権利の侵害であることを要せず，法的保護に値する利益の侵害をもって足りるというべきである．そして，人が費用や労力をかけて情報を収集，整理することで，データベースを作成し，そのデータベースを製造販売することで営業活動を行っている場合において，そのデータベースのデータを複製して作成したデータベースを，その者の販売地域と競合する地域において販売する行為は，公正かつ自由な競争原理によって成り立つ取引社会において，著しく不公正な手段を用いて他人の法的保護に値する営業活動上の利益を侵害するものとして，不法行為を構成する場合があるというべきである．・・・・

つまり，この中間判決では，データベースそのものに著作物性が認められない場合，言い換えれば著作権法による保護が期待できない場合であっても，データベースという知的財産が無断複製，販売されたことについて，何の歯止めもなければ，他人の開発したものの無断複製販売が横行する危険性があると論説されているのである．さらに，この中間判決では，民法709条の規定「故意または過失により，他人の権利を侵害した者は，これにより生じた損害を賠償する責任がある」について，「ここでいう侵害は，必ずしも厳密な法律上の具体的権利の侵害であることは必要としない」とも論じている．

TMMとしては，iJGVD，JRG，jMorp，iMETHYL，「統合データベースdbTMM」といったデータベースのプログラムやそこで用いられるオントロジー（あるい

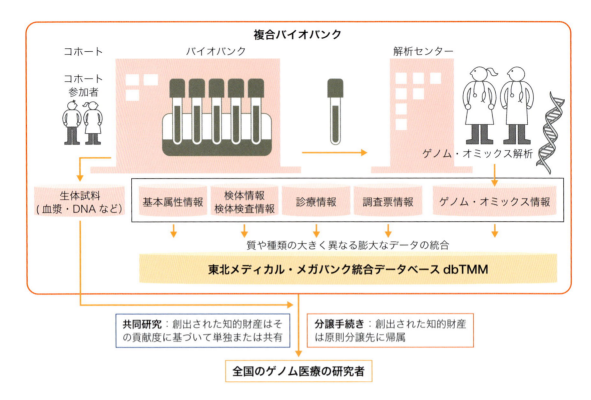

複合バイオバンク

コホート　　　　　バイオバンク　　　　　　　解析センター

コホート
参加者

ゲノム・オミックス解析

生体試料
(血漿・DNAなど)

基本属性情報　｜　検体情報
　　　　　　　　検体検査情報　｜　診療情報　｜　調査票情報　｜　ゲノム・オミックス情報

質や種類の大きく異なる膨大なデータの統合

東北メディカル・メガバンク統合データベース dbTMM

共同研究：創出された知的財産はそ
の貢献度に基づいて単独または共有

分譲手続き：創出された知的財産
は原則分譲先に帰属

全国のゲノム医療の研究者

図　複合バイオバンクの形成
　　東北メディカル・メガバンク (TMM) は複合バイオバンクとして，バイオバンクと解析センターをあわせもち，すべ
　　ての匿名化された情報を統合したバイオバンクを形成．

はシソーラス) についても著作権が発生する可能性は
あるとは考えているが，このようなデータベースその
ものやそれに関連するプログラムの基本的構成，さら
にはそこで用いられるオントロジーについてはむしろ
積極的に公開し，オールジャパンでより使いやすいも
のに育成していってもらいたいと考えている．
　また，TMM としては，日本各地に設立されたバイオ
バンク間の連携のため，インターネットから利用可能な
統合データベースおよびそこに搭載された情報にかかわ
るカタログデータベースを開発し，このシステムを国内
の主要なバイオバンクの横断検索に活用できるようにす
る計画も進めている．この計画実現のために，現在，
BBJ，NCBN，岡大バイオバンクと TMM との共同事業
として「バイオバンク横断型の試料・情報検索システム
の基盤構築とプロトタイプ開発」プロジェクトが立ち上
がっている．よい成果が得られ社会に貢献することを期
待したい．

文献

1) 東北メディカル・メガバンク計画：バイオバンク試料・情報
　関連ウェブサイト (http://www.dist.megabank.tohoku.ac.jp)
2) iJGVD (Integrative Japanese Genome Variation
　Detabase) (https://ijgvd.megabank.tohoku.ac.jp)
3) JPG (Japanese Reference Genome) (https://jrg.mega-
　bank.tohoku.ac.jp)
4) jMorp (Japanese Multi Omics Reference Panel)
　(https://jmorp.megabank.tohoku.ac.jp)
5) iMETHYL (integrative DNA methylation database)
　(http://imethyl.iwate-megabank.org/index.html)
6) biobank[uk] (http://www.ukbiobank.ac.uk/wp-content/
　uploads/2016/11/Applicant-MTA.pdf)

＜著者プロフィール＞
橋詰拓明：1979年3月，熊本大学大学院薬学研究科卒業．'79
年4月より某医薬系試薬会社に勤務．'86年3月より同社企画
部特許課 (現知的財産部) 勤務．2007年4月〜'14年3月ま
で同社知的財産部長．'14年4月〜'17年3月まで独立行政法
人工業所有権情報・研修館の委託を受けた一般社団法人発明
推進協会所属の知的財産プロデューサーとして東北大学東北
メディカル・メガバンク機構に勤務．'17年4月より東北大学
東北メディカル・メガバンク機構特任教授就任，現在に至る．

4. バイオバンクにおける倫理的課題
—時間経過に関する一側面を中心に

長神風二

バイオバンクにおける倫理的課題は複雑なものになりがちだが，①インフォームド・コンセント（IC），②プライバシー保護，③結果返却，④二次利用，⑤バンク運用（ガバナンス）に大別して整理した．また長期にわたる生体試料・情報の保管において，時間経過が生じさせる側面に特に焦点をあて，前述の5つのうちのいくつかが複合する例を示しながら，長期継続しているバイオバンクの状況を紹介する．また東北メディカル・メガバンク計画における実例から，独特の制度である分譲留保のしくみなどを紹介するなどして論じる．

はじめに

バイオバンクの現状と未来について語るとき，倫理的な課題の存在はしばしばセットで指摘される．多くの場合，試料および付帯する情報を保管し他機関と共有するバンキング事業のほかに，試料・情報の収集の基盤となる健康調査（コホート調査），試料を用いた解析研究，医療機関からの診療情報の取得など，分野をまたぐ多様な事業が複合しており，倫理的課題も複雑になりがちである．短い紙幅のなかでその膨大な課題をカバーすることは難しいが，本稿ではバイオバンクにおいて長期にわたる生体試料・情報の保管において，その時間経過が生じさせる側面に特に焦点をあてて，

その対応などについて東北メディカル・メガバンク計画の例も交えて述べていく．

筆者はいわゆる倫理学の専門家ではなく各倫理課題そのものの学術的な検討を行うことはできないが，大規模ゲノムコホートとバイオバンクを構築・運用する組織に属した担当者として，試料や情報を提供した個人の意思と権利を尊重しながら，いかに研究を促進させ得るかを検討してきた実務面から得た知見を中心に述べていく．

1 バイオバンクにおける倫理的課題の概観と分類

バイオバンクにおける多様な倫理的課題を有効に分類することは容易ではないが，例えば，提供された試料・情報が辿る経時的な道筋に沿った形で，非常に大雑把に以下のように分類することができる[1]．
①インフォームド・コンセント（IC）における課題
②プライバシー保護における課題

[キーワード＆略語]
バイオバンク，ゲノムコホート，結果返却

ELSI：Ethical, Legal and Social Issues
IC：informed consent
　　（インフォームド・コンセント）

Ethical subjects on biobank-an aspect of time course
Fuji Nagami：Group of Public Relations, Tohoku Medical Megabank Organization, Tohoku University（東北大学東北メディカル・メガバンク機構総務・企画事業部広報戦略室）

③結果返却における課題

④二次利用における課題

⑤バンク運用（ガバナンス）における課題

　（なお，バイオバンクに入る試料・情報が発生するのはICが行われた時点なので，ICを巡る課題を①とおいてみたが，そもそものICを承認する倫理委員会は①より前に行われるもののそれを巡る課題は前述の分類では⑤のなかで考えている．）

1）インフォームド・コンセント（IC）における課題

　ICにおける課題は，バイオバンクには常につきまとう課題で，例えば，2009年に出版された書籍でも冒頭数章を費やしており[2]，日本の文部科学省，厚生労働省，経済産業省によるヒトゲノム・遺伝子解析研究に関する倫理指針では2013年の全部改正時にバイオバンクにおけるIC取得が想定内に入ったことが大きな転換点[3]となり，ここ数年でも倫理的課題として研究対象となっている．課題は一言で要約してしまえば，同意の「幅」の問題であり，有効性や包括性の問題とも言い換えられる．

2）プライバシー保護における課題

　プライバシー保護における課題は，2015年の個人情報保護法改正とそれに呼応した指針改定との関係について最近のホットトピック[4]となっている（第3章-1参照）．また，2013年に米国ホワイトヘッド研究所の研究者による論文[5]などで示された通り，特にゲノム配列の情報は一定の個人到達性をもつ．わが国においては，現状において断片的であれ顕名で公開されているゲノム情報がきわめて少数の例外を除くとほとんどないために事態は欧米とは異なるが，数年の経過で劇的に状況が変化する可能性は否定できない（筆者自身は必ずしも大きな変化は起きないと想定している）．また東北メディカル・メガバンク計画のコホート調査のように，調査票を通じて取得するデータなど，ゲノム情報以外のデータが付随される場合や，調査へのリクルート時期や場所が付随情報から特定されるなどの場合には複合的な形で個人到達性が上がることも留意が必要だ．

3）結果返却における課題

　結果返却における課題は，本稿で問題にする時間経過が影響する中心的な問題の1つである．ゲノム解析やオミックス解析は，バイオバンク構築がはじめられ

てから数年以上が経過してはじめて行われるケースが大半であり，その間に提供者の意思も，周囲の環境も変化する．IC時点で想定していなかった事業を後から行うことの困難さを指摘する研究などがすでにある[6]が，5）で述べるバンク運営の観点からも，提供者の中長期的なかかわりを維持するうえで結果返却をいかに行うかはきわめて重要な点である．結果返却においては，誰がいつどのように，また何を返却する（すべき）なのかについても，必ずしも多くの議論がこれまでに積上げられてきたわけではない．さらに結果を返したことで生じ得る問題（保険などにおける遺伝情報差別など）も大きな課題である．

4）二次利用における課題

　二次利用の課題は，近年広いデータシェアの重要性がいわれていることもあり，大きな課題となってきている．本課題は，例えば，1）ICにおける課題との複合的な課題として，二次利用はどこまで当初ICにおいて想定されていたのか，また，その際の周知として主にオプトアウトがウェブサイトなどで行われるがそれで十分なのかといった点が問題となる．さらに，二次利用の拡大によって，2）プライバシー保護の課題は複雑化する．バイオバンクから特定の研究機関に提供された情報単独では個人到達性が低くとも，論文発表をはじめとする学術的な公開情報が複数の研究機関から出てそれが積み重なることで，断片をつなぎ合わせて個人到達性が生じるケースも考えられる．東北メディカル・メガバンク計画においても，そうした可能性について検討を行い，試料・情報分譲時に配慮を求めた契約を結ぶこととしている[7]．

5）バンク運用（ガバナンス）における課題

　バンク運用における課題は非常に幅広い．先にあげた倫理委員会の課題もそうだが，そもそものバンクをどのように構築し，その利活用についてどういう審査などのしくみを導入するか，商用化の問題など多彩なものを含む．公共財としての性格を帯びるバンクに対して，その運営にどのように外部の意見を反映するかという課題もある（"Public consultation"と海外で称されることも含む）．バイオバンク・ジャパンを構築してきたオーダーメイド医療の実現プログラムではELSI※検討委員会[8]のしくみを整えているほか，京都大学が滋賀県長浜市と進める「ながはま0次予防コホート事

業」では参加者によるNPO法人組織が立ち上がる[9]など，市民参加のしくみが整えられてきた．東北メディカル・メガバンク計画でも先例にならってELSI委員会を組織し，また，地域のステークホルダーが参加する地域協議会を開催するなどしてきた．

前述した1）〜5）は，特にバンク運営が長期にわたることで複合的な性格を帯びてくることが多い．4）二次利用は，外部機関へのデータ提供が時間をおいて数次に及ぶなかで，その間に同意撤回などが生じると，同じデータセットを提供するはずが，撤回者分が差分になることにつながりかねず，2）プライバシー保護に支障を生じる可能性が出る，といったことが考えられる．3）結果返却の課題は，（東北メディカル・メガバンク計画の三世代コホートのように家系情報を伴うコホートを基盤にしたバンクでは特に）思わぬ血縁関係を発露させないような慎重な配慮が必要となる．また時間経過との関係でいえば，1）ICの時点においては全く想定し得なかった技術が出現して解析可能となった結果の返却を受ける意思の有無の確認方法などが実践的な課題となってくる．

2 バイオバンクの継続にあたっての課題 —UK Biobankの例などを参考に

前項の終盤でバイオバンクが長期にわたることで複雑化する倫理的課題についてあげたが，実際に長期にわたって運用されているバイオバンクにおいて，倫理的課題にどのように直面しているかは，公開されている委員会などの報告書からも見てとることができる．

例えば，英国のUK Biobankは，2006〜2009年にかけて公募により50万人の参加者を得たが，当然ながら2017年現在の課題はICではなく継続に関する面が主になる．最新のEthics and Governance Council（倫理・ガバナンス委員会）の報告書（2016〜2017

※ ELSI

Ethical, Legal and Social Issues. 倫理的法的社会的課題. 特に医学・生命科学研究において，研究を行う過程あるいは研究の結果生じる，倫理的，法的，および社会的な課題を総称してELSIと呼びならわしている. ゲノム医学関係の大型プロジェクトでは，社会との接点の諸相で生じる課題は多岐に及ぶため，それを議論するために多様な専門家や住民などの代表などから構成されるELSI委員会が組織されることがある.

年版）を見ると，同委員会での活動項目として7つの見出しが立てられ，「アクセス」（試料・情報の分譲ないしデータシェアに相当），「イメージング研究の拡大」「ジェノタイピングの促進」「参加者への追跡調査」「バイオバンクのコミュニケーション活動」「IT技術とデータセキュリティ」「倫理・ガバナンス体制の見直し」とある[10]．

また，オーダーメイド医療の実現プログラムのELSI検討委員会による「バイオバンク・ジャパン（BBJ）第3期終了に向けての倫理的・法的・社会的問題と対応への提言」[11]（2016）における主な課題として項目立てされているのは，「参加者への解析結果の返却」「データシェアリング（特に臨床情報）」である．

UK Biobankにおいて，イメージングとジェノタイピングの課題がクローズアップされているのは，ここ数年に大規模な進展があったためで，イメージングではコホート参加者を対象に10万人規模でのサブコホートを形成する研究がパイロット研究の後に開始され，ジェノタイピングは全参加者検体を対象としたアレイ解析が行われたためである．既存のコホート調査に対して，追加する〔アドオン（Add-on）する〕形で新たな研究が追加されることは最近の前向きコホート研究を基盤としたバイオバンクの特長で，収集してきた試料・情報をより豊かにしたり，新規の参加者メリットを出すことで追跡情報を得やすくしたりする狙いなどがあると考えられる．オランダのLifelinesでは，additional studiesとして新規課題を公募する形[12]をとっているが，こうした形式は一方でコホート調査やバイオバンクに対する出資や参画研究機関を拡大・多様化させ，倫理的課題もより複雑になる傾向は否めない．

オーダーメイド医療の実現プログラムのELSI検討委員会は，参加者への遺伝情報の解析結果の返却について，「研究で得られた結果であり，精度管理された臨床検査の結果ではないこと，および医療機関での対応が整っていないことから原則として返却すべきでない」，という結論に達している．この結論自体は，遺伝情報回付のパイロット研究をスタートさせたとはいえ，コホート調査参加時とは別の形でのICおよび採血・遺伝学的検査を経て行っている（第4章-3参照）東北メディカル・メガバンク計画の方針と基本的には同様と

いえるが，報告書のなかで「状況は現在急速に変化しているため，今後，適宜見直しが必要」といった言及がみられるなど時間経過による難しさをにじませているものである．

3 時間経過の問題にどう対応するか

本項では東北メディカル・メガバンク計画でこれまでに対応した，あるいは現在直面しつつある課題について具体的に述べていく．

1）試料・情報分譲のしくみにおける留保制度

バイオバンクの試料・情報の利用は，同意時点から数年，時として5年10年という時を経て，当時は想像もつかなかった研究手法も時に交えて実行される．同意時点ではつまびらかでない研究内容は，内容が決まった時点で公開する，というのがバイオバンクでおおむね行われていることだ．参加者は随時の同意撤回の権利があるので，意に染まぬ研究内容にはその権利を行使できる．しかし，「その特定の」研究だけが問題で，引き続きバイオバンクそのものには参加し続けたいというケースもあるだろう．東北メディカル・メガバンク計画では，そこで，「分譲留保」と名付けた制度を設けた．公開された特定の個別研究に対して，一定期間内に申し出ればそれに対する自らの試料・情報の提供を差し止めることができる．参加者の同意内容が研究の進捗に応じて変化するいわゆる dynamic consent[13] の一形態ともいえる．当計画の実施にあたっては変動し続ける状況に対応するためのいわば苦肉の策であったが，運用は非常に困難な面があり，データセットの確定が遅れることや，例えば共同研究相手が増えた場合に改めて公開した結果，その際に生じる留保は増えた相手に対してのみ有効と考えるのか，など，多数の検討課題を生んでいる．

2）遺伝学的検査に対する意識の変化への対応

時間経過による変遷は，解析技術の進歩などのみならず，社会的な意識などの変化にも現れる．消費者が医療を介さずに遺伝学的検査を受けとるいわゆるDTC（Direct to Consumer）は，たいへんな勢いで広告・宣伝が展開され，社会に流布している．結果として，研究機関が解析結果を得ていながら参加者に対して伝えていないのは一種のずるさとして受けとられるシー

ンが増えてきていることを実感している．昨今，医療機関で乳がんなどの遺伝学的検査を自費診療で行うケースがあるが，数十万円以上のパネル検査などを受けるか逡巡した方は，一方でゲノム解析を伴うコホート調査やバイオバンクに参加していればその結果をなぜ使えないのか，と感じるのは自然の成り行きであろう．現状において，東北メディカル・メガバンク計画においては，遺伝情報解析の結果は小規模のパイロット研究を通じたものを例外として返却不能としているし，ましてや医療機関での診療利用に提供することはできない．しかしながら，参加者の意識として返却を当然視する声は年々高まることが容易に想像され，今後の大きな課題となることが想定される．

おわりに

本稿では，バイオバンクの倫理的課題について，特に長期にわたる試料・情報保管とその後の解析の結果，当初同意から時間があくことから生じる課題などを中心に述べてきた．問題の本質は必ずしも新しいものではないが，自己情報コントロール権的な議論も考えると，より参加者との関係性を保ち続けた形での同意の保持などを，ICT技術などを活かして構築していくことが未来像と考える．

文献

1）Hansson MG：Br J Cancer, 100：8-12, 2009
   ↑本文中の分類は筆者によるものだが，格別新規性のあるものではなく，多くの文献でも似たような分類をしている．例えば，Hansson MG：Br J Cancer, 100：8-12, 2009.
2）「The Ethics of Research Biobanking」（Solbakk JH, et al, eds），Springer, 2009
3）「文部科学省『ヒトゲノム・遺伝子解析研究に関する倫理指針』の改正等について，2013」http://www.mext.go.jp/b_menu/houdou/25/02/1330734.htm
   ↑特に，改正を知らせたウェブサイト（文部科学省）における「改正のポイント」，もしくは，「施行通知（厚生労働省）平成25年2月8日付」http://www.mhlw.go.jp/seisakunitsuite/bunya/hokabunya/kenkyujigyou/i-kenkyu/dl/130208tuuchi.pd
4）清水佳奈，他：実験医学，35：600-605, 2017
5）Gymrek M, et al：Science, 339：321-324, 2013
6）Fullerton SM, et al：Genet Med, 14：424-431, 2012
7）東北メディカル・メガバンク計画「バイオバンク試料・情報関連ウェブサイト 申請に関する文書・様式」http://www.dist.megabank.tohoku.ac.jp/flow/form/index.html

8）「オーダーメイド医療の実現プログラムウェブ ELSI 検討委員会の紹介」https://biobankjp.org/plan/elsi_com.html

9）特定非営利法人 健康づくり0次クラブ（http://www.zeroji-club.com/）

10）「UK Biobank Ethics and Governance Council, Annual Review 2016/2017」https://egcukbiobank.org.uk/sites/default/files/UKBEGC_Review2016_2017.pdf

11）「オーダーメイド医療の実現プログラム ELSI 検討委員会『バイオバンク・ジャパン（BBJ）』第3期終了に向けての倫理的・法的・社会的問題と対応への提言，2016」https://biobankjp.org/hotnews/pdf/elsi_201610.pdf

12）Lifelines（https://www.lifelines.nl/researcher/biobank-lifelines/additional-studies）

13）Kaye J, et al：Eur J Hum Genet, 23：141-146, 2015

<著者プロフィール>

長神風二：東北大学東北メディカル・メガバンク機構特任教授．総務・企画事業部副部長．広報戦略室長．コホート調査，複合バイオバンク等を推進する機構の広報責任者と，同機構において倫理委員会の運営などの倫理面の担当，および各方面との折衝を担当する企画担当を兼ねる．日本科学未来館の展示開発担当や，科学技術振興機構における科学技術コミュニケーション事業の担当，東北大学脳科学グローバルCOE特任准教授などを経て現職．2014年度グッドデザイン賞受賞．

3章

法制度，知的財産，倫理等の諸問題

5. バイオバンクを構築するために必要な人材とその育成

鈴木洋一

バイオバンクを構築，運営するためには，多岐にわたる職種の協調的な体制が必要である．大規模ゲノムコホートへの参加者の検体と情報を蓄積するバイオバンクでは，①バンクの設計やコホート研究のデザインにかかわる疫学，医学系研究者，②医療・疫学情報を扱う情報系の研究者と技術者，③ゲノムやオミックス解析を行う実験系および情報系の研究者と技術者，④インフォームド・コンセントを担当するゲノム・メディカルリサーチコーディネーター，⑤遺伝情報を含む結果の回付に関係する遺伝子医療の担当者，などの育成が課題となる．

はじめに

　バイオバンクを構築し運営するためには，多様な人材が必要とされるが，体系的な人材育成に関する情報は海外を含めてほとんどない．東北メディカル・メガバンク計画[1][2]のバイオバンクでは，国内外の先行するバイオバンク，すなわち国外ではUK Biobank[3][4]，国内ではバイオバンク・ジャパン[5]などを参考に，必要な作業とそれにかかわる人材の育成を走りながら考えてきたというのが実情である．

　本稿では，まずバイオバンクの構築，運営に関してどのような人材が必要か整理し，先行するバイオバンクの人材育成について簡単にふれ，引き続き東北メディカル・メガバンク計画のバイオバンクでの取り組みについて紹介することとする．

1 バイオバンク構築，運営のフェイズと人材の関係

　表1に，バイオバンクの構築，運営に必要な作業と作業に必要とされる職種をまとめた．本稿では，バイオバンクの事業を，試料・情報の取集，保存，利用の3つのフェイズに分けて整理することとする．

1）試料・情報収集のフェイズ

　「疾患バイオバンク」では，病院に通院，入院してい

[キーワード&略語]
ゲノムコホート，一般住民コホート，インテリジェント・バイオバンク，人材育成，ゲノム・メディカルリサーチコーディネーター

GMRC：Genome Medical Research Coordinator
（ゲノム・メディカルリサーチコーディネーター）
IC：informed consent
（インフォームド・コンセント）

Development of human resources for establishing a large population-based biobank
Yoichi Suzuki：Group of Education and Training, Tohoku Medical Megabank Organization, Tohoku University[1] /Department of clinical genetics, Ageo Central General Hospital[2]（東北大学東北メディカル・メガバンク機構総務・企画事業部人材育成室[1] /上尾中央総合病院臨床遺伝科[2]）

表1 バイオバンク事業フェイズ別作業と必要な人材

事業	細目	必要な作業	必要な人材
試料・情報収集	コホートの形成，研究参加者のリクルート	コホートの計画	疫学研究者， 生命情報科学者，医学研究者， 倫理審査委員会構成員， 管理・運営担当者（政府など）
		行政・自治体との交渉， 広報活動	疫学研究者，広報担当者 （編集責任者，記者，デザイナー）
		インフォームド・コンセント取得	ゲノム・メディカルリサーチコーディネーター（GMRC）
		試料の取得 ・生理学的検査 ・調査票情報の取得	医師，看護師，臨床検査技師， GMRC， 疫学研究者
		研究の情報管理 ・情報の入力・電子化 ・情報の管理・データベース構築	TMM 医療情報コーディネーター， 医療情報技術者， データマネージャー
	研究参加者のフォローアップ	参加者とのコミュニケーションの維持， 疾患発症情報の収集， 広報活動	疫学研究者， GMRC， TMM 医療情報コーディネーター， 広報担当者
試料・情報保存	試料保存法の設計	保存施設の設計	疫学研究者，ゲノム解析研究者，臨床医学系研究者，医療情報技術者/研究者
	試料の処理	生体試料の処理，試料分離・分注，細胞培養，DNA，RNA の精製	実験系研究者， 実験系研究支援者
	試料の管理	試料・情報の匿名化業務，管理業務， データベース管理， LIMS（Laboratoy Information management system）の管理	データマネージャー， 医療情報技術者/研究者， 実験系研究支援者
試料・情報利用	参加者情報と解析結果の管理・利用	データベース構築， データベース運用	医療情報技術者/研究者， データマネージャー
	試料の解析	ゲノム解析， オミックス解析	スーパーコンピューター関連スタッフ， 実験系研究者，実験系研究支援者， バイオインフォマティシャン， 生命情報研究者， 遺伝学の研究者，遺伝疫学の研究者，医学・生物研究者
	解析結果の社会への還元	論文発表， ウェブ公開， プレスリリース	疫学・遺伝学・臨床医学の研究者，医療情報技術研究者，バイオインフォマティシャン，生命情報研究者， 広報，サイエンス・コミュニケーター
	試料・情報の利用受付（分譲）	利用受付， 審査委員会， 情報の提供， 試料の提供	医学・生物研究者， 倫理審査委員会担当者， 医療情報技術者，実験系研究補佐員
	参加者への測定・解析結果の還元	個人ごと遺伝情報・臨床情報の管理， 遺伝情報の結果の解釈， 対象者への説明・フォローアップ	データマネージャー，医療情報技術者/研究者，バイオインフォマティシャン，生命情報研究者，臨床遺伝専門医，認定遺伝カウンセラー，GMRC

3章 法制度，知的財産，倫理等の諸問題

る患者の血液や組織，生理学的検査情報を蓄積することになる．この場合は，病院内で検査，採血，手術を担当する看護師，臨床検査技師が中心となって試料収集する．一方，「ポピュレーション（住民型）バイオバンク」では，地域の一般住民の参加者から，試料，情報を収集することになる．この場合は，地域の住民の方々をリクルートする作業が重要かつマンパワーを要するものとなる．さらに，コホート研究では，エントリー時の検体，情報の収集後も，参加者とのコミュニケーションをとり続けること，調査中の情報の収集，二次調査における検体の追加での収集も重要な業務となる．**表1**，**2**に示しているように，広報も含めた幅広い人材が必要となる．

2）試料・情報保存のフェイズ

バイオバンクとしてどのような試料や情報を蓄積するのか，保冷庫などのハードウェアをどうするのか，検体と情報の管理をどうするかなどの設計には，疫学研究の専門家を含めた幅広い分野の研究者が関与する必要がある．

研究参加者から採取された検体は，匿名化の処理と適切なデータベースによる管理が必要とされる．その後，血液であれば，血漿や血清と細胞成分の分離，血液細胞からのDNAの精製など，実験系の研究支援者による作業で適切に処理した後にバイオバンクの冷凍庫，冷蔵庫に保管されることになる．この作業には主に生化学系の実験に詳しい研究者と技術者が必要とされる．

バイオバンクに蓄積された試料・情報を適切に管理するためには，情報系の専門家と実験系の専門家の協調した作業が必要とされる．

3）試料・情報利用のフェイズ

バイオバンクはそこに蓄積された試料と情報を使って解析を行い，参加者への成果還元が行われてこそ価値がある．まずはバイオバンクの試料・情報が適切に利用されるためにも，情報系の専門家の果たす役割は欠かせない．次に実験系の解析，それに引き続く情報処理にかかわる人材が必要である．生化学系の研究者・研究支援者，バイオインフォマティシャン，人類遺伝学者，医療情報技術者/研究者がこれにあたることになる．バイオバンクの成果の社会的還元に関係する人材としては，サイエンス・コミュニケーター的な

広報担当者が必要である．

現時点では，パイロット研究の段階であるが，東北メディカル・メガバンク計画では，コホート参加者に対して遺伝情報の結果を回付している．このプロセスにも**表1**に示した多くの人材が関与しているが，参加者に結果を説明するのは，臨床遺伝専門医と認定遺伝カウンセラーなど遺伝カウンセリングの経験があるスタッフである．一般市民にゲノム解析の結果を還元することが一般化する時代に向け，単一遺伝子病および多因子疾患の結果を回付していくための人材として，遺伝性疾患のリスクを正しく一般の人々に説明し，結果に基づく適切な行動を促すための人材の育成が必要と考えている．そこには，遺伝医療の専門家である臨床遺伝専門医や認定遺伝カウンセラーが行っている仕事を一部担える新しい職種の人材の育成と確保が必要かもしれない．

バイオバンクの試料・情報を外部の研究者が利用できるための体制づくりも，非常に重要な業務である．そこには，必ずしも研究計画の審査を通さなくても簡単に利用できるゲノム解析結果の利用環境の開発も含まれる．試料・情報の利用申請の受付や審査過程には，遺伝子・ゲノム解析研究に詳しい研究者の参画が必要である．外部研究者へ試料を提供する場合には，生化学実験系の研究支援者の作業が必要であり，さらには情報系の技術的サポートも必要である．

2 バイオバンクを構築，運営するための人材

表2には，各職種名と主な仕事の内容を示した．実際の現場では，1人の人間が複数の役割を担っていることもあるが，教育すべき内容が職名ごとに異なってくるため，職種ごとの整理には意味があると思われる．**図**には，バイオバンクの主にエントリー時の試料・情報の流れと関連する人材を示している．

ゲノムコホートを構築するうえで必要とされる人材で，他の医療系，生物学系の人材育成のトラックからのリクルートでは確保が不可能な人材として，参加者へのインフォームド・コンセント（IC）を担当することを主な仕事とする「ゲノム・メディカルリサーチコーディネーター」（GMRC）が真っ先にあげられる．本

表2　ゲノムコホート研究におけるバイオバンクに関係する職種

職名	内容
ゲノム・メディカルリサーチコーディネーター（GMRC）	研究参加の可能性のある人々に研究の内容を説明し，参加同意書を書いてもらうというインフォームド・コンセントの取得が最も重要な仕事だが，アンケート調査，各種検査，採血など，参加者の情報を収集する仕事も行うことが多い．
TMM医療情報コーディネーター	詳細二次調査のGMRC業務および病院の医療情報に基づいた正確な表現型情報を取得する人材である．
データマネージャー	コホート参加者に関する臨床情報と生体試料に関する情報をコンピューターで扱えるようにしたり，整理したりする仕事を担う人材である．
医療情報技術者	医療情報の管理，情報通信技術（ICT）システムの運用の実務を担う技術職である．
医療情報研究者	医療情報を扱うシステムの開発，医療情報の分析を行う研究職である．
バイオインフォマティシャン	修士課程レベルで，ゲノムやオミックスデータを扱う技術をもった人材．技術職的要素が強い．
生命情報研究者	博士課程レベルで，ゲノムやオミックスのデータについて自ら開発したツールを使って解析する能力のある人材である．
実験系研究者，実験系研究支援者	血液サンプルの処理，細胞培養，DNA精製，アレイ解析，シークエンス反応など実験ができる人材．バイオバンク試料のハンドリングも重要な仕事である．
サイエンス・コミュニケーター	科学技術をめぐる社会的諸課題に双方向的なコミュニケーションを確立し，国民各層に科学技術の社会的重要さ，それを学ぶことの意義や楽しさを効果的に伝達する役割を果たせる人材．ゲノムコホート研究においては参加者とのコミュニケーションが期待される．
臨床遺伝専門医	遺伝子診療の担い手．ゲノムコホートのバイオバンク事業においては，研究参加者への結果回付における役割とともに，ゲノム医療への対応が求められる時代となってきた．
認定遺伝カウンセラー	従来は，医療機関における遺伝カウンセリングを担当してきたが，ゲノムコホートのバイオバンク事業においては，研究参加者への結果回付における役割が期待されている．
ゲノム医療情報技術者／研究者	医療情報とゲノム情報を合わせてセキュリティに配慮して統合的に情報管理・解析ができる人材である．

3章
法制度，知的財産，倫理等の諸問題

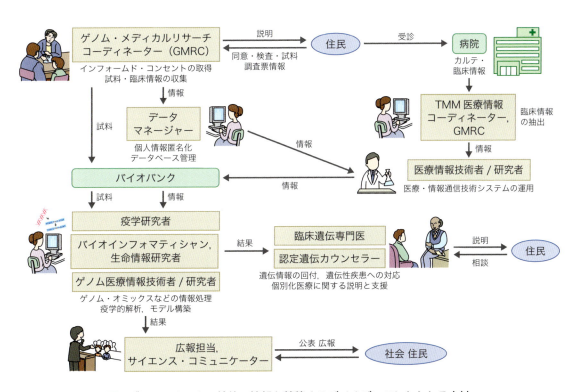

図　ゲノムコホートの検体・情報を蓄積するバイオバンクにかかわる人材

名称は，日本人類遺伝学会が2008年より正式に認定制度を開始した，遺伝子解析を伴う医学研究におけるIC担当者として定義された職種である．日本人類遺伝学会による認定は年に1回である．1年の間に200名を超えるGMRCの能力のある人材育成のため，東北メディカル・メガバンク計画では，東北大学東北メディカル・メガバンク機構認定のGMRC（ToMMo GMRC）として教育，認定をすることとした．最盛期には月に数十人の認定が行われた．

③ バイオバンクにかかわる人材育成の先行例

生物学，医学系研究に向けたバイオバンクは全世界的には数百を超えるが，それを設立，運営するための人材育成について系統的に記載された文献はほとんど見当たらない．本稿では，バイオバンクのゴールドスタンダードとでも表現できる英国の国家的バイオバンク，UK Biobankのプロトコールについての記載を紹介する．

遺伝子解析を含む同意が得られたサンプルを有する英国のバイオバンクであるUK Biobank[3) 4)]は，ウェブ上（http://www.ukbiobank.ac.uk/）でその詳細なプロトコールを公開している．Protocol No：UKBB＝PROT-09-06では，主に参加者のリクルートに関係するスタッフのトレーニングの記載がある．

「研修とモニタリング」の章には，「すべての調査センターのスタッフはインタビューを受け，彼らの適正と経験についての評価を受ける．調整センターと調査センターには，担当することが許可された検査，手技について記載された，アップデートされた履歴書が保管されている」と書かれている．

「コア・トレーニング・プログラム」のセクションには，「アセスメントセンターのスタッフは3〜5日のコア・トレーニング・プログラムを受けることになっている．このトレーニングプログラムは，UK Biobankの臨床業務マネージャーによって計画され，専門のトレーナーによって行われる」とされている．より具体的な教育の内容については，**表3**に示す項目を参照されたい．その他，メンター制度やスタッフのパフォーマンスのモニタリングについての記載がある．

表3　UK Biobankのスタッフ教育でカバーされる項目

1．イントロダクション
UK Biobankの概要，健康調査，ITシステム ・同意のとり方 ・参加者の保護 対象：すべてのスタッフ
2．調査票
タッチパネル式とインタビュー式の調査の内容の背景 ・タッチパネル式調査の利用法 ・インタビュー調査の管理 対象：看護師（インタビュー調査をする），タッチパネル式調査のスーパーバイザースタッフ
3．生理学的検査
・検査の入門（検査の意義，良好な検査結果を得るために必要な標準的な手法） ・検査機器のキャリブレーションと整備 ・すべての検査機器の研修会（ワークショップ） 対象：看護師，検査技師
4．検体の採取と処理
・安全確保と参加者の保護 ・静脈穿刺の技術 ・尿の採取 ・検体の処理 ・検体の輸送 対象：看護師，採血・採尿担当者
5．実習
・Q＆Aセッション ・ベースライン調査の練習 対象：すべてのスタッフ

UK Biobankのプロトコール（Protocol No：UKBB＝PROT-09-06）をもとに作成．

④ 東北メディカル・メガバンク計画における人材育成

東北メディカル・メガバンク計画では，2013年から地域住民のリクルートを開始し，2017年の1月までに目標としていた15万人のリクルートを達成した．この短期間における膨大な参加者からICを取得するため，それを担当するGMRCについて，東北メディカル・メガバンク機構は，国内の単一研究機関として最大の人員を抱えることとなった．

1）GMRCの育成，再教育について

ToMMo GMRCの育成法については，**表4**にまとめた．入職時に，**表4**に示したように，17時間ほどの講義を受ける．2〜3時間のICの実習を行った後，50分の筆記試験，一人あたり20分のIC実地試験を行い，

表4　ToMMo GMRCの教育

1）ToMMo GMRC認定制度

- ・ToMMo人材育成室が行う講義と実習を受け，試験に合格した者は，ToMMo GMRCと認定する．
- ・再教育プログラムの参加や課題の提出，IC現場での実績，GMRCアドバンストセミナーと認定された講演会などに参加した実績を一定以上積み上げた者は，Advanced ToMMo GMRCと認定する．
- ・認定期間は5年間とし，5年の間に，IC現場での実績，セミナー参加などによる認定更新ポイントの基準を超えて取得したものは，更新を許可する．更新などに関する基準，ポイント数は別途定める．

2）ToMMo GMRCの学習到達目標

1. 東北メディカル・メガバンク計画が行う調査の概要と意義を説明できる．
2. 疫学に関する基本事項を理解する．
3. 生物学，解剖・生理学，遺伝学の基本を理解する．
4. 人類遺伝学，臨床遺伝学の基礎を理解する．
5. 現在の遺伝子，ゲノム解析研究の方法と成果の概要を理解する．
6. 人を対象とする研究に関係する倫理的問題を理解する．
7. ICの意味とIC取得の実際を理解する．
8. ゲノムコホート研究支援におけるセキュリティ問題について理解する．
9. バイオバンクについて理解する．
10. 地域住民コホート研究と三世代コホート研究におけるGMRCの業務の実際について理解する．

3）ToMMo GMRCの学習到達目標

回	内容	時間
1.	イントロダクション＆疫学研究の基礎1	1時間
2.	疫学研究の基礎2	1時間
3.	疫学研究の基礎3	1時間
4.	解剖・生理学	1時間
5.	基礎生物学・遺伝学	1時間
6.	人類遺伝学1	1時間
7.	人類遺伝学2	1時間
8.	ToMMoの地域住民コホート研究の概要	1時間
9.	地域住民コホートの実際（説明・同意書）	1時間
10.	ゲノム疫学研究におけるセキュリティ問題	1時間
11.	ToMMoの三世代コホート研究の概要	1時間
12.	遺伝カウンセリングとは	1時間
13.	匿名化とIDについて	1時間
14.	バイオバンクについて	1時間
15.	ゲノム疫学研究と次世代医療	1時間20分
16.	臨床研究における倫理とIC	1時間
17.	GMRCの仕事の実際	1時間
18.	IC実習（地域住民）	2〜3時間
19.	筆記試験	50分
20.	IC実習試験	20分

4）再教育プログラム・GMRCアドバンストセミナー

再教育プログラムに，ポイントを設定する．このポイントをToMMo GMRC認定の更新，Advanced ToMMo GMRC認定の判断に利用する．

筆記，実地ともに合格したものをToMMo GMRCと認定することとした．この教育課程は，日本人類遺伝学会の認定に要する約半日の座学とその後の筆記試験という要件よりも時間をかけている．東北メディカル・メガバンク機構に雇用されたToMMo GMRCのバックグラウンドであるが，約半数が看護師または臨床検査技師の資格をもっており，半数はもっていない者であっ

た．そのため，講義では，生物学の基礎，解剖の概説にも時間を割いている．

　東北メディカル・メガバンク計画では，7カ所の調査センターにおける参加者の生理学的検査を担当することもToMMo GMRCに任されてきた．検査ごとの詳細なマニュアルを準備し，十分なトレーニングを行った者のみが実際の検査を担当することとしている．セ

表5　東北大学の修士学生向け「バイオメディカルゲノム情報解析実習」

第1回	本講義シリーズのガイダンス
第2回	UNIX の基礎
第3回	バイオインフォマティクスプログラミング実習①
第4回	バイオインフォマティクスプログラミング実習②
第5回	ゲノムワイド関連解析の基礎
第6回	ゲノムワイド関連解析の応用
第7回	ゲノムワイド関連解析の実習
第8回	ヒトゲノム解析ツール・バイオデータリソースの紹介
第9回	ヒトゲノム解析その1　＜DNA 配列決定の原理と次世代シークエンサ＞
第10回	ヒトゲノム解析その2　＜第三世代シークエンサについて＞
第11回	ヒトゲノム解析その3　＜アラインメント＞
第12回	ヒトゲノム解析その4　＜変異コール＞
第13回	次世代シークエンスデータ解析実習
第14回	ヒトゲノムデータを用いた実習

（注）各回の時間は1時間半．

ンターから得られたデータのモニタリングを行い，問題が見つかった場合は，直ちにセンターに情報を提供することで，精度の維持を図ってきた．

ToMMo GMRC 認定後のモチベーションの維持と再教育のためには，更新ポイント制をとった．すなわち認定期間を5年とし，更新するためには，一定のポイントを要するとした．IC の実績や，東北メディカル・メガバンク機構内にて年に数回行われる再教育プログラム「交流研修会」の受講に更新ポイントを付与することとした．学内外の遺伝子医療に関する専門家のセミナー「東北遺伝医学セミナー」は，ToMMo GMRC の更新ポイントに加え，人類遺伝学会の認定医とGMRC，遺伝カウンセリング学会の認定を受けてそれら資格更新のポイントも得られるようになっている．

2）バイオインフォマティシャンと生命情報研究者

東北メディカル・メガバンク計画のバイオバンクは，収集したサンプルを保存し，利用者に出庫するだけではなく，多くの研究者にとって基盤となるゲノム，オミックス情報を提供できるように，機構内で研究・解析が行われている．また，調査票の情報や検査結果値とともに活用できるように，「統合データベース（dbTMM）」を開発した．将来的には知識データベースも追加し「インテリジェント・バイオバンク」となることをめざしている．

ゲノム，オミックス情報を創出するため，生命情報研究者，バイオインフォマティシャンの配置は必須である．生命情報研究者とバイオインフォマティシャンの違いはときにあいまいではあるが，東北メディカル・

メガバンク機構では，**表2**に示したように，修士レベルで技術職に近いものをバイオインフォマティシャン，博士課程以降のゲノム・オミックス解析の研究者を生命情報研究者と定義している．

これらの人材の育成には，情報科学系の大学院レベルで行われる講義，実習に加えて，バイオバンクで収集した検体から得られた情報を実際に扱うことで，実務とゲノム学を深く学習する機会が得られる．

東北メディカル・メガバンク機構のスタッフは，東北大学の医学系専攻，公衆衛生学専攻，情報科学研究科，農学研究科の修士課程の学生を主なターゲットとする実習「バイオメディカルゲノム情報解析実習」を担当している．本実習では機構のスーパーコンピューターを用いて先端のゲノム解析手法を実体験できる．実習の具体的な内容については**表5**に示した．

3）医療情報技術者 / 研究者，TMM 医療情報コーディネーター，ゲノム医療情報技術者 / 研究者

大規模なゲノムコホートから得られる情報の管理には，情報処理の専門家が，スーパーコンピューターレベルの情報インフラを利用して行うことが必須である．東北メディカル・メガバンク機構では，情報科学系の素養をもつ人材について，ゲノム情報と医療情報を合わせてセキュリティに配慮して統合的に情報管理・解析ができるように On-the-Job-Training の形で教育を行ってきた．

4）医師，認定遺伝カウンセラー，医療系の人材

東北メディカル・メガバンク計画では，若手医師に4カ月間の地域病院の支援と8カ月間の大学での研究

を交互にくり返す形で働いてもらうToMMo Clinical Fellow（TCF）制度を行っている．TCFのゲノム解析を伴う研究には，機構所属の教官が個別に指導する形で先端の解析手法が習得できる体制となっている．

日本人類遺伝学会が認定する臨床遺伝専門医については，バイオバンク事業の結果回付の過程に必要な人材であるが，本認定制度は病院の遺伝子診療に携わる医師を想定しており，バイオバンク事業に携わることで認定をめざすことは難しい．臨床遺伝に関する講義やセミナーの開催と遺伝カウンセリングの実習を行うことで，臨床遺伝専門医の到達目標に近づけるような教育システムの構築が今後必要と思われる．

東北大学の修士課程の遺伝カウンセリングコースでは，前述のインフォマティクスの実習も含め，ゲノム医療時代に備えた教育が行われている．

おわりに

本稿では，東北メディカル・メガバンク計画のバイオバンク事業に関係する人材の整理とその育成に関する事項について概説した．ゲノムコホート研究のためのバイオバンクに基づく記述ではあるが，疾患バイオバンクなど，他分野のバイオバンクの構築に共通する部分はあると思われる．本稿がバイオバンクの構築，運営に多少なりとも参考になれば幸いである．

文献

1）Kikuya M, et al：Tohoku J Exp Med, 236：123-130, 2015
2）Kuriyama S, et al：J Epidemiol, 26：493-511, 2016
3）Elliott P & Peakman TC：Int J Epidemiol, 37：234-244, 2008
4）Palmer LJ：Lancet, 369：1980-1982, 2007
5）Nagai A, et al：J Epidemiol, 27：S2-S8, 2017

＜著者プロフィール＞
鈴木洋一：1988年，東北大学医学系研究科小児科学大学院修了．医学博士．'95〜'98年，米国インディアナ大学医学部分子医生物学に留学．現在の研究テーマは，「アレルギー性疾患の分子疫学，遺伝疫学的病態解析」と「ビオチン代謝異常症の遺伝子異常と病態解析，ビオチンの生理機能」．遺伝子診療，ゲノム医療の日本における普及に向け，「人の遺伝学，臨床遺伝学，遺伝医療に関する教育，啓発，普及活動」と「大規模遺伝子解析研究における遺伝情報回付に関する研究」をテーマとする活動も行っている．

3章 法制度，知的財産，倫理等の諸問題

1. バイオバンクの国際標準化のもたらすもの

増井　徹

> 国際標準化機構の技術委員会276は，ヒト，動物，植物，微生物の研究・開発用バイオバンクの国際規格文書案の作成を行い，参加国すべてによる投票に掛けている．この規格について，その作成過程と，それがめざす国際標準化について解説する．

はじめに

「バイオバンク」という言葉は多様な意味で利用される．動物，植物，微生物そして人間に由来する資源（物と添付情報[※1]）をカバーする．例えば，最後で述べる国際標準化機構（International Organization for Standardization：ISO[※2]）の規格文書案〔ISO/DIS 20387，DIS（Draft International Standard）は「国際規格案」を意味する〕のなかでは，biobanking を「ヒト，動物，植物および微生物に由来する定義された生物材料の収集および保管，ならびに次の活動（すなわち，加工，試験，分析および配布）の一部またはすべてのプロセス並びに関連情報およびデータ（原文英語，参考訳文）」と定義し，biobank を「バイオバンキングを実施する実体（原文英語，参考訳文）」と定義している．すなわち機能を定義し，それを行う場所・主体をバイオバンクと定義している．

[キーワード＆略語]
バイオバンク，生物資源，ISO 20387，
ISO/TC 276 "Biotechnology"，ネットワーク

ISO : International Organization for Standardization

本稿では，ヒト由来資源を取り扱うバイオバンクについて論じる．その視点からすると，バイオバンクで取り扱われる試料と情報は，その採取元（由来元）の個人を知ることを目的として収集されたものであり，他の資源の場合のようにそれ自体が「本体」ではないという性質をもつ．この点を強調するのは，最後に論じる将来のバイオバンクの姿を考えた場合に重要と考えられるからである．

1 標準化ということ

標準化という言葉を聞いてまず浮かぶことは，「標準化されたネジ」であろう．世界中どこでも，互換性の

※1　添付情報
一般的には，採取年月日，採取地，採取方法，保管処理，保存条件など．

※2　ISO
ISO（国際標準化機構）は国際規格といわれる文書を作成するための非政府組織である．公用語は英語，フランス語，ロシア語であり，各国を代表して1機関だけが参加できる．日本では JISC（日本工業標準調査会）が加盟している．現在，162カ国が加盟しており，技術専門委員会が200以上存在し，2万以上の規格を作成した実績をもつ．

What will be brought by international standardization of Biobanking ?
Tohru Masui : Center for Medical Genetics, Keio University School of Medicine（慶應義塾大学医学部臨床遺伝学センター）

あるネジを手に入れることができる．このような，便利な状況をつくり出すものとして国際標準化がある．

標準化についてISOの定義は「存在する問題に対して，適切な秩序を得ることを目的として，誰もが共通利用することができる，また，くり返し使用するための規定を確立すること」（ISO/IEC Guide2:2004）とある．

ただ，実際には標準化にはいろいろな種類がある．地方，国家，地域，国際という通用する範囲による違い．また，デジュールスタンダードと，デファクトスタンダードと呼ばれるものがあり，前者は「法律上の正式の」，「公的」，後者は「事実上の」という意味である．また，前者は国レベルで採用された場合，法的強制力をもつ場合が多く，また，後者は市場競争を勝ち抜いて規格となったものを意味する場合が多い．

ISOの規格は任意であり，多様な場で使われるISO 9001の最初には「品質マネジメントシステムの採用は，パフォーマンス全体を改善し，持続可能な発展への取組みのための安定した基盤を提供するのに役立ち得る，組織の戦略上の決定である」（ISO 9001:2015）と記載している．

2 生物資源における標準化

ところが，生物資源の場合に「標準化」は「いつも『同じもの』がどこからでも入手できる環境」をつくり出すわけではない．そもそも，多様な由来者，同じ由来者でも同じ状況（この時，この場で，この状況）をつくり出すことはできないことを考えれば当然のことである．日内変動もあるし，病気のときも，健康なときもある．そこで，標準化の対象は取り扱い手順（processと表現される）となる．採取，処理，保存（長期保管を考えた処理を含む），保管（保管場所の温度，湿度，振動など），梱包，輸送などの要求項目について，外部へ説明できる形で，他の状況と比較できる形で記載し（文書化し），共有化可能な形で保持することが重要となる．この手続きを定める一連の標準化の要求項目を定めるのが標準規格である．

3 研究・開発の場から見た標準化

研究という場を考えると「標準化」という言葉はかなり異なった印象を与える．研究者は自分の発想で勝負する．自分にしかできない技術，自分にしか理解できない理論（こんなもの意味があるかと思うが，歴史を見れば，理解されるまでに時間のかかっている理論は多い）など「自分」で閉じているように見える場合も多い．この段階の研究は，標準化という言葉になじまない部分もあると考えられる．しかし，研究は公的な活動であり，何よりもエディターやレビュワーに理解され，認めてもらえなければ，研究者は成果の研究論文発表もできない．また，前提・仮説・材料・方法・実験・結果・結論・考察の記録が論文の形式として標準化されている．

ただ，多くの研究の発展が示すように，新しい研究の種は，個人の頭に宿る．それを考えると，ヒト由来資源のバイオバンクの国際標準化がなされたからといって，最先端の研究成果を求める国際雑誌が研究資源の標準化を単純に掲載の要求事項とすることは考えにくい．しかし，大規模な国際共同治験のような場合に，多様な施設間の共同研究を可能とする枠組として，要請される場合はありうるかもしれない．

4 ISO/TC 276 "Biotechnology"

バイオバンクの国際標準化が議論されている，国際標準化機構技術委員会276「バイオテクノロジー」〔ISO Technical Committee (ISO/TC) 276 "Biotechnology"，以下「TC 276」と呼ぶ〕はドイツが幹事国であり，議長，国際幹事ともにドイツ人が務める．そのなかには5つの作業部会（Working Group：WG）がある．①WG1がTerminology（用語とその定義）〔コンビーナ（座長）：ドイツ〕，②WG2がBiobanks and bioresources（コンビーナ：フランス，副コンビーナ：中国），③WG3がAnalytical methods（コンビーナ：米国），④WG4がBioprocessing（コンビーナ：日本），⑤WG5はData processing and integration（コンビーナ：ドイツ，副コンビーナ：中国）である．この会議における日本の活動方針を決めるため，日本国内委員会が各WGで活動するメンバーを中心に構成

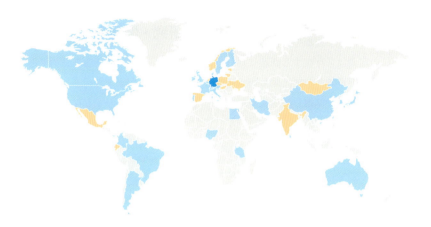

図 TC 276 の参加国の分布図
■：幹事国（ドイツ），■：P-メンバー，■：O-メンバー．「ISO/TC 276 "Biotechnology"」（https://www.iso.org/committee/4514241.html?view=participation）を参考に作成．

されている．ここには，企業，アカデミアに加え，経済産業省をはじめ，政府および関係機関からの参加者もある．日本国内委員会の委員長はWG4コンビーナ，副委員長はWG4国際幹事である．

TC 276は2008年にISO中につくられたBiotechnologyの標準化を検討するためのタスクフォース（TF）がはじまりである．詳細は，文献1を参照のこと．概略を述べると，2009年にTFがTCの設立を勧告．2011年にWorkshopが開催され，2012年にTCの新設をドイツが提案．2013年のはじめにTC 276が設立され，同年夏に日本ではFIRM（再生医療イノベーションフォーラム）が国内審議団体となり国内委員会が立ち上がった．この年の12月，ベルリンで第1回の全体会議が開催された．以後，全体会議（全WGの会議を同時開催）と全WGの合同会議がそれぞれ年1回開かれている．

図に示すように，2017年7月現在，規格案作成過程で投票権のあるP-メンバー（participating member）30カ国，投票権のないO-メンバー（observing member）13カ国が参加する．

これらの国を単位にした投票にかかわる参加以外に，Liaisonと呼ばれるISO内外の他の活動との調整のための参加者がいる．ISO外からは，学会やバイオバンクの集まり，例えば，ヨーロッパのバイオバンクの連合であるBBMRI-ERIC[2]などの団体が参加している[3]．

5 バイオバンクの国際規格の作成について

バイオバンクの国際規格の作成とは，バイオテクノロジーを支える生物資源の重要性とその流通，互換性，比較性を高めることで，バイオテクノロジーの基盤を整備しようという動きである．また，実際に生物資源が低い品質をもつことによる損失も報告されており，その方面からの要請も強い．例えば，NCI（米国国立がん研究所）はその生物資源保管施設のBest Practiceを作成しているが（2007，2011，2016）[4]，この文書をつくるきっかけは，ヒトゲノムプロジェクトの完成と自分たちが保管していたヒト組織の多くが利用できるレベルの品質をもっていなかったという反省に起因するという[4]．

WG2の会議は，ヒトを対象としたバイオバンクの関係者が多く参加しており，バイオバンクの医学生物学研究のインフラとしての性質から，企業の参加者は少ない．ただ，いくつかの海外企業に聞くとWG2の会議についてそれなりの情報を得るシステムはつくっているようである．

WG2にまつわる議論は2013年12月の第1回会議からはじまり，先に述べた全体大会と全WGの会議の計年2回の会議，また，その他に平均して年2回のWG2だけによる会議が行われている．国内委員会は全体会，WG2分科会がそれぞれ月1回，その他にSmall Group

やWG2全体のテレビ会議で多くの議論を積み重ねている．ISOの会議は，「公平性，合意」を運営方針とし，コンビーナから，あるいは国際規格作成をめざす参加国から提出される議題に沿って行われる．通常，国際規格の提案が技術委員会内の投票で承認されると，WG内で，提案国が指名したプロジェクトリーダーを中心に，規格作成に向けた議論が行われる．ISOでは，文書による意見提出を行うことが多い．規格作成の際に行われるWGメンバーとプロジェクトリーダーのやりとりも，対象となる文書の箇所，その意見の性質，意見，改善案文という項目を明示した書式に従って行われる．プロジェクトリーダーは，メンバーが提出した意見の採否を文書で回答し，このうち重要なものはWGの会議で議論される．

WG2の国際規格全体をカバーする文書には，ISO/DIS 20387という固有の番号が与えられた．現在，DISとして投票の準備のために英語で開発された文書をISOの他の正式言語であるフランス語に翻訳している．DISの投票はISO加盟国全体で行われ，締め切りは2017年10月である．

6 ISO 20387の文案について

日本でもWG2の国内委員会で翻訳を行っている．文書自体は英語が正式であり，翻訳は参考に過ぎない．また，翻訳の原則は，日本語としてのわかりよさを追求できない縛りがある．英語の一文を日本語の一文とする，日本語から英語に戻れる文書とする，全体の用語をできる限り統一するなどである．特に英語の複雑な表現を日本語で解きほぐして翻訳するためには，英語の一文をいくつかの文に分けて翻訳することが必要となるが，それは行わない．また，カタカナ表記が多いのも，他のISO翻訳との整合性，また，元の言葉の意味が日本語化のために変形することを防ぐためである．**表**に文書案の目次を示す．バイオバンクをどのように理解して，要求項目を決めているか想像できる．

本文書について2つのことを解説する．ISO/DIS 20387はISO 9001（認証規格[※3]，QMS：Quality Management System）[5]とISO 17025（認定規格[※4]，機関・人の能力・力量を測り認定する規格）[5]とバイオバンク特有の要求事項という3つの要素からなりたって

いる．2014年の議論がはじまったころは，ISO 9001をバイオバンクに適応しやすいように改変するのだろうと考えていたが，2015年の秋に認定規格として開発されることが決定された．現在，臨床検査の領域で使われているISO 15189と，構えからすると同等の規格となる．

規格文書は適応範囲が重要であるが，本規格は研究・開発用のバイオバンクに適応される．また，食品製造や治療用のバイオバンクは対象としない．ただ，診断などについては，最初は除外されていたが，完全な除外とはならず，その活動が最初から最後まで診断目的であるバイオバンクに対してはISO 15189が適応される．また，対象となる生物資源も，ヒト，動物，植物，微生物をカバーする．

7 広く意見募集を行うこと

規格文書作成の最終段階で意見募集をする意味は，2つあると考えている．1つは，このようなものができて，国際規格として動き出すことを広く知ってもらうこと．もう1つは，特に日本語化することとも関係するのだが，日本のバイオバンクに対して，この規格が果たす役割について考え，施策を提案するために多くの情報・意見を収集すること．

特に後者の意味は大きい．臨床検査施設でのISO 15189の取得状況・維持を見ていると，それなりの資源が必要である．この場合は，厚生労働省がこの規格の取得を推奨するとともに，2016年度より国際標準検査管理加算を新設して，機関の資源を確保した．バイオバンクにおいては，このような形の援助は難しい．特に生物資源を貯める時期とそれを利用する時期に開きがあり，かつ試料を10,000件集めて，10,000件す

※3　認証規格

「認証」は，マネジメントシステム，要員，製品に対しそれぞれの要求事項を定めた規格に合致しているかどうかを第三者が審査し登録する仕組みをさす．

※4　認定規格

「認定」とは，ISO 9001やISO 14001などのマネジメントシステムの認証（審査登録），要員／製品の認証，試験，検査などを行う機関の活動が国際的な基準に従い，公平・透明に行われているかどうかを審査し（認定審査と呼ぶ），公式に認め，登録することをさす．

表　ISOバイオバンク規格文書案の目次

https://www.iso.org/obp/ui/#iso:std:iso:20387:dis:ed-1:v1:en を参考に作成．

べてが使われるという形での設計が難しい．そこで，国際規格の流れをどのように日本のバイオバンクで生かすか，今後議論が必要である．この問題に関しては，現在AMED（日本医療研究開発機構）の研究班として活動を行っている．

8 これからのバイオバンク

　最初にも述べたが，バイオバンクは由来者の試料と情報を保管して，将来の研究に備えるものである．ただ，今，バイオバンク，特に大規模なバイオバンクは，

基礎情報つき，場合によってはゲノム情報までついた新規研究の対象者選別フィールドとしての価値が高まっている．例えば，UK Biobankは再コンタクトの可能性をインフォームド・コンセントのなかで述べているが，最初はその実施に慎重であった．ところが，参加者の賛同を得て，この方向への動きを加速している[6]．すなわち，試料と情報はあくまでも，由来者を選別する指標と考える立場が生まれてきたのだ．

　国際規格の作成にかかわり，これはこれまで多様性ばかり目立ったバイオバンクの連携のためのコミュニケーション・プラットフォームであると考えている．その機能を生かすために，ISOで提案された要求項目を層別化して，優先順位をつけ，それぞれの領域での最小必須要求項目を作成することが重要と考えている．現在の研究方法では，その研究に適した対象者をいかにすみやかに集めるかが重要であり，そのフィールドとしてバイオバンクの大規模な連携を考える必要がある．さらに大規模なものだけでなく，中小規模のバイオバンクが構築されているが，その連携を基盤とした最小必須要求項目の作成は，今後のバイオバンクを考えるうえで，重要な基盤となると考えている．

　ISOの規格文書には，バイオバンクの連携施策を支える構造も組込んである．それを日本でのバイオバンクのネットワークに生かすことができないかと考えている．

本活動は平成29年度ゲノム創薬基盤推進研究事業，ゲノム情報研究の医療への実利用を促進する研究，「バイオバンク及びゲノム医療に係る検査の品質・精度の国際的基準構築と実施，及びバイオバンクの連携体制構築に関する研究」（17934356）の助成による．また，ISO/TC 276日本委員会議長日置達夫氏と副委員長の柳田豊氏またWG2のメンバーに感謝する．

文献

1）中江裕樹：医療機器学, 87：3-9, 2017
2）BBMRI-ERIC（http://www.bbmri-eric.eu/）
3）ISO/TC 276 Biotechnology（https://www.iso.org/committee/4514241.html2view=participation）
4）NCI Best Practices for Biospecimen Resources, 2007, 2011, 2016（https://biospecimens.cancer.gov/practices/）
5）日本適合性認定協会（https://www.jab.or.jp/contact/faq/q14.html）
6）UK Biobank. Annual Review 2016/17（https://egcukbiobank.org.uk/sites/default/files/UKBEGC_Review2016_2017.pdf）

＜著者プロフィール＞
増井　徹：動物学を専攻し，発生生物学の研究者として，癌研究会癌研究所，米国国立がん研究所でがん細胞生物学の研究でポスドク時代をすごした．使用していた生物資源がヒト試料であったことから，ヒト資源の研究利用に関する倫理・政策問題に専門を移し，研究活動を行う．1999年からUK Biobankの活動について調査研究を継続する．現在，国内のバイオバンクの連携施策の研究を進めるとともに，ISO/TC 276, WG2のメンバーとして国際規格文書の作成にかかわる．国際規格を日本でのバイオバンクのネットワーク化に生かすことができないかと考えている．

2. ゲノム医療研究への病院連携による診療情報の利活用

永家　聖，荻島創一

個々人のゲノム情報に基づくゲノム医療の研究開発が進展するなかで，遺伝子型については非常に精度の高い情報が産生される一方，表現型の情報についても，病名のみならず，より深い情報が必要となってきている．こうしたなか，診療情報を利活用して，より深い表現型，フェノタイプの情報を得ることが重要となっており，診療情報とゲノム情報と連結して，ゲノム医療の研究開発に利用することが求められている．

はじめに

バイオバンクでは，従来，生体試料に付随する情報として，年齢や性別などの基本情報，病名などを保管し，生体試料とともに提供してきた．次世代シークエンス技術の進展とともに，個々人のゲノムに基づく新しい医療，ゲノム医療の研究開発が進展するなかで，遺伝要因については非常に精度の高いジェノタイプ情報やシークエンス情報が産生される一方，フェノタイプの情報についても，病名のみならず，より深い情報が必要となってきている．こうしたなか，診療情報を利活用して，より深いフェノタイプの情報を得ること

が重要となっており，レセプト情報のみならず，診療情報，健診情報を，ゲノム情報と連結して，ゲノム医療の研究開発に利用することが求められている．米国では，eMERGE プロジェクトが早くからEHR（Electronic Health Record）の診療情報とSNPアレイによりタイピングされたジェノタイプ情報を連結させ，ゲノムワイド関連解析（GWAS）に利用してきた．わが国でも，第2章にて紹介があった，東北メディカル・メガバンク計画において，病院と連携して診療情報により追跡調査を行い，フェノタイプ情報とゲノム情報を連結させることで，ゲノム医療研究を支援する試みがはじまっている．本稿では，ゲノム医療研究開発における診療情報の利活用の国外の状況と，国内の医療情報連携と二次利用の現状，フェノタイピングの現状と課題，東北大学東北メディカル・メガバンク機構での取り組みについて紹介する．

[キーワード＆略語]
病院連携，診療情報の利活用，フェノタイピング

EHR：Electronic Health Record
eMERGE：Electronic Medical Records and Genomics
GWAS：genome-wide association study（ゲノムワイド関連解析）

Utilization of electric medical record from hospital information system toward genomic medicin
Satoshi Nagaie/Soichi Ogishima：Group of Integrated Database Systems, Tohoku Medical Megabank Organization, Tohoku University（東北大学東北メディカル・メガバンク機構バイオバンク事業部統合データベース室）

1 ゲノム医療研究における診療情報の利活用の国外の状況

ゲノム医療研究における診療情報の利活用については，米国に一日の長がある．

わが国では，2003年から「一人ひとりの体質に合った医療」をめざし，個人の体質と，病気のかかりやすさ・薬の効きやすさ・副作用の出やすさの関係について研究を行うオーダーメイド医療実現化プロジェクトが立ち上がり，47疾患について，ゲノムワイド関連解析（GWAS）による遺伝要因の探索がはじまった．

1）eMERGEプロジェクト

一方，米国では，2007年から全米ネットワークによるeMERGE（Electronic Medical Records and Genomics）プロジェクトがはじまった．わが国におけるオーダーメイド医療の実現プログラムと同様に，GWASのプロジェクトであり，その名の通り，EMR（Electronic Medical Records）を利用して病名をフェノタイピングするプロジェクトである．eMERGEプロジェクトには，これまでに11の大学や病院等施設が参加している．2007年からEHRからの診療情報と臨床ゲノム情報の統合を進め，フェイズI（2007～2011年）では「EHRとバイオレポジトリーがゲノム解析のための情報リソースとして活用できるか」，フェイズII（2011～2015年）では「臨床的に有用であると判断されたバリアントを対象としたEHRへの実装と電子的フェノタイピングアルゴリズムの構築」，フェイズIII（2015～2019年）では「大規模ハイスループットゲノム言及のための電子的フェノタイピングアルゴリズムの構築と検証」を目的としてきた．

このように発展してきたeMERGEプロジェクトの参加機関は，おのおのがバイオバンクとEHRのシステムを運用している．その多くがEpic Systems社製の電子カルテシステムを導入しているが，それぞれのニーズに合わせたシステムにカスタマイズされているため，すぐに他の医療機関とデータの互換性が成立するわけではなかった．また，主要参加機関であるハーバード大学やヴァンダービルト大学は独自のEHRシステムを用いていた．こうしたなか，eMERGEプロジェクトでは，多施設の異なるベンダーのEHRシステムから，必要な診療情報を抽出し，フェノタイピングをし，多施設でのゲノムワイド関連解析，表現型ワイド関連解析（PheWAS）を行ってきた．

eMERGEでは，こうして進めてきたフェノタイピングとGWAS，PheWASの成果を，PheKBやPheWASカタログとして公開している．PheKBは，フェノタイピングアルゴリズムを集約しているフェノタイプ知識ベース（Phenotype KnowledgeBase：PheKB）である．PheKBでは，eMERGEプロジェクトに参画している研究機関が，診療情報に基づくフェノタイピングのためのアルゴリズムを新たに開発し，コラボレーターと共有，既存のアルゴリズムの実装が可能となっている．また，診療情報を用いたフェノタイピングに利用したアルゴリズムはeMERGEプロジェクトに参画していない研究機関にも広く公開されている．これまでにアルゴリズムが公開されているフェノタイプは40種類にも及んでいる．一方，PheWASカタログは，EMRデータに対し疾病および関連保健問題の国際統計分類であるICD-9コードを用いて疾患の表現型ワイドに関連解析を行った結果がカタログとして公開されている．米国では，クリニカルシークエンスとEHRシステムの普及により，積極的な医療機関では，個々の患者の臨床ゲノム，臨床診断，分子レベルの解析情報を統合的に検討し，新しいバイオマーカー，疾患原因探索，創薬標的の創出などを進めている．

2）UK Biobank

英国では，UK Biobankが，ありふれた疾患であるがん，心疾患，脳卒中，糖尿病，関節炎，骨粗鬆症などにかかわる遺伝要因・環境要因を探索するために，追跡調査において，国民保険サービス（National Health Service：NHS）の診療情報とのリンケージがなされ，2006～2010年にかけて40～69歳までの50万人の登録が完了している．

3）国内の3大バイオバンク

一方，国内では，疾患コホート・バイオバンクの3大バイオバンクとして，バイオバンク・ジャパン（BBJ），ナショナルセンター・バイオバンクネットワーク（NCBN），東北メディカル・メガバンク（後述 5 ）がある．BBJは，2003年に東京大学医科学研究所にて設立され，その第1期（2003～2007年）では，47疾患の罹患者約20万人について研究参加者のDNA・血清試料や臨床情報を収集し，第2期（2008～2012

年）では第1期の研究参加者の血清・臨床情報・予後情報を継続して収集し，第3期（2013〜2017年）は，第2期までに収集された約20万人の試料と情報の利活用をさらにすすめるとともに，新たに38疾患の罹患者のリクルートを実施してきた．こうしたなかで，BBJにおいては，各疾患の専門家の監修により作成した臨床情報入力シートに，カルテ（紙・電子）や聞きとりに基づいて転記を行ってきた．収集項目は，以下とされている．

・基本情報（喫煙，飲酒）
・共通分類（食生活，運動，既往歴，家族歴）
・薬剤情報
・副作用情報
・検査情報

　また，NCBNにおいては，NCBNカタログデータベースを公開しており，問診情報（性別，年齢，既往歴，家族歴，飲酒，喫煙），病名情報（主病名，併存病名），生体試料（全血，DNAなど）をもとに，各センターの該当患者数や生体試料数の検索が可能である．またパイロット版ではあるが，付加医療情報（薬剤情報，検査情報，特殊治療歴）も利用できるとされている．

2 国内の医療情報連携と二次利用の現状

1）医療情報連携

　そもそもわが国における医療情報連携と二次利用の現状はどうなっているのだろうか？

　医療情報連携については，わが国においては，HL7 v2.5により標準化された電文形式の診療情報について，SS-MIX2（Standardized Structured Medical Information eXchange）を用いて医療情報の交換・連携が進められている．SS-MIX2とは，厚生労働省電子的診療情報交換推進事業において策定された，医療機関を対象とした医療情報の交換・共有のための規約であり，以下の3項目についてとり決めが行われている．

①HIS（病院情報システム）情報ゲートウェイの電文仕様
②標準化ストレージの格納仕様・ディレクトリ構造
③電子診療データおよび診療情報提供書のCD仕様

　この規約に基づき，データは標準化ストレージまたは拡張ストレージに格納される．標準化ストレージは

患者基本情報（病名含む），検体検査オーダー，投薬オーダー，入退院情報，食事情報などの診療情報が格納され，医療施設ID，患者ID，診療日，データ種別のフォルダがあり，そのフォルダにHL7 v2.5により標準化された電文形式の診療情報が格納されている（**図1**）．

　一方で，拡張ストレージは放射線などの検査・読影レポートや画像情報，手術や看護に関する記録文書などの診療情報が格納され，標準化ストレージと異なりデータの保管場所は，標準化が途上の状況であるが，このSS-MIX2による診療情報の交換を基盤として医療情報連携が進められている．SS-MIX2の標準化ストレージを導入している医療機関は，地域医療連携ネットワークの広がりに伴い，2017年3月末には1,114施設となっている．具体的にはNet4U（山形県，2000年），エキサイネット（愛知県，2002年），K-MIX（香川県，2003年），あじさいネット（長崎県，2004年），MMWIN（宮城県，2012年），さどひまわりネット（新潟県，2013年）にて利用されている．また，日本独自のフォーマットであるMML（Medical Markup Language），ISO 13606による医療情報の交換・連携も提案され，ひご・メド（熊本県，2001年），はにわネット（宮崎県，2001年），まいこネット（京都府，2005年）などで利用されている．

2）二次利用について

　二次利用については，厚生労働省が保有するレセプト情報・特定健診等情報を収載したデータベースであるNDBが構築され，所定の手続きを経ることで診療情報の提供を受け，二次利用することが可能となっている．

　また，医療分野の研究開発に資する「医療分野の研究開発に資するための匿名加工医療情報に関する法律案」（次世代医療基盤法案）が2017年5月に成立した．個人情報保護法において，匿名加工情報という新しい考え方が新設されたことに対応して，医療機関などが，あらかじめ本人に通知し，本人が提供を拒否しない場合，認定事業者（いわゆる代理機関）に対し，匿名加工することで医療情報を提供できることになった．これにより，医療ビッグデータとして製薬会社や大学などの研究機関，行政などに提供され，新薬の開発や未知の副作用の発見などの利活用の成果が見込まれている．ただし，匿名加工の基準がまだ個人情報保護委員会により示されておらず，実質的に匿名加工が可能な

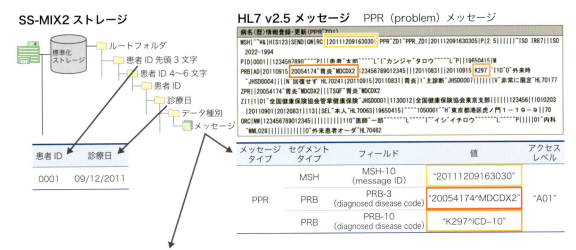

図1　Patient Archive ソフトウェアにおける HPO へのマッピング

のかは未知数である．認定事業者が，匿名加工が難しい場合に，統計解析を代行することも想定されるなど，認定事業者への要求は非常に高いものとなる．

3 診療情報によるフェノタイプの決定 —フェノタイピング

　ゲノム医療の研究開発が進展するなかで，遺伝要因については非常に精度の高いジェノタイプ情報やシークエンス情報が産生される一方，フェノタイプの情報についても，病名のみならず，より深い情報が必要となってきている．こうしたなか，診療情報を利活用して，より深いフェノタイプの情報を得ることが重要となっており，レセプト情報のみならず，診療情報，健診情報を，ゲノム情報と連結して，ゲノム医療の研究開発に利用することが求められている．診療情報により深いフェノタイプを決定することをフェノタイピン

グ（phenotyping）と呼ぶ．フェノタイピングは，医師による診断そのものではなく，ゲノム医療研究開発のための，より詳細な疾患分類である．EHRの診療情報から，検査値や処方薬などをもとに，条件式あるいは抽出ルールを用いて，詳細な疾患分類をするものである．

　フェノタイピングのフローは，EHRの診療情報から，形式変換，マスタ適用，標準化を行い，フェノタイピングするものである（**図2**）．フェノタイピングの方法には大きくルールベース，自然言語処理ベース，機械学習ベースの3種類の方法と，これらを組合わせたハイブリッドの方法がある．それぞれのフェノタイピングの方法により，確かなフェノタイプの症例，疑いのあるフェノタイプの症例，それ以外のフェノタイプの症例に分類し，疑いのあるフェノタイプの症例に関しては，その他付随する情報により確かなフェノタイプとして判断できないか個別に確認を行う．

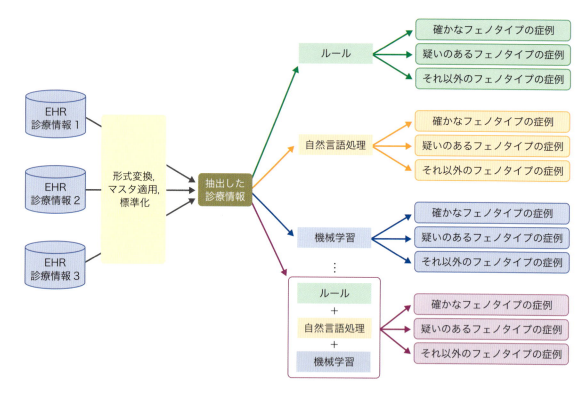

図2　SS-MIX2のデータ格納構造とメッセージ形式

　いずれの方法においても，そのフェノタイピングの精度を評価する必要がある．評価指標には，再現率（sensitivity, recall），特異度（specificity），適合率（PPV, precision），再現率と適合率の調和平均であるF値がよく用いられる．再現率とは疾病の人のうち陽性と判定される人の割合が重要である場合であり，また，適合率とは陽性と判定された人のうち疾病の人の割合が重要である場合であり，その平均であるF値を算出することで精度を評価する[1]．

1）ルールベースのフェノタイピング

　ルールベースのフェノタイピングは，ルールに従い，IF–THEN–ELSEロジックやAND/OR演算子を用いてフェノタイプを分類する方法である．ルールベースのフェノタイピングは，いわゆる決定木のようなアプローチで，人間にも理解しやすい形である．ルールベースのフェノタイピングの例として，ここでは2型糖尿病のルールベースのアルゴリズムを示す．**図3**はeMERGEのPheKBに収載された，2型糖尿病のルールベースのアルゴリズムである．

病名，HbA1cや血糖値などの検査値，インスリン投与や経口血糖降下薬などの処方薬の診療情報を用いていることがわかる．病名，検査値，処方情報などを組合わせ，論理制約であるルールを作成し，EHRからの診療情報に対して適用することでフェノタイピングをするものである．

2）自然言語処理ベースのフェノタイピング

　自然言語処理ベースのフェノタイピングは，所見などの診療テキストから，略語，書き間違い，曖昧さを考慮してフェノタイプを分類する方法である．EHRの所見などに記載されたフェノタイプに関する記述を自然言語処理（natural language processing：NLP）により抽出するものである．ここで，自然言語処理とは，人間が使っている言葉（文字・音声）をコンピューターに認識させ，処理できるようにする技術である．医療テキストから病名や症状などの医療表現を抽出し，表現の言い換えを行い，医療表現の標準化などを行う．診療情報の自然言語処理の研究開発は古くから取り組まれている．IBMとMayo Clinicが開発した医療テキ

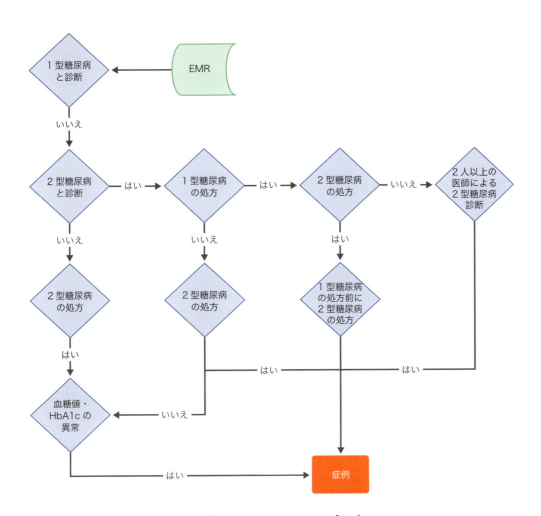

図3　診療情報を用いたフェノタイピングフロー
EMR：Electronic Medical Records.

スト解析プログラム cTAKES（clinical Text Analysis and Knowledge Extraction System）[2] は，オープンソースで提供されている自然言語処理プログラムであり，診療情報の英語のテキストを対象としてさまざまな情報を解析することができる．また，コロンビア大学が開発した MedLEE（Medical Language Extraction and Encoding system）は語彙サーバーであり，放射線読影レポートについて情報抽出を行うものである．その他にも，辞書に基づく文字列のマッチング手法による固有表現抽出を行うツール MetaMap[3] を用いて，文書中の固有表現を UMLS（Unified Medical Language System）のシソーラスと意味クラスに対応づけることにより，語彙の曖昧性を解消させ，意味のない関係性や概念が概念ネットワーク上に現れること

を防ぐことなどができる．

　ゲノム医療研究での，自然言語処理によるフェノタイピングは，未診断・稀少疾患分野のゲノム医療研究でさかんに研究開発が進められている．未診断疾患の患者のゲノム配列をシークエンスし，診療情報とあわせて確定診断しようという UDN（Undiagnosed Disease Network）のプロジェクトで，オーストラリアの研究開発チームは，Patient Archive というソフトウェアを開発している（**図4**）．未診断疾患の患者の EHR の診療テキストから，自然言語処理により表現型にかかわる表現を抽出し，HPO（Human Phenotype Ontology）と呼ばれる，ヒト表現型異常の標準語彙にマッピングすることで，標準化したフェノタイピングをすることができる．ある程度の表現ゆれも許容し，

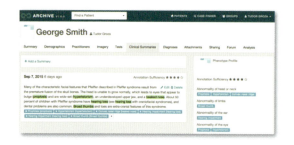

図4　2型糖尿病のルールベースのフェノタイピング アルゴリズム

また，否定表現も抽出するなど高い自然言語処理技術が実装されている．

　表現型は患者の主訴を記述した診療テキストにふんだんにあり，このように自然言語処理によるフェノタイピングは，患者が訴える非常に多様な表現型を捉えるのにきわめて有用である．

3）機械学習ベースのフェノタイピング

　機械学習ベースのフェノタイピングは，正しいフェノタイプの分類を機械学習させることで，フェノタイプに分類する方法である．ルールベースのフェノタイピングでは必ずしも分類しきれないような，複雑なフェノタイピングが可能であることが期待されている．機械学習は，近年，深層学習などで注目を浴びており，人工知能技術の1つである．機械学習ベースのフェノタイピングの研究の多くで，ロジスティック回帰，ランダムフォレスト，SVM（support vector machine）が利用され，機械学習によるデータ解析のパターンをワークフローとしてテンプレート化するソフトウェアKNIME[4]もよく利用されている．KNIMEはGUIベースで操作が可能であり，データや解析手法をノードに設定し実行できるツールであるため導入しやすいツールである．またDeepPatient，Deepr，DeepCare，Docrort AI，Med2Vecなどの深層学習の技術をEHRの診療情報のフェノタイピングに応用したプロジェクトがはじまっている．DeepPatientは，70万件の患者の電子カルテ情報を学習することで，PCA，GMM，K-Meansなどの手法に比べ，非常に高い精度で1年以内にがんや糖尿病にかかる可能性が高い患者を分類することに成功しているとされる．

4）組合わせによるフェノタイピング

　これまでに説明したルールベース，自然言語処理ベース，機械学習ベースを組合わせた，ハイブリッドのフェノタイピングにより，フェノタイピング精度のさらなる向上が見込まれる．

　テキサス大学のLeeらは，チエノピリジン系の抗血小板剤の1つであるクロピドグレルと出血に関する情報を用いて，出血というクロピドグレルの副作用情報をEHRデータから自動的に抽出する手法を開発した．クロピドグレルの情報は，MedEx[5]により，所見から投与量・投与経路・回数・形状・時間などに紐づく情報を抽出し，出血に関する情報は，①109種類の出血に関するICD-9コード，②専門家のキュレーションによる51個のキーワード，③KMCI（KnowledgeMap Concept Identifier）による465個の概念識別子の計3種類の方法により抽出を行った．これを2,268人の患者に対して，ルールベース〔①治療スケジュールをもとに，クロピドグレル投与後に出血がある場合（他に関係するイベントがない），②所見にクロピドグレルと出血について明確な記載がある場合〕，サポートベクターマシーンを用いた機械学習ベース，独自に開発したスコアリングベースの3種類の分類手法を比較した結果，総じてルールベースのフェノタイピングと比べて，機械学習，スコアリングベースのフェノタイピングの方がよりよいF値となることを示した[6]．

4 フェノタイピングにおける課題

　EHRの診療情報によるフェノタイピングでは，診療情報がもともと研究利用ではなく臨床のための情報であることから，研究目的でEHRデータを二次利用するにはいくつかの課題がある．ここでは次にバイアス，不完全性，正確性，標準化，記録方法，自然言語処理，同意取得方法の7つの課題について述べる[7]．

1）バイアス

　EHRの診療情報は，選択された特定の集団から得られるため，必然的にバイアスを含んでいる．この観察バイアスは，統計学，情報学を適切に用いることでその影響を少なくすることが可能である．具体的にはEHRデータの充足率に基づいて，ケースとコントロールのペアを抽出することである[8]．

2）不完全性

　医療機関ごとに運用しているEHRシステムが異なるため，その診療情報の形式も異なる．そのため，多施設の診療情報をそのまま統合してしまうと，同じ項目にもかかわらず，欠損データとなってしまう不完全なデータセットができる．このような不完全なデータを用いてフェノタイピングを行うことにより，その結果に影響を与えることがある．しかし，EHRからの診療情報の収集を継続して実施し，EHRからの診療情報の収集期間が長くなることで，フェノタイピング精度を向上させることができる[9]．

3）正確性

　よくある不正確さの原因には，得られる情報の量や質，医者と患者間のコミュニケーション，疾患に関する専門的知識や経験，偶発的エラー（医学用略語の使用）や意図的エラー（高額な保証を受けるために診断内容を変更すること）などがある．

4）標準化

　病名，薬剤コード，JLAC10コード，臨床検査マスタなどのデータは，実際には同じものを指しているにもかかわらず，各施設のローカルルールなどにより表記を行っていたりしているため，データの標準化が必要になる．

5）記録方法

　EHRシステムには診療情報をさまざまに記録し，保管することが可能である．例えば，体重はキログラム，グラム，ポンドなどの異なる単位でEHRシステムで記載され，誤ったBMI計算の原因となる．またRAといった頭字語の略語は所見のなかでよくみられる．それぞれrheumatoid arthritis, right atrium, room airのことを意味しているが，なんの略語かはそのコンテキストのなかで判断する必要がある．

6）自然言語処理

　EHRの診療情報は，構造化・非構造化されたデータでなる複雑なデータであり，フェノタイピングのアルゴリズムを開発するためには，これらを上手く組合わせる必要がある．**3** 2）にて紹介したcTAKES, MedLEEなどの自然言語処理ツールを利用して，所見から情報を抽出することが可能となった．しかしながら，複雑な場合は適切に抽出できないことがあるので注意が必要である．

7）同意取得方法

　米国国立衛生研究所（NIH）のGDS（Genomic Data Sharing）ポリシーが2015年1月から施行され，HIPPA（Health Insurance Portability and Accountability Act）Safe Harborに適合したDNAデータシェアリングを行うためには，抱括同意ではなく個別同意が必要となり，オプトアウトモデルが維持できない状況で再同意が必要となった．これを受け，BioVUバイオバンクでは，データシェアリングを行うことを明示した同意である，オプトイン形式に移行した．

　診療情報はゲノム情報とあわせて，ゲノム医療研究開発において，疾患のメカニズム解明と治療法開発に向けて多くの研究者が利用できることが望ましいが，個人情報保護などに留意することも重要である．

5 東北メディカル・メガバンク機構での取り組み

　東北メディカル・メガバンク計画では，15万人の前向きコホート調査を実施しており，2016年度までにリクルートとベースライン調査を終えて，約15万7千人の同意を得た．2017年度から詳細二次調査と追跡調査を実施している．宮城県においては，医療福祉情報をバックアップし，地域医療連携のために共有するMMWINが構築されており，参加者からはMMWINを通じて，医療福祉情報を提供していただく同意を取得している．MMWINを通じた診療情報の提供に先駆けて，東北大学病院と連携し，コホート調査の参加者の診療情報の提供を受け，フェノタイピングを実施するパイプラインの研究開発のフィージビリティスタディが進行している．

　このパイプラインは，1）東北メディカル・メガバンク計画のコホート参加者と病院の患者との名寄せによるIDの突合，2）SS-MIX2ストレージからの診療情報の抽出・秘匿化，3）抽出された診療情報の構造化・データベースへの格納，4）ケースファインディング，5）匿名化，6）フェノタイピングと統合データベースへの格納，から構成されている．

1）東北メディカル・メガバンク計画のコホート参加者と病院の患者との名寄せによるIDの突合

漢字氏名，カナ氏名，性別，生年月日，電話番号，郵便番号，住所などをもとに名寄せを実施し，すべての項目が完全に一致している場合のみ自動的に名寄せされるしくみを導入している．また，氏名や住所などを名寄せする際，表記ゆれに対応するための正規化プロセスを行い名寄せ一致率の向上を図っている．

2）SS-MIX2ストレージからの診療情報の抽出・秘匿化

名寄せにより得られた患者IDをもとに，SS-MIX2ストレージより診療情報を抽出する．抽出対象データは，コホート参加への同意が得られた日付以降のみである．また個人名，組織名，各種ID，住所，電話番号を＊＊＊や999の文字に変換する秘匿化の処理を実施している．

3）抽出された診療情報の構造化・データベースへの格納

秘匿化された診療情報は，HL7 v2.5のメッセージ形式となっているため，このデータをデータベースに格納するために構造化を行う．

4）ケースファインディング

秘匿化された診療情報を用いて，フェノタイピングに必要な情報が不足していないか確認する．情報が不足している場合は，抽出した診療情報を再度確かめる．

5）匿名化（ID変換）

秘匿化された診療情報をコホート調査で得られた健康調査情報（検体検査，調査票，生理学検査など），ゲノム・オミックス情報と紐付けるために対応表に基づき，ID変換を行う．

6）フェノタイピングと統合データベースへの格納

秘匿化された診療情報をもとに，フェノタイピングを実施する．まず，先行して糖尿病と妊娠高血圧症のフェノタイピングを進める予定である．フェノタイピングにより得られたフェノタイプは，根拠となった診療情報とあわせて統合データベースへ格納し，全国のゲノム医療の研究者に提供する．

米国医療情報学会（AMIA）では，EHRの診療情報によるフェノタイピングの研究がさかんである．毎年，3月にサンフランシスコで開催されるTBI（Translational Bioinformatics）-CRI（Clinical Research Informatics）のJoint Summitは診療情報を利用したトランスレーショナルバイオインフォマティクスの研究に利用する研究が多数発表されている．EHRの診療情報によるフェノタイピングの研究はその中核にあるものである．東北メディカル・メガバンク機構では，このAMIAの会議に参加し，最新の情報を収集し，前述のフェノタイピングのパイプラインの構築に取り組んでいる．構築したパイプラインは，SS-MIX2ストレージからフェノタイピングを可能とするもので，東北メディカル・メガバンク計画以外でも利用できるように汎用化した設計としている．

おわりに

東北メディカル・メガバンク計画において，病院と連携して診療情報により追跡調査を行い，フェノタイプ情報とゲノム情報を連結させた，ゲノム医療研究を支援するバイオバンクを構築する試みがはじまっている．本研究を通して，被災地への創造的復興に貢献することをめざしている．

文献

1）Denny JC：PLoS Comput Biol, 8：e1002823, 2012
2）cTAKES（http://ctakes.apache.org/）
3）MetaMap（https://metamap.nlm.nih.gov/）
4）KNIME（https://www.knime.org/）
5）Xu H, et al：J Am Med Inform Assoc, 17：19-24, 2010
6）Lee HJ, et al：AMIA Jt Summits Transl Sci Proc, 2017：185-192, 2017
7）Wei WQ & Denny JC：Genome Med, 7：41, 2015
8）Castro VM, et al：J Biomed Inform, 52：105-111, 2014
9）Wei WQ, et al：Int J Med Inform, 82：239-247, 2013

＜筆頭著者プロフィール＞
永家　聖：バイオクリニカル情報学分野助教．電気通信大学電気通信学部卒業（2005年），東京医科歯科大学大学院修了〔博士（医学）〕．産業技術総合研究所テクニカルスタッフ，東京医科歯科大学大学院特任助教，特任研究員，民間企業を経て，'12年10月に東北メディカル・メガバンク機構バイオクリニカル情報学分野 助手，'16年4月から現職．専門は，バイオインフォマティクス，医療情報学．

3. バイオバンクにおける研究参加者への遺伝情報の結果回付

川目　裕

近年，バイオバンクを基盤とした研究の多くは，参加者のゲノム解析を行っている．しかしながら，バイオバンクを基盤とした研究の枠組みで，個人への遺伝情報の返却は世界的にも例が少なく，2013年に北米から発表された偶発的所見／二次的所見の臨床における開示の原則は，さらなる議論を引き起こした．大規模なバイオバンクでの個人への遺伝情報の返却にあたっては，人的資源や医療との連携，遺伝カウンセリングなどさまざまな課題が想定される．臨床医療において，遺伝情報が個別化医療・予防に用いられようとしている状況で，研究の枠組みにおいての遺伝情報の返却についての検討が求められている．

はじめに

　近年，ゲノム解析技術の進歩による，さらなる遺伝情報と表現型の知見の蓄積によって，マイクロアレイ検査，あるいは次世代シークエンサーを用いた全ゲノム解析，全エクソーム解析など，ゲノムを網羅的に解析することが可能となり，臨床医療に応用されつつある．また現在，多くのバイオバンクを基盤とした研究では，ゲノム解析が行われている．本稿では，まず，近年の遺伝情報の返却，特に研究やバイオバンクの枠組みについての概要を述べてから，東北メディカル・メガバンク計画の個人への遺伝情報の返却（回付）への試みについて触れたい．

1 バイオバンクにおける遺伝情報の返却の現状

1）遺伝情報の特徴

　はじめに，われわれのもつゲノム情報，すなわち遺伝情報の特徴に，不変性，予測性，共有性がある．この基本的な特徴が，臨床であっても研究の枠組みであっても返却において重要な要素になる．不変性については，生殖細胞系列の遺伝情報についての特徴になる．

[キーワード＆略語]
遺伝情報，住民コホート，結果回付（返却），遺伝カウンセリング

ACMG：American College of Medical Genetics and Genomics（米国臨床遺伝・ゲノム学会）
CF：cystic fibrosis（嚢胞性線維症）
IC：informed consent（インフォームド・コンセント）
TMM：Tohoku Medical Megabank Project（東北メディカル・メガバンク計画）

Return of individual genomic results in the biobank research
Hiroshi Kawame：Group of Return of Genomic Results, Tohoku Medical Megabank Organization, Tohoku University（東北大学東北メディカル・メガバンク機構総務・企画事業部遺伝情報回付推進室）

これは，いつ検査をしても結果は変わらない．すなわち，一度知ってしまったら元には戻れないことになる．予測性とは，病気のリスク，発症前にそのリスクがわかるということである．しかし，遺伝情報のみで将来がすべて見通すことができるというような遺伝子決定至上的な考えは，すでに過去のものである．どんな遺伝情報であっても，常に個人への表現型，形質につながるということは100％断言できるわけではない．遺伝情報は，あいまいであり，常に確率的情報であるという理解のうえでの予測性である．共有性とは，もし誰かが遺伝子を調べたら，その人の第1度近親者は，自動的に同じ遺伝子変化を有している可能性があるということ，すなわち，究極の個人情報でありながら，血縁者の個人情報でもあるということである．

2）遺伝情報の返却の際の状況について

遺伝情報が個人へ返却，開示される状況については，大きく「臨床」と「研究」の文脈が考えられる[1]．臨床の文脈とは，医療機関で，疾患の診断や治療のために，あるいは，保因者診断や発症前診断など十分な遺伝カウンセリング※のもとに提供される遺伝学的検査の場合である．この場合は，多くの場合，患者と医師という信頼関係の確立された関係性のなかで，その個人への健康，福祉を含む最善の利益をめざして，十分な理解と納得のうえ，自律的な決定のうえに提供されて，その結果の開示は，遺伝カウンセリングとともに提供されて，継続的な遺伝カウンセリングのフォローアップも可能である．

一方，研究の場合の多くが，個人への遺伝情報の返却は一次的な目的ではなく，研究参加者のトータルとしての成果を目的としている．したがって，あくまでも個人単位への研究で得られた結果（遺伝情報も含む結果）は，副次的な位置づけになる．また，研究であるので，研究参加者への害を最小限にすることが重要

要件になる．また，リクルート方法によっては，研究者と参加者は，顔が見えない場合や，説明同意の際の一度のみの対面のみで，十分な信頼関係にはないことも多い．これらの医療の枠組みと異なる関係性の違いは，返却の際の遺伝カウンセリングにおいても大きな課題となる可能性がある．

さらに研究の文脈では，研究参加者の状況の違いも返却において重要な視点である．例えば，ある疾患に罹患しているのか，その疾患はがんなのか，それとも原因不明の疾患なのか，あるいは，地域のいわゆる健康な（ostensibly healthy）な住民なのか，未成年，小児なのかなどさまざまなケースがある．それぞれの場合に本人の心理社会的状況，研究参加への動機の強弱，また，未成年，小児の場合は，親の代諾と将来の自律性の確保などの倫理的課題も関係する．

一方で，わが国では，罹患者の診断のための遺伝学的検査は，従来，研究で得られた結果を臨床の場で返却してきたこともあり，明確に区別して考えることが難しい場合もあるのが実情である．

3）ACMGのガイドライン

臨床の枠組みにおいては，2013年にACMG（American College of Medical Genetics and Genomics）が，臨床において網羅的なシークエンシング解析検査を受けた際に見出される偶発的な所見を個人に回付するべきという勧告を出した[2]．この勧告では，例えば，未知の疾患の診断目的でエクソーム解析や全ゲノム解析を行った場合に，それを貴重な検査の機会と捉えたものである．他の既知の遺伝性腫瘍の遺伝子の病的変異などを「偶発的所見」と考え，医療的に治療・予防という対応法がある（actionableな）24疾患（56遺伝子）について，変異を積極的に確認して，対象が小児であっても，その主治医（患者）に必ず回付するという勧告であった〔ただし，翌2014年4月には，オプトアウトを認め，また，その後，偶発的所見という用語を二次的所見（secondary findings）と改めた[3]．さらに，2016年には，リストを改訂して27疾患，59遺伝子となった[4]〕．この勧告を受けて，当初の目的以外の「偶発的所見（二次的所見）」についての返却についての議論がくり広げられ，要件としての「actionable」の定義や，研究の枠組みでのこれらの所見の個人への回付についての議論がはじまった．

4）バイオバンクにおける個人への遺伝情報の返却

ⅰ）研究での遺伝情報回付に関するガイドライン，指針

さて，前に述べた研究の文脈において，研究参加者個人への遺伝情報の返却（回付）については，この数年間に欧米を中心にいくつかの指針やガイドラインが発表されている．平成25年（2013年）には，わが国でもゲノム指針に，返却（回付）（原則，開示）について盛り込まれた[5]．

Knoppersらは[1]，臨床，研究両者における個人への網羅的遺伝学検査結果の返却に関する国際的な法律，指針のレビュー論文のなかで，返却の方針については，以下の4つに分類されるとした．①Filters or gene panels with the choice to opt-out, ②ACA criteria (Analytical validity；Clinical significance；Actionability), ③Case-by-case determination, ④No returnである．

指針などは，対象とする研究の枠組み，返却の種類，包括する範囲など異なっているが，共通して以下の項目について記載されている．（1）研究の枠組みでの回付の考え方，（2）インフォームド・コンセント（IC），（3）返却する遺伝情報のクライテリア（判定基準），（4）匿名化・再連結（re-identification）のプロセス，（5）返却の実際，（6）費用，（7）参加者との連携，（8）指針の策定と外部の監査の必要性である．多くの指針などは，返却する遺伝情報のクライテリアについて述べており，actionable，分析的・臨床的妥当性を要件にしている．ICについても，すべてが，事前のIC，返却の拒否の意思表示が可能であることに言及している．さらに各研究において，返却に対しての指針策定の必要性と外部との連携が記載されている．一方，実際の返却のプロセス，遺伝カウンセリングの実際，返却のための研究費，さらに研究参加者との協同についての詳細については，多くは言及されていない．また，以下，主なものについて記載する．

バイオバンクの研究の枠組みでの遺伝情報の個人への回付については，米国国立衛生研究所（NIH）の検討会の論文が参考になる[6]．この検討会の報告において，バイオバンクは，①返却する所見の基準を明確にリストにあげる，②それに応じて解析する，③個人の参加者への再連結，④その参加者へ連絡，返却する，という4つの事項について可能なシステムを検討するべきとされ，分析的妥当性（精度）があり，actionable

な健康への重篤なリスクが確実な所見を，原則，返却することが勧奨されている．

P3G（Public Population Project in Genomics and Society）も，個人への返却の指針として，回付を検討する所見が①分析的妥当性（研究の基盤解析と別個に確認），②臨床的意義，③actionabilityを有することとされ，研究者と該当の倫理委員会にて検討するように述べられている[7]．また，英国医学研究協議会（MRC）では，ゲノム研究も含む研究全体の文脈で，健康に関する情報（所見）に関して個人への返却（ここでは，フィードバックという用語が用いられている）についての枠組みが発表されている[8]．

アメリカのCSER（Clinical Sequencing Exploratory Research）とeMERGE（Electronic Medical Records and Genomics）は，ゲノム解析研究での個人への返却についての検討論文を発表している[9]．ここでは，原則の1つとして「研究の過程で得られたactionableで，分析的妥当性，臨床的有用性が確実な知見は回付するべき」とされ，一方で「参加者はどんな結果の回付も拒否する権利」を有すると述べている．

わが国のバイオバンク・ジャパン（BBJ）や6つのナショナルセンター（6NC）のバイオバンクでは，前述にあるようなactionableな遺伝情報の返却に関して検討を開始しており[10]，BBJにおいては，ELSI委員会等での検討を経て，見解が発表されている[11]．

これらの最近の世界的な議論といくつかの回付の実際の報告をまとめると，研究の文脈においても，参加者の同意のもと，医学的な対応がある疾患の遺伝情報は回付することが望ましいという方向性にある．一方，欧州のさまざまな専門家集団による個人への遺伝情報回付に関する意見調査では，法的基盤，ガイドライン，財的資源，提供機関とマンパワーの側面から，現状では困難ではないかという問題提起が発表された（この論文での課題点の表は参考になる）[12]．したがって，わが国だけの問題ではなく，世界的にもいまだバイオバンクにおける個人への遺伝情報の返却については，混沌としている．

ⅱ）バイオバンクにおける個人への遺伝情報回付の先行例

ACMGの勧告を背景にして，研究の枠組みにおいて，すなわち，バイオバンクやゲノム解析研究における個人への遺伝情報回付についての状況をまとめる．グロー

バルに多くのバイオバンクが存在するため，文献など
の検索のみでは，すべてを把握することは困難である
が，検索し得た範囲について以下に記載する．

アメリカのClinSeq Projectというゲノム研究は，冠
動脈疾患を主な疾患として遺伝情報と疾患の関連を明
らかにする疾患コホート研究であるが，遺伝情報の回
付については，準備ができたら連絡がなされ，希望者
には回付される方法をとっている．浸透率の高い，メ
ンデル疾患の遺伝情報を回付の対象として，参加者が
希望したらCLIA（臨床検査室改善法；Clinical Labo-
ratory Improvement Amendments）認証の検査で確
認の後，参加者と主治医に回付されている（家族性高
コレステロール血症など）[13]．

フィンランドのバイオバンクにおいて個人の参加者
に回付が行われた論文がある[14]．この論文では，
Health 2000というコホート参加者の6,334名の遺伝
子型を解析し，QT延長症候群の病的変異を有する参
加者（27名）に遺伝性のQT延長症候群の可能性が高
いことを対処法などの情報と一緒に手紙で連絡，希望
があれば地域の医療機関へ受診を勧奨，そこで，新た
な遺伝子検査と心電図などの精査を受けて，23名が回
付を受けて健康管理に乗った．回付の実務的な詳細は
書かれていないが，回付方法の手順は参考になる．

北アメリカのHutterites派の人々への多因子の
common diseaseや妊孕性などの表現型の研究におい
て，囊胞性線維症（CF）の保因者の遺伝情報について
パイロット研究として回付，さらに14の遺伝性疾患に
ついての回付を行っている[15]．30年に及ぶ研究者と参
加者の関係があり，参加者は，自分たちに有益な遺伝情
報は教えてほしいと，長らく訴えていたこと，また研究
の枠組みでも個人に有益な遺伝情報は回付することとい
う近年の議論を契機に，①参加者への面談によるCFの
保因者診断に関する意識の聞きとり，②パイロット的に
CFの保因者情報の回付，③参加者への遺伝性疾患の教
育セッション，そして，④14の常染色体劣性遺伝性疾
患の個人への結果回付の郵送を行っている．この回付ま
での手続きに参加者の意識調査，また，"educational
Town Hall meeting"という形態で，実際の参加者と一
同に会して，疾患の内容や治療法，また劣性遺伝形式に
ついてのゲームを利用した参加型説明，そして，遺伝専
門医と認定遺伝カウンセラーの同席のもとICのセッショ
ンを行っていることが特徴である．

スイスのローザンヌにおいて，病院を基盤としたバ
イオバンクであるBIL（Lausanne Institutional Bio-
bank）では，家族性高コレステロール血症の遺伝情報
を個別に返却するために，表現型のある対象者を抽出
して，LDLR，APOB，PCSK9の3つの遺伝子を解析
して，病的意義のあるバリアントを同定したという報
告がある[16]．実際の返却については言及されていない．

このように世界的にみても，バイオバンクを基盤と
した研究では，いまだ大規模，かつ系統的な遺伝情報
の返却の例はない．

② 東北メディカル・メガバンク計画の個人への遺伝情報の回付

1）東北メディカル・メガバンク計画における遺伝情報回付

2013年に，スタートした東北メディカル・メガバン
ク計画は，震災後の医療面の創造的復興を旗印に，個
別化医療・予防などの次世代医療の構築をめざすこと
を主たる目的に開始された，バイオバンクを有する，住
民を対象にしたゲノムコホート研究である．現在まで，
岩手県と宮城県で，地域住民コホート調査，および三
世代コホート調査と合わせて15万人の参加者を得た．

個別化医療・個別化予防の実現には，個人への遺伝
情報の回付（返却）は必須であると考え，遺伝情報の
個人への回付を想定した研究として開始し，説明同意
文書にも盛り込んでいる．

2）課題とパイロット研究

前に述べてきたように世界的にも例が少ない個人へ
の遺伝情報の返却については，どういう種類の情報を，
どこまでの精度をもって確かめたうえで，どのような
方法で返却するのが妥当であり，また，実現可能かを
検討するために，2014年2月には，遺伝情報回付タス
クフォースを立ち上げた．そのなかで議論を重ね，さ
まざまな課題が抽出された．また，日本全国の有識者
を集めた委員会も2015年5月より組織して，これまで
議論検討を行った．これまでの検討の経過については，
機構のHPを参照されたい[17]．

これらのさまざまな課題が抽出された現在，返却に
向けての基盤を得るためには，段階的な複数の研究が

必要と考えて，パイロット研究として，心理社会的側面の把握，技術的・手続き的な課題の検証，医療との連携や遺伝カウンセリング体制の構築を目的として，個人への遺伝情報の返却を開始したところである．

おわりに

　バイオバンクにおける遺伝情報の結果の返却についての状況を述べた．今回は，参加者，各ステークホルダーの意識や希望についての知見は，スペースの都合で述べることができなかった．文化，習慣，医療保険システムなどの異なる海外での知見は，わが国に必ずしもあてはまるとは限らない．わが国の風土にあった，また，保険医療システムと人的資源に応じた遺伝情報の結果の返却について，臨床においても研究においても検討を重ねる必要があると考えられる．東北メディカル・メガバンク計画の個人への遺伝情報回付に関する重層的なパイロット研究が基盤整備につながることが期待される．

文献

1） Knoppers BM, et al：Nat Rev Genet, 16：553-559, 2015
2） Green RC, et al：Genet Med, 15：565-574, 2013
3） ACMG Board of Directors：Genet Med, 17：68-69, 2015
4） Kalia SS, et al：Genet Med, 19：249-255, 2017
5） 文部科学省，厚生労働省，経済産業省：ヒトゲノム・遺伝子解析研究に関する倫理指針〔平成13年3月29日（平成25年2月8日全部改正）〕
6） Wolf SM, et al：Genet Med, 14：361-384, 2012
7） Knoppers BM, et al：Eur J Hum Genet, 21：245-247, 2013
8） MRC：Framework on the feedback of health-related findings in research. March 2014
9） Jarvik GP, et al：Am J Hum Genet, 94：818-826, 2014
10） 「厚生労働科学研究費補助金 厚生労働科学特別研究事業．平成25年度 総括・分担研究報告書．メディカル・ゲノムセンター等における個人の解析結果等の報告と，公的バイオバンクの試料・情報の配布に関する論点整理と提言（H25-特別-指定-035）」http://www.ncbiobank.org/seminar/report/140322_report_H25_kohsaka.pdf
11） 「『バイオバンク・ジャパン（BBJ）』第3期終了に向けての倫理的・法的・社会的問題と対応への提言」https://biobankjp.org/hotnews/pdf/elsi_201610.pdf
12） Budin-Ljøsne I, et al：Biopreserv Biobank, 14：241-248, 2016
13） Biesecker LG, et al：Genome Res, 19：1665-1674, 2009
14） Haukkala A, et al：Public Health Genomics, 16：241-250, 2013
15） Anderson RL, et al：J Genet Couns, 23：984-991, 2014
16） Maurer F, et al：Swiss Med Wkly, 146：w14326, 2016
17） 「コホート調査における遺伝情報回付」http://www.mega-bank.tohoku.ac.jp/tommo/community/rogr

＜著者プロフィール＞
川目　裕：東京慈恵会医科大学医学部卒業（1986年），同大学院修了〔'92年，博士（医学）〕．ワシントン大学遺伝医学講座・シアトル小児病院遺伝科シニア・フェロー（'92〜'95年）．帰国後，信州大学医学部附属病院遺伝子診療部，長野県立子ども病院総合周産期母子医療センター遺伝科部長．2013年より東北メディカル・メガバンク機構教授．東北大学大学院医学系研究科医科学専攻修士課程遺伝カウンセリングコース代表・教授．臨床遺伝専門医・指導医，専門は，小児臨床遺伝学，Dysmorphology，遺伝カウンセリング．

4章
疾患データベースとバイオバンクの今後の課題

4. IoT技術を活用した新たなコホート研究

山内隆史，越智大介，檜山　聡

スマートフォンやウェアラブル機器などを用いた生体情報のセンシングが普及しつつあり，米国や日本などではデータ収集や管理のためのプラットフォームの提供や保険への応用などが開始されている．このような流れはコホート研究における被験者情報の収集にどのような変化をもたらすのであろうか？　その可能性や課題などについて最新の動向を交えながら解説し，コホート研究におけるIoT技術の活用例として，筆者らが進めているマタニティログ調査を紹介する．

はじめに

　近年，スマートフォンの普及とともに，血圧・脈拍などの生体情報や活動量・睡眠時間などの生活習慣，室温などの生活環境（以下，総称してライフログと呼ぶ）を測定・記録することができるウェアラブル機器やアプリケーションが普及しつつある[1]．これらのウェアラブル機器やアプリケーションは，スマートフォンを介してモバイルネットワークと接続し，測定・記録したさまざまなデータをサーバなどへ逐次集約することができる．このような「モノ」がインターネットとつながるIoT[※]技術を活用することで，従来は困難であった個々人の継続的で詳細なライフログの収集・管理が容易となった．

　このIoT技術は，コホート研究においてもさまざまな恩恵をもたらすと考えられる．例えば，これまでの多くのコホート研究では，半年〜1年に1回程度の定期的な自己申告式による質問票で被験者のライフログの取得を行っていたため，被験者の記憶が不正確で回答に誤りが含まれることがあり，データの取得頻度や信頼性に課題があった．IoT技術を活用することで，これまで把握することができなかった高頻度かつ客観的な被験者のライフログ収集・解析が可能となり，生活習慣と疾患発症との関係性や，疾患発症の機序の解明につながることが期待される．

　本稿では，今後のコホート研究において重要性を増すと考えられるIoT技術の活用に焦点をあて，ライフログ収集に適するウェアラブル機器やアプリケーションの市場動向，コホート研究にIoT技術を活用するうえでの課題，東北大学東北メディカル・メガバンク機

[キーワード&略語]
IoT，ライフログ，スマートフォン，ウェアラブル機器，アプリケーション

IoT : Internet of Things

[※]　IoT
「Internet of Things」の略で，家電や自動車，センサーなどといったさまざまな「モノ」がインターネットと接続すること．「モノ」を起点とした情報収集，「モノ」の遠隔制御，あるいは「モノ」同士の連携などが可能となる．

New cohort study utilizing IoT technology
Takafumi Yamauchi/Daisuke Ochi/Satoshi Hiyama：Research Laboratories, NTT DOCOMO, INC.（株式会社NTTドコモ先進技術研究所）

構との共同研究にて筆者らが実施しているIoT技術を活用したコホート研究の紹介を行う．

1 ウェアラブル機器やアプリケーションの市場動向

1）ウェアラブル機器

　ウェアラブル機器としてさまざまな製品が市場に出ているが，なかでもリストバンド型は取り扱うメーカーも多く主流となっている[1]．リストバンド型ウェアラブル機器で測定できるライフログとしては3D加速度センサによる活動量や睡眠時間が多いが，各メーカーは差異化を図るため，3D加速度センサ以外にも脈拍・心拍センサや皮膚温センサなどを搭載した機器を開発している．特に脈拍・心拍センサは多くの機器で採用されつつあり，脈拍・心拍を24時間モニタリングすることでユーザーに新たな価値を提供できる．例えば，カリフォルニア大学が2017年5月に発表した研究報告では，Apple社が販売するウェアラブル機器Apple Watchを使用して約6,000人の心拍数を収集し，心房細動を97％の精度で検出できたことを報告している[2]．

　その他の機能進化のトレンドとしてはデータのアップロード自動化があげられる．従来，サーバーへのデータのアップロードはユーザー操作を必要としたが，Bluetooth Low Energyの登場以降，測定・記録したデータを自動でサーバーにアップロードできる機器が登場しており，ユーザーの利便性が向上している．

2）アプリケーション／プラットフォーム

　多くのウェアラブル機器メーカーは独自のデータ管理用のサーバーをもっており，各機器で測定したデータはサーバーにアップロードされ，ユーザーはWebやスマートフォンのアプリケーションを通して自身のデータを閲覧・管理することができる[1]．注目すべきは，前述のような一般利用者向けのサービスに加え，近年，研究者や医療従事者が被験者からさまざまなライフログを集めるための専用プラットフォームが提供されはじめたことである．例えば，Apple社が提供するResearchKitは，スマートフォンのアプリケーションを介して被験者の募集，インフォームド・コンセント，ライフログの収集，匿名化，管理などを行うためのプラットフォームを提供する[3]．このプラットフォーム

を利用することで，被験者は自身のスマートフォンを用いてコホート研究参加への同意を行うことが可能で，研究者や医療従事者は被験者との対面でのインフォームド・コンセントを実施する必要がない．そのため，地理的，時間的，費用的な制約を抑え，対象となる被験者数を飛躍的に拡大させることができる．例えば，ResearchKitを活用しスタンフォード大学などが開発したアプリケーションMyHeart Countsでは，わずか24時間のうちに1万人以上の被験者が参加し，総計4万人以上の被験者からデータを収集することに成功している[4]．このようなプラットフォームはApple社の他にも，Microsoft社のHealthVault[5]などがある．

2 コホート研究にIoT技術を活用するうえでの課題

　前述の通り，コホート研究にIoT技術を活用することで，これまで把握することができなかった客観的かつ高頻度な被験者のライフログを収集でき，対象とする被験者数を飛躍的に増加させることができる．しかし，IoT技術の活用において解決すべきいくつかの課題がある．

　まずはじめに，被験者の同意率およびデータ登録率の向上である．ウェアラブル機器やアプリケーションを用いることで，簡易にさまざまなライフログの収集が行えるようになったが，被験者には機器の装着や測定といった負担が少なからず生じる．そのため，被験対象者がコホート研究への参加を躊躇し，また参加の同意を得た場合でもライフログの測定に対するモチベーションが低くなる恐れがある．これに対しいくつかの対策が考えられるが，重要なことは，単にライフログの測定・記録を被験者に依頼するのではなく，ライフログを測定・記録することで被験者に楽しさやメリットが生まれるしくみづくりや，被験者にコホート研究の意義をしっかり理解していただくことである．

　続いて，2つ目の課題としてデータの質の向上があげられる．ウェアラブル機器やアプリケーションなどを用いたライフログの測定は，病院内などでの生体情報（例えば体重や血圧など）の測定と比べ，時間的・空間的に自由度が高い反面，測定の仕方に個人のばらつきが生じやすい．そのため，質が高く均質なデータを収集するた

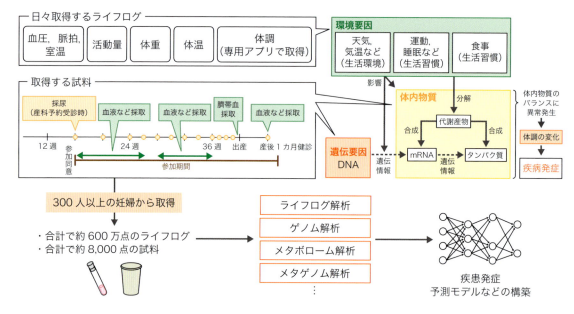

図1　マタニティログ調査の概要
文献11をもとに作成.

めには，被験者全員に統一した測定基準を浸透させる必要がある．また，ウェアラブル機器やアプリケーションの複雑な操作は意図しない誤ったデータの登録につながる可能性があるため，なるべくシンプルで直感的なインターフェースを提供することが重要である．

　次に，東北大学東北メディカル・メガバンク機構との共同研究で筆者らが実施しているIoT技術を活用したコホート研究「マタニティログ調査」について紹介するとともに，前述した課題への対策についても具体例をいくつか紹介したい．

3 コホート研究における IoT技術の活用例

1）マタニティログ調査の概要

　NTTドコモ社は，既存の通信事業に加え，パートナーとの協創を行いさまざまな領域において社会的課題の解決に取り組むことを中期戦略2020で掲げている[6]．医療・健康分野においても，病気の発症や進行を未然に防ぐ「予防医療」の実現に向けた研究開発を推進している[7]．その一環として，NTTドコモ社は妊娠に関連する病気について早期発見や発症予防の実現

をめざしている．

　妊娠に関連する病気は，根本的な予防・治療方法が確立されておらず，母児の生命にかかわる重大なケースも少なくない[8]．妊娠に関連する病気には，妊娠高血圧症候群，妊娠糖尿病，早産などがあり，日本国内だけでも年間100万人の妊婦のうち約20万人が罹患している．また，これらの病気が母児の将来の健康に大きく影響することがわかっており，例えば，妊娠糖尿病は児の将来の糖尿病リスクを増大させることが知られている[9]．

　このような背景から，東北大学東北メディカル・メガバンク機構とNTTドコモ社は，妊娠に関連する病気の早期発見や発症予防の実現を目的として2014年11月に共同研究を開始し，妊婦を対象とした前向きコホート「マタニティログ調査」を実施している[10) 11]．マタニティログ調査では，病気の予兆や発症メカニズムを明らかにするため，生まれもった個人の体質である遺伝要因の解析に加え，生活習慣や生活環境などの後天的な環境要因を把握するためにライフログを網羅的に取得し，それらを統合解析する（**図1**）．マタニティログ調査の被験者となった妊婦は，妊娠初期から産後約1カ月までの長期にわたり，機器やアプリケーションを

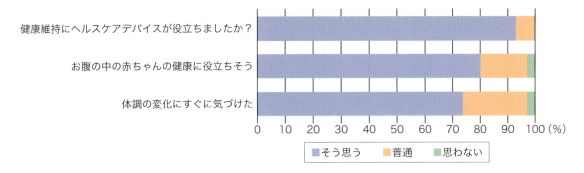

健康維持にヘルスケアデバイスが役立ちましたか？

お腹の中の赤ちゃんの健康に役立ちそう

体調の変化にすぐに気づけた

そう思う　普通　思わない

図2 マタニティログ調査の参加者へのアンケート結果

用いて，血圧や室温，体重，体温，活動量，体調，睡眠，食事，服薬などといった日々のライフログを測定・記録する．また，ゲノムや転写産物，代謝産物などの情報を取得するため，参加期間中に採血や採尿などを複数回実施する．2015年9月から本格的な被験者のリクルートを開始し，300名以上の妊婦が参加した[12]．

2）IoT技術の活用課題への対策

マタニティログ調査では，機器やアプリケーションを用いてさまざまなライフログの測定・登録を被験者に依頼することから，前述したi）同意率および被験者によるデータ登録率の向上，ii）データの質の向上，という2つの課題に直面した．以下では，マタニティログ調査にて実施したこれら課題への解決策を紹介する．

i）被験者の同意率およびデータ登録率の向上

まずはじめに，マタニティログ調査では，同意率やデータ登録率を向上させるため，ライフログを測定・記録することで被験者にメリットが生まれるしくみを構築した．本調査の被験者は毎日10項目以上のライフログを測定・記録する必要があり，被験者への負担が懸念された．そこで，1日に一定項目数以上のライフログを測定・記録した場合に被験者にとって有益な情報（妊娠週数に応じた胎児の成長過程や母体の体調変化に関する記事など）を日々提供する仕掛けをアプリケーションに搭載した．また，軽快で操作性のよいインターフェースを実装し，データを登録する際にゲーム的な要素をとり入れることで日々の測定に楽しさを実感できるように工夫した．

また，調査を本格的に開始する前に小規模な試験的調査を実施し，さまざまなウェアラブル機器に対してデータ登録率の集計やアンケートによる使用感などの

ヒアリングを行った．これにより，例えば同じ活動量を測定する場合でも，被験者にとって負担の少ない機器を選定することができた．

さらに，同意取得時においては，リサーチコーディネーターが本研究の意義を参加者に一対一で説明し，研究意義への理解の醸成を十分に行った．

これらの結果，本研究への同意率が70％以上，データ登録率が約80％以上という高い数値を達成することができた[12]．また，被験者へのアンケート調査では，90％以上の被験者から，「健康維持に（ウェアラブル機器などの）ヘルスケアデバイスが役立った」との回答を得るなど，意欲的にライフログの測定・記録を実施できたことがわかった（**図2**）．

ii）データの質の向上

マタニティログ調査では，データの質を向上させるため，血圧や体温，体重などのライフログに対し具体的な測定タイミングや測定方法を定め，同意時に被験者に対して十分な説明を行った．また，試験的調査において，例えばアプリケーションや操作マニュアル上で誤解を生みやすい記載の修正や，機器やアプリケーションの動作不良によるデータ損失機会の低減を徹底して行った．これらの結果，測定時間を均質化し，また，欠損値の少ない各種ライフログのデータセットを構築することができた．

前述の通り，コホート研究へのIoT技術の活用においては，機器やアプリケーションに対する被験対象者の理解度や使用する際の負担を事前に十分理解し，適切な機器選択やプロトコール設計，アプリケーション設計を行うことが非常に重要であり，このことが収集できるデータの質や量を左右する．

おわりに

　本稿では，今後，コホート研究において重要性を増すと考えられるIoT技術の活用に注目して，ウェアラブル機器やアプリケーションの市場動向，コホート研究にIoT技術を活用するうえでの課題，IoT技術を活用したコホート研究の紹介を行った．

　日本における平均寿命と健康寿命の差は，2010年で男性が9.13年，女性が12.68年もある[13]．また，2001年と2010年とを比較すると，日本の平均寿命が男性で1.48年，女性で1.37年延びているのに対し，健康寿命が男性で1.02年，女性で0.97年しか延びておらず，平均寿命と健康寿命との差が拡大していることが窺える．そのため，病気の発症や進行を未然に防ぐ「予防医療」がますます重要となることが推測される．

　「予防医療」の実現においては，被験者の遺伝要因だけでなく，日頃の生活習慣をより正確に把握する必要があるが，スマートフォンを中心に日常生活のあらゆる「モノ」をIoT技術で連携させることによって，コホート研究における被験者の測定対象や収集方法も大きく変わるであろう．NTTドコモ社は，モバイル通信事業者として培ったビッグデータ解析技術やモバイル・ヘルスケア基盤を活かし，マタニティログ調査を含めた研究開発を推進することで，健康寿命の延伸などの社会的課題の解決に今後も注力していく．

文献

1）「2015年版 世界のITヘルスケア市場注目ビジネス事例研究」，シード・プランニング，2015
2）CNET Japan（https://japan.cnet.com/article/35101124/）
3）Apple ResearchKitとCareKit（https://www.apple.com/jp/researchkit/）
4）McConnell MV, et al：JAMA Cardiol, 2：67-76, 2017
5）HealthVault（https://www.healthvault.com/us/ja-JP）
6）NTTドコモ：報道発表資料 中期戦略2020「beyond宣言」を策定，2017
7）山田祐樹，檜山 聡：NTT DOCOMOテクニカル・ジャーナル，24：6-11, 2017
8）Creanga AA, et al：Obstet Gynecol, 125：5-12, 2015
9）Yessoufou A & Moutairou K：Exp Diabetes Res, 2011：218598, 2011
10）NTTドコモ，東北大学東北メディカル・メガバンク機構：報道発表資料 ヘルスケアデータとゲノム解析を活用した妊婦の疾患の予防・早期発見に向けた共同研究を開始，2014
11）越智大介，他：NTT DOCOMOテクニカル・ジャーナル，23：23-28, 2015
12）NTTドコモ：報道発表資料（お知らせ）妊婦の病気の予防に向けた研究において参加者募集が完了，2016
13）厚生科学審議会地域保健健康増進栄養部会：健康日本21（第2次）の推進に関する参考資料，2012

＜筆頭著者プロフィール＞
山内隆史：2011年，京都大学大学院農学研究科博士前期課程（応用生命科学専攻）修了．'11年4月，株式会社NTTドコモ入社．先進技術研究所等での勤務を経て，'15年4月，東北大学東北メディカル・メガバンク機構出向．特任助教としてマタニティログ調査に従事．

5. ジャポニカアレイを用いたゲノム情報の解析と研究応用

山口泰平，岩田誠司，高山卓三

ジャポニカアレイは，東北大学東北メディカル・メガバンク機構が構築した「日本人全ゲノムリファレンスパネル（1KJPN）」をもとに，COI東北拠点が社会実装した日本人ゲノム解析ツールで，日本人で特徴的な塩基配列をもつ約66万カ所の一塩基多型（SNP）を短期間で解析でき，さらにインピュテーションを行うことで約30億塩基対の全ゲノム情報を擬似的に再構成できる設計となっている．東芝はジャポニカアレイを用いたジェノタイピングサービスを2014年12月から行っており，本稿ではジャポニカアレイを用いた研究応用について，活用実績を含め紹介する．

はじめに

近年，ヒトゲノム情報については次世代シークエンサーの進歩により，数日で各個人がもつ約30億塩基対の配列情報を読みとれるようになってきた．しかし，取得された配列情報から各個人がもつ約30億塩基対のゲノム構造を推定するためには，大規模計算機器やデータ解析を行う専門の研究者などの特別なインフラが必要なため，1カ月程度の期間と数十万円の費用がかかっていた．

一方，安価にヒトゲノム情報を取得することを目的として，特定の一塩基多型（SNP）※情報を解析するSNPアレイが用いられてきた．しかし，従来のSNPアレイは，搭載SNPのうち6〜7割程度のみが日本人が保有しているSNPであり，残り3，4割の情報は無用な情報となっていることが多かった．

ジャポニカアレイは日本人が0.5％以上の頻度をもつ約700万個のSNP情報を用いて設計されており，ほぼすべての搭載SNPが日本人の保有するSNPであり，日本人がもたないSNPは搭載していない．したがってジャポニカアレイは，日本人のSNP情報の網羅性に優

[キーワード＆略語]
COI，COI東北拠点，ジャポニカアレイ，ゲノム解析

COI：Center of Innovation（センターオブイノベーション）
SNP：single nucleotide polymorphism（一塩基多型）

> ※　**SNP**
> ある集団で，ゲノム塩基配列が一塩基のみ異なる多様性でその頻度が1％以上のもの．

Japonica Array genotyping service for genome research
Taihei Yamaguchi/Seiji Iwata/Takuzo Takayama：Life Science Business Department, Corporate Solutions Development Center, Technology Div. Toshiba Corporation Principal Office（株式会社東芝技術統括部ソリューション開発センターライフサイエンス推進部）

れ，より正確かつ安価に SNP 情報を取得できるという特長を有している．

この特長により，ジャポニカアレイを用いることで，日本人に固有な体質・疾患の関連遺伝子の探索が行え，個人の疾病リスクから個別化予防の普及や薬効評価による有効な治療薬の選定，副作用の低減など個別化医療の促進が期待される．

1 ゲノム解析における社会動向と東芝のゲノム解析サービス

2003年「国際ヒトゲノム計画」が完了し，個人のゲノム情報を活用した治療方法の最適化や，健常者や患者を対象にした個別化医療・予防に関する研究の進歩が著しい．病名に基づいたガイドラインに従って治療法を選択するという従来の方法に代わり，ゲノムやタンパク質などのバイオマーカー検査を加えてさらに安全で有効な治療を選択する医療をめざす個別化医療・予防を追求する時代がはじまっている．

代表的な研究として，東京大学・理化学研究所で進めている BBJ（バイオバンク・ジャパン）やナショナルセンター・バイオバンクネットワーク（厚生労働省，国立がん研究センター，国立循環器病研究センター，国立精神・神経医療研究センター，国立長寿医療研究センター，国立国際医療研究センター，国立成育医療研究センター）などが推進する患者コホート研究と，東北大学東北メディカル・メガバンク機構（ToMMo）や福岡県久山町コホートなどが推進する健常者（住民）コホート研究に大別される．

東芝は，2013年11月に文部科学省の「革新的イノベーション創出プログラム（COI STREAM）」の COI[1] 拠点に東北大学および日本光電社とともに採択された．この拠点では，日常生活からライフスタイルや生体情報をさりげなく収集し，個人のゲノム情報やタンパク質などのバイオマーカー情報とあわせ，疾病との関係を明らかにすることで，各個人の将来の健康リスクを把握し，各自のライフスタイルを見直し将来の健康リスクを低減することをめざしている．

ジャポニカアレイは，個人のゲノム情報を高精度かつ低コストで解析することを目的に開発されたもので，東芝でジャポニカアレイを用いたジェノタイピングサー

ビスを行っている．また東芝では，米国イルミナ社製の次世代シークエンサー「HiSeq X シリーズ」を導入し，全ゲノムシークエンシングサービスも提供している．

東芝ではこの2つの解析サービスを提供することにより，国内研究機関のゲノム研究を支援している．

2 ジャポニカアレイとは

1）開発の背景・目的

次世代シークエンサーを用いた解析は，SNP 情報を網羅的に取得できるという特長はあるが，1カ月程度の期間と数十万円の費用がかかるため，大規模サンプルでのゲノム解析を行うことが困難という課題があった．また今までの SNP アレイは，安価（1サンプルあたり10万円以下）でスループットが高いという特長はあるが，日本人の全ゲノム中の SNP 情報を網羅的には取得できないという課題があり，実際には疾患に関連する SNP を見逃してしまうこともあった．

そのため，安価かつハイスループットに大量サンプルの SNP 情報を得るというニーズがあった．ジャポニカアレイは安価〔1サンプルあたり約2万円（解析費込み）〕で効率的（96サンプルを一度に処理）な解析を行うことに加え，インピュテーション技術との組合わせで擬似的に全ゲノム情報を再構成し，SNP 情報を網羅的に取得することを目的としている．

2）ジャポニカアレイの概要

ジャポニカアレイは，東北大学東北メディカル・メガバンク機構が構築した「日本人全ゲノムリファレンスパネル[2]（1KJPN）」をもとに，COI東北拠点[3] が社会実装した日本人ゲノム解析ツールである．日本人に特徴的な塩基配列をもつ約66万カ所の SNP を1枚のチップに搭載しており，短期間で日本人のゲノム情報を解析するツールとなっている．そしてこの解析結果から約30億塩基対の全ゲノム情報を擬似的に再構成（インピュテーション）できる設計となっている．

ジャポニカアレイは米国サーモフィッシャーサイエンティフィック社製の Axiom プラットフォームを採用し，独自のコンテンツでカスタムデザインされたアレイであり，日本人に最適化した解析を低コストで短期間に行えることを特長としている．東芝はジャポニカアレイを用いたジェノタイピングサービスを，2014年

12月から大学，病院，製薬企業などの研究機関向けに提供している．

3）ジャポニカアレイに搭載されているSNPの構成

ジャポニカアレイに搭載されているSNPは大きく2つの種類に分けられる．1つは，物理的に染色体上で近いSNP群は並び順がほぼ保存される（連鎖する）という特徴を利用し，インピュテーション性能を最適化するために「日本人全ゲノムリファレンスパネル（1KJPN）」から選択された約64万個のタグSNPである．もう1つは，これまでの研究で薬剤応答や疾病との関係が知られているSNP，ならびにインピュテーションが困難なSNPなどで約2万個搭載されている．表1に搭載SNPの内訳を示す．

タグSNPは各染色体上に均等に分布しており，搭載SNPの平均距離は4.2 kbと緻密な配置となっている．そのため，日本人集団のゲノムワイド関連解析にも最適なだけでなく，バイオバンク検体の個人識別など多様な目的に使用可能となっている．図1に染色体別SNP数の分布を示す．

また疾病や形質に関連するゲノム多型を効率的に探索するには遺伝子領域（イントロン含む）に多数のプローブを配置するのが効率的である．ジャポニカアレイは全体の約45％が遺伝子領域＋1 kbの範囲にあり，多型の多いイントロンと連鎖不平衡にある重要な稀少変異はインピュテーションによって探索可能となっている．さらに近年その機能が着目されている非コードRNA遺伝子に存在するSNPも多数搭載しており，疾病や形質とゲノムの関係を研究するうえで有用なツールとなっている．表2に遺伝子領域のSNPの内訳を示す．

4）インピュテーション性能

ヒトのゲノム情報は，両親から数百カ所の染色体上の組換えとともに子どもに半分ずつ受け継がれることから，物理的に染色体上で近いSNP群は並び順がほぼ保存される（連鎖する）特徴をもつことが知られていた．インピュテーションとはこの特徴を利用し，既知の参照多型パネルなどを利用して，直接タイピングしたSNP情報から，直接タイピングしていないSNPのジェノタイプ推定を行うしくみである．

ジャポニカアレイでは，直接タイピングして得られた解析結果に対し，「日本人全ゲノムリファレンスパネル（1KJPN）」を参照し，全ゲノム解析に近い情報を

表1　ジャポニカアレイに搭載されているSNPの内訳

カテゴリ	SNP数（個）	割合（％）
タグSNP	638,269	96.80
薬剤応答関係（ADME）	2,028	0.31
Y染色体	275	0.04
ミトコンドリア	70	0.01
NHGRI GWAS Catalog	10,798	1.64
HLA	3,906	0.59
その他	3,990	0.61
合計（上記は重複を含む）	659,253	—

文献4より引用．

再構成している．

図2は「日本人全ゲノムリファレンスパネル（1KJPN）」と「国際ゲノム計画のリファレンスパネル（1KGP）」を用いて，ジャポニカアレイならびに市販アレイのインピュテーションを行い，再構成できるSNP数をまとめたものである．ジャポニカアレイは，日本人全ゲノムリファレンスパネル（1KJPN）を参照にインピュテーションを行うことで，搭載されているSNP数の約10倍の646万個のSNP情報を得ることが可能となっている．

5）日本人を対象とした研究での有用性

ジャポニカアレイは，日本人で0.5％以上の頻度をもつ約700万個のSNP情報を用いて設計されており，約99.7％（搭載SNP659,253個のうち657,152個）が日本人の保有するSNPとなっている．図3の市販アレイとの比較を示す．多型情報は民族ごとにも差があり，日本人を対象とした研究においては，ジャポニカアレイを用いたSNP情報の解析が有効であるといえる．逆に民族間での比較を行う場合などにおいては，「国際ゲノム計画のリファレンスパネル（1KGP）」などを用いて設計されたSNPアレイが有効な場合もあり，使い分ける必要がある．

また図2に示したとおり，インピュテーションを行うことでさらに多くのSNP情報を得ることができ，疾病や形質に関連するゲノム多型を効率的に解析できる点においても，日本人を対象とした研究での有用性がある．

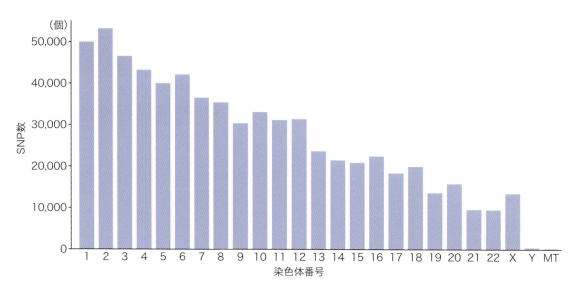

図1 染色体別SNP数
MT：ミトコンドリア．東芝調べ．

表2　ジャポニカアレイに搭載されている遺伝子領域のSNPの内訳

属性情報	定義	搭載SNP（個）
エキソン領域	タンパク質コード領域の多型	12,304
スプライシング	スプライスジャンクションから2塩基対以内の多型	62
非コードRNA	タンパク質をコードしない転写領域上の多型	37,651
5′非翻訳領域	タンパク質コード遺伝子の転写物の5′非翻訳領域	1,041
3′非翻訳領域	タンパク質コード遺伝子の転写物の3′非翻訳領域	6,471
イントロン	イントロン中の多型	239,136
遺伝子上流領域	転写開始点の上流1 kb以内の多型	3,978
遺伝子下流領域	転写開始点の下流1 kb以内の多型	4,450
遺伝子領域合計		304,093

東芝調べ．

3 ジャポニカアレイを用いた ゲノム研究の推進について

1）これまでの活用実績

　ジャポニカアレイジェノタイピングサービスは2014年12月のサービス開始以来，約50研究機関で利用され，約50,000サンプルの解析を実施している．そのほとんどで，疾病や形質に関係する新たな関連遺伝子候補が見つかっており，バリデーション作業が行われている．

　例えば，重篤な粘膜障害を伴う感冒薬関連Stevens-Johnson症候群（SJS）/中毒性表皮壊死症（TEN）に対して，ジャポニカアレイを用いてゲノム全域関連解析を行い，既存のSNPアレイでは見逃されていた関連SNPを発見できたという報告がある[6]．具体的には日本人感冒薬関連SJS/TEN患者117人，日本人コントロール691人を対象に，ジャポニカアレイを用いてゲノム全域関連解析を行い，15染色体と16染色体に有意な関連を認める遺伝子多型を見つけることができたことが報告されている．

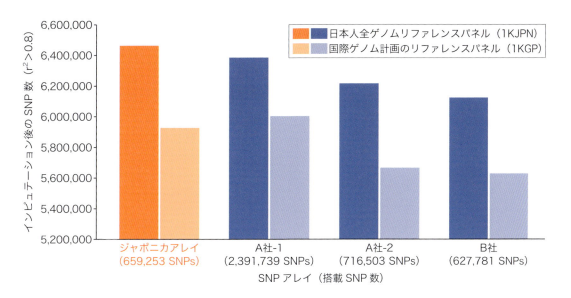

図2　インピュテーション後のSNP数
文献5をもとに作成.

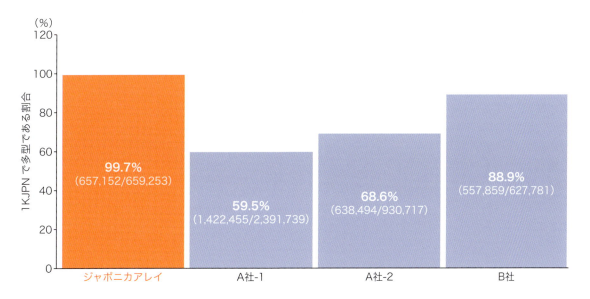

図3　日本人全ゲノムリファレンスパネルで多型である割合の比較
図中の（　）は（1KJPNで多型である数/総SNP数）．文献4をもとに作成.

　またジャポニカアレイを用いてゲノム全域関連解析を行うことにより，クローン病において，小腸パネート細胞分泌顆粒形態異常が，欧米人と日本人によって遺伝的背景は異なるものの，オートファジーや自然免疫といった共通のパスウェイを背景にもつことを示すことができたとの報告がある[7].

　国内の他の疾患因子の探索研究や前向きコホート調査でもジャポニカアレイの活用が進んでおり，今後，ジャポニカアレイを用いて，日本人のもつさまざまな疾患の多数のリスク因子が同定されていくことでゲノム情報に基づく日本人の個別化予防，医療に向けた科学技術を加速すると考えている.

2）臨床応用とゲノム研究との連携

ジャポニカアレイはインピュテーション用のタグSNPと，既存研究で疾病などとの関係があるとされている既知SNPで構成されている．このなかで既知SNPに関するタイピング結果は医師の判断のもとで，参考情報として利用することも可能ではあるが，既知SNPが必ずしも日本人としてバリデーションがとられたものではないという課題がある．

ジャポニカアレイでは，既知SNPの検証と，タグSNPからのインピュテーション結果をもとに，疾病や形質と関係する新たなSNPを探索することを同時に行うことが可能である．また，新たに発見されたSNPをジャポニカアレイの搭載SNPとして取り込んでいくことで，臨床応用と研究の両輪を同時に行うことが可能となる．

ジャポニカアレイを用いて得られるゲノム情報は，インピュテーションで使用するリファレンスパネルの規模が拡大することによって，より頻度の低いSNP情報を含め得られるSNP情報数が増えるとともに，インピュテーション精度が向上していくという特徴がある．またインピュテーションで用いるタグSNPの構成は変わらないので，リファレンスパネルが更新された時点で，再度ジャポニカアレイでのタイピングを行うことなく，インピュテーション処理のみを行うことが可能である．

現在インピュテーションで使用している「日本人全ゲノムリファレンスパネル（1KJPN）」は約1,000人であるが，今後規模を拡大していく計画を東北大学東北メディカル・メガバンク機構で計画しており，より頻度の低いSNPと疾病や形質との関連分析を深化させていくことができる．

おわりに

本稿では，ジャポニカアレイを用いたゲノム解析と臨床研究での活用について述べた．ジャポニカアレイは2014年12月のサービス開始以来，さまざまな研究で利用されており，新たな疾患関連遺伝子多型が発見されてきている．

東芝ではこれらの研究成果をもとにジャポニカアレイのカスタマイズを行い，個別化予防でも活用できるツールとして展開していく予定である．

文献

1）COI（http://www.jst.go.jp/coi/outline/outline.html）
2）Nagasaki M, et al：Nat Commun, 6：8018, 2015
3）COI東北拠点（http://www.coi.tohoku.ac.jp/）
4）Kawai Y, et al：J Hum Genet, 60：581-587, 2015
5）Medical Science Digest, 41：226-229, 2015
6）Ueta M, et al：J Hum Genet, 62：485-489, 2017
7）Liu TC, et al：JCI Insight, 2：e91917, 2017

＜著者プロフィール＞
高山卓三：株式会社東芝技術統括部ソリューション開発センターライフサイエンス推進部部長．1991年，（株）東芝入社．2013年，（株）東芝ヘルスケア事業部ヘルスケアニューコンセプト開発部長を経て，'14年4月，東北大学客員教授，革新的イノベーション研究機構長を併任．'14年7月より（株）東芝ヘルスケア社ヘルスケア医療推進部ライフサイエンス部長，'16年10月より（株）東芝技術統括部ソリューション開発センターライフサイエンス推進部部長（現職）.

バイオバンクのこれまでの発展の基本軸と将来の展望
—バイオバンクの2つの流れと医療ビッグデータ・人工知能

田中 博

近年，欧州を淵源として世界各地に波及しているバイオバンクであるが，そのデータ量・多様性は，ますます大容量化・複雑化，すなわち「ビッグデータ化」し，それとともにバイオバンクデータから，「革新的な医学知識」を発見する方法の組立てがしだいに難しくなってきている．本稿では，バイオバンクを「疾患バイオバンク」と「大規模前向きpopulation準拠型バイオバンク」に分類し，「発見すべき革新的知識」が，前者においては＜遺伝情報—臨床表現型情報＞，後者においては＜遺伝子素因—環境・生活習慣要因＞との多次元相関性のなかに存在していることを述べた後，知識抽出に人工知能のDeep Learningが期待できる点を論じた．

はじめに

　　近年，バイオバンク運動が欧州を淵源として世界各地に波及し，国際的に巨大な波濤となって世界を席巻している．この興隆の背景としては，ゲノム時代を迎え，到来する「ゲノム医療」を支える必須の「情報基盤」として，バイオバンクの意義や不可欠性が，広く世界に認識されてきたことがある．大規模バイオバンク計画にこれまで関心を示さなかった米国政府も—フランシス・コリンズが何度もその喫緊性を訴えていたにもかかわらず（2005[1]，2006[2]）—いよいよ今年から「精密医療」計画（Precision Medicine Initiative：PMI）の「100万人コホート；All of Us」に具体的に取り掛かった．

　　このように国際的にも目覚しく波及しているバイオバンクであるが，そのデータ量・多様性はますます大容量化・複雑化，すなわち「ビッグデータ化」しつつある．これには，参加者が数十万〜百万人規模の大規模バイオバンクも最近では珍しくなくなったこともあり，また近年は，ゲノムだけでなくオミックス情報や，MRI画像など，測定項目が多様化していることもある．さらに，小規模なバイオバンクも，最近では他のバイオバンクと多数連携してバーチャル

[キーワード]
ビッグデータ，疾患バイオバンク，大規模前向きpopulation準拠型バイオバンク，人工知能，Deep Learning

Future direction of genomic biobank–Bigdata based analysis and artificial intelligence
Hiroshi Tanaka：Tohoku Medical Megabank Organization,Tohoku University[1] /Biomedical Data Science, Tokyo Medical and Dental University[2]（東北大学東北メディカル・メガバンク機構[1] / 東京医科歯科大学医療データ科学[2]）

表 バイオバンクの大分類

①Population-based（一般住民型）バイオバンク

Population 準拠の前向きバイオバンクで，主に有病率の高い「ありふれた複合疾患」の発症・進行を長期にわたって追跡・研究することを目標とする．一般住民の健康医療・環境情報と生物試料を収集する．UK Biobank やオランダの Lifelines はこの種類のバイオバンクである．本稿では「大規模前向き population 準拠型バイオバンク」とする（なお，他稿ではポピュレーションバイオバンクと呼んでいるものである）．

②Disease-oriented（疾患指向型）バイオバンク

疾患に罹患した患者を多数集め，その生物試料とそれに関連する臨床データを保管するバイオバンク．「クリニカルバイオバンク」とも呼ばれる．本稿では「疾患バイオバンク」という名称で統一する．稀少疾患やがんなどを対象にした疾患バイオバンクが多い．

に情報量が膨大化している．

いずれにせよ，情報量・多様性とも膨大化するにしたがい，バイオバンクデータから，そこに潜む「貴重で革新的な医学知識」を発見する方法の組立てが，飛躍的に難しくなる．もちろん，「定型的な分析」を適用して，「想定内の医学知識」を獲得することは，データが膨大化しても可能である．しかし，これは，測定項目が桁違いに多元化・複層化したバイオバンクのビッグデータの「表面」を「従来の方法」で撫でたに過ぎない．発見すべき新知識は，多元的な項目間で「複雑なネットワーク」を形成している．ヒトが仮説を立てて探究する従来の枠組みでは，この多元的ネットワークの核心に存在する革新的な「新発見」を行うことは，しだいに困難になっていくと考えられる．

バイオバンクの現時点での喫緊の課題は，できるだけ悉皆的にデータを収集して網羅的なバイオバンクを構築し，広く研究者にデータシェアリングすることである．これは当然の大原則であるが網羅的にデータを収集するだけでは，「革新的（innovative）な新知識」が続々と獲得されるわけではない．「大量なデータをもてあます」事態が到来するとも限らない．その意味で，バイオバンクには，次の挑戦が待ち受けているのである．それは，このように蓄積・公開・共有化した巨大なビッグデータに怯まず挑戦し，その根底に存在する機序を顕現させ，定型的ではなく「医療を革新する新知識」を生み出すための＜組織立った発見のアプローチ＞の構築である．

この＜ビッグデータから有効な「新知識」を発見する＞困難さは，現状ではまだ深刻な事態ではないが，やがて，「革新的で有意味な医学知識」を容易に発見できない困難はすぐに到来すると思われる．

では，どのようにしてビッグデータ化したバイオバンクから「革新的知識」の発見をするか．一般論で論じても抽象的になるばかりである．まず，バイオバンクとは，どのようにしてはじまり，ゲノム時代のいま，どのような革新的な知識を期待して推進されているのか，その基本軸を論じよう．そのためには，バイオバンクは，基本的には，源流も展開も目標とする方向も異なる「2つの流れ」が合流して，現在，世界的な興隆をきわめていることを認識する必要がある．このことは，欧州の30カ国の225のバイオバンクの連合体であるBBMRI（Biobanking and Biomolecular Resource Research Infrastructure）のバイオバンク基本分類の見解にも反映されている（**表**）[3]．**表**にまとめた2つの種類のバイオバンクでは，期待される新知識の発見も異なる．

本稿では，ビッグデータ化するバイオバンクからの革新的な知識発見の将来を展望するために，バイオバンクの2つの流れを俯瞰的・大局的な視点で論じ，そこで得られた基軸的認識に

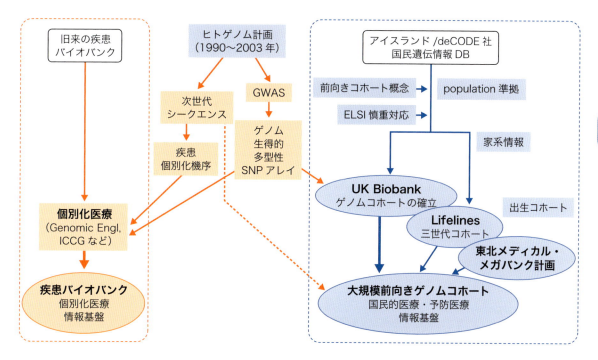

図1　バイオバンクの2つの流れとその歴史的展開

基づいて，「ヒトがつくった新しい知能─人工知能」とわれわれが協働して，医療ビッグデータから真に革新的な知識を発見する可能性について述べよう．

1．「ビッグデータ時代」に伴う「疾患バイオバンク」の意義の転換

1）はじまりとしての特定疾患の「疾患バイオバンク」

　まず先にはじまったのは「疾患バイオバンク」であるので，その展開の基本軸から述べよう．ゲノム医療や個別化医療が，医療のパラダイム革命をもたらしている現在よりもかなり前から，疾患バイオバンクは存在した．特定の疾患の罹患患者から収集した組織標本（生物試料）と，臨床症状や経過，転帰などの病態情報のいわば「保管庫」として，その分野の研究者への研究用試料の情報・試料分譲の役割を果たしていた．特に稀少疾患の場合，患者の組織標本の入手が困難であり，疾患バイオバンクの意義は大きかった．

　このようなやや特殊な疾患を対象としたものが多かったバイオバンクの性格が，大きく変わったのは，「国際ヒトゲノム計画」（2003終了）からはじまり，次世代シークエンサーによる「シークエンス革命」（2007）によって，米国で怒涛のごとく進展した「ゲノム医療」革命によるところが大きい．ゲノム医療の世界的波及という状況のなかで，「疾患バイオバンク」は，その意義を新たに捉え直され，＜網羅的分子情報も含めた「ゲノム医療の情報基盤」＞としての意義が広く認識されるようになった．特にこの転換に寄与したのは，ゲノム医療がもたらした「個別化医療」の概念であった（**図1**）．

2）「個別化医療」の概念の確立と普及

i）ゲノムの生得的個別性に基づいた「個別化医療」

「国際ヒトゲノム計画」の終了後，ゲノム研究のコミュニティの次の関心は，ヒトゲノム情報の医学・創薬への応用であった．そのためには，標準的なゲノム情報だけでは不十分で，疾患との関連でヒトゲノムのどの部分が変化するか，ゲノム研究者の関心は，疾患発症と関連するゲノムの個人ごとの多様性の探求に向かった．

ゲノムの配列の多様性のなかでも一塩基多型（SNP）は，ゲノム中に数千万種が散らばって存在し，現在では，そのうち17,000種ぐらいが疾患感受性SNPとして疾患発症に関連することが判明している．SNPを数十万〜100万種程度一挙にジェノタイピングできるSNPアレイが開発されたこともあって，ゲノムワイドに疾患感受性SNPを探索する「ゲノムワイド関連解析（GWAS）」が大きく注目を集め，疾患発症に関与する生得的な疾患感受性SNPのアレル・パターンが個人ごとに異なることから，＜ゲノムの生得的個別性を基礎にする「個別化医療」＞の概念が，まず普及した．

ii）疾患のゲノム・オミックス分子機序の個別性に基づいた「個別化医療」

前述とは異なる概念で，現在，疾患のゲノム・オミックス分子機序の個別性に基づいて「個別化医療」が語られることが多いのは，疾患の層別化機序に基礎を置く個別化医療の概念である．この概念は主にがんの診断治療に関してはじまった．もともと，がんは，2000年前後という早くから，特定のがん遺伝子変異を標的にする「分子標的薬」が開発されていたが，その後の次世代シークエンサーの急速な発展による「シークエンス革命」や，2006年からはじまった「がんゲノムアトラス計画（The Cancer Genome Atlas：TCGA）」[4]や2008年からはじまった「国際がんゲノムコンソーシアム（International Cancer Genome Consortium：ICGC）」[5]などの米国内あるいは国際的なプロジェクトによって，同一の疾患名で括られるがん腫においても，疾患のゲノム・オミックス分子機序が異なる複数の内因的サブタイプ（intrinsic subtype）が存在することが次々と判明した．各がんについて，がんゲノムの体細胞遺伝子変異に関する包括的なカタログや頻度分布が作成され，がんの進行を主導する患者特異的な「ドライバー変異（driver mutation）」と，それと連動して変異する「パッセンジャー変異（passenger mutation）」の概念を確立した．がんのドライバー遺伝子変異を次世代シークエンサーで同定し，これを標的とする分子標的抗がん剤で治療する個別化治療方針が広く普及した．乳がんや肺がんでは，この疾患機序の内因的サブタイプ分類によって治療の体系が根底から変革されたといわれている．このような疾患機序の個別化が明らかになるにつれ，患者の生得的個別性だけでなく，＜疾患の層別化機序に基づいた「個別化医療」＞の概念が広く浸透した．

3）「疾患バイオバンク」概念の変革—「個別性」を枚挙するためにビッグデータを収集する

「個別化医療」の概念が広がることによって，臨床医学のパラダイムも大きく変換した．これまでの，＜One size fits for all＞の「ポピュレーション医学」（population medicine）から「個別化医療」へのパラダイム変換に伴って，大規模データ，いわゆるビッグデータを医学研究において収集する目的も変化した．従来型の「ポピュレーション医学」において，多施設臨床研究や大規模な疫学調査を行って大量のデータを集める目的は，それによって，個々の事例の観察では見えない「集合レベルでの法則性」を認識するためである．この概念を支える背景には，同一病名の患者は均質であり，多数の症例を集めることによってその代表的特徴を顕現す

ると考える「ポピュレーション医学」の原理がある.

　これに対して,「個別化医療」あるいは「網羅的分子医療」の新しい医療のパラダイムにおいて,大量の症例,すなわちビッグデータを収集する目的は,従来のように「集合的法則性」を認識するためではない.それは「その疾患に,どれだけの個別化(層別化)パターンが存在するか,遺漏なく悉皆的・網羅的に把握する」ためであり,関心は「集合的」知識ではなく,疾患の「個別性」の枚挙的認識に向かっている.

　ヒトの疾患の臨床知識は,演繹的な推論や動物実験だけでは得られない.経験的に個別の「臨床的」症例を集めてこそ「臨床知識」が抽出される.疾患バイオバンクや疾患データベースが,ゲノム医療,個別化医療の概念のもとに,その現代的意義を見直され,疾患の個別機序の悉皆的な情報基盤として,大規模化した疾患バイオバンクプロジェクトが国際的にも推進された.

2. 「大規模前向きpopulation準拠型バイオバンク」という概念の確立

　それでは,もう1つの流れである<大規模前向きpopulation準拠型バイオバンク>の概念がどのように生まれて,どのような経緯を経て,現在の欧州を席捲する大きな流れになったのか.

　この淵源は,英国のUK Biobankに先んじて,国家レベルでの「集合的な遺伝情報」の理念,すなわち,国民全体の「国家的遺伝情報データベース」の構築とそれを基盤としたライフサイエンス産業の国家的興隆という構想を提示した,deCODE社とアイスランド政府の,野望に満ちた「国家プロジェクト」にある.この概念は非常に衝撃的で世界を震撼させた.この壮大な社会実験はあまりにも拙速に準備され,さまざまな不備があったため,最終的には破綻したが,その描いた方向性─「集合的な遺伝子情報」を用いて国民の医療の未来を拓くという理念は欧州に多大なインパクトを与え,UK Biobankに引き継がれ,そして現在の大規模前向きpopulation準拠型バイオバンクの隆盛をもたらしている.

1)アイスランドの「国家的遺伝情報データベース」計画の野望と破綻

　アイスランドは,人口が30万人程度の小国であるが,9世紀に移住してきたノルウェイ人とケルト系の人々が混血して形成した国で,その後,1,000年にわたって大規模な移民がなかったことから,国民全体の家系情報の記録も完備しており,国民全体は「遺伝的な隔離集団」とみなされる.

i)deCODE社ステファンソンの野望

　deCODE社の創立者であるカリ・ステファンソンは,アイスランドで生まれ,1977年にアメリカへ留学して神経医学を専門とし,ハーバード大学の教授を務めた学者である.彼は,医療制度も整備され,家系関係の情報も完備しているアイスランドを舞台に,アイスランド全国民の,遺伝情報と診療情報,さらには家系情報の3種のデータベースを作成して,それらを関連させて,巨大な「国家的遺伝情報データベース」を構築することを考えた.その意図は,これを基盤として,アイスランドに一大ライフサイエンス産業拠点をつくって,国家的発展や関与する企業の利益を引き出すことである.このデータベースの構築には,多額の資金が必要であるが,ステファンソンは,国民全員の質の高い遺伝情報データベースが完成すれば,疾患の原因遺伝子や創薬の標的分子も容易に発見でき,欧米の巨大製薬会社(メガ・ファーマ)と法外な額の契約も期待できると考えた.

　この構想の実現のためには,ステファンソンは,自らが運用する会社が,このデータベースの

構築および運用を独占して進める権限をもつ必要があると考え，まず1996年にdeCODE社を設立し，アイスランドに移住して，アイスランド政府の保健・社会保障省との交渉を開始した．

ⅱ）「保健分野データベース法」「バイオバンク法」の成立

　アイスランド政府としても，国の主力産業である水産業の衰退もあり，雇用を創出し，海外への頭脳流出を防ぐために，国の新しい主力産業としてライフサイエンス産業の振興に期待するところが大であったので，ステファンソンの構想に飛びついた．まず，両者は，アイスランド国民全員の医療情報を集め収載する「国家的医療情報データベース」の構築の立法化に取り組んだ．この法律は，「保健医療分野データベース法（Act on Health Sector Database）」と呼ばれ，アイスランド全医療施設における患者に関する記録（診断記録，検査結果，投薬・手術など治療記録，副作用，診療報酬など）を1つに集約し，それをデータベース化することを目的とした．この法律の独自な点は，完成したデータベースの独占運用権を私企業に与える代わりに，データベース開発費はその企業が全額負担し，政府は一切支払わないという点である．

　この法律は，強い批判もあったが，国民にデータベース参加に対する拒否権（オプトアウト方式）を認めた修正案が1998年12月成立した．そしてdeCODE社は，「保健医療分野データベース」の独占的運用企業として認められた．アイスランドはスイスのロッシュ社と，5年間で2億ドルの資金援助を得る契約を締結した．次に，遺伝情報の収集のためのヒト試料に関する法律的枠組み，すなわちバイオバンク法が上程され，これもさまざまな議論があったが，供給者のサンプルに対するとり消し権を追加して，2000年に修正案が議会を通過した[6]．

ⅲ）アイスランド「国家遺伝情報計画」に対する内外の批判の高まり

　両法律は性急に準備したこともあって，国民のプライバシー保護よりも，国とdeCODE社の裁量権の確保やデータベースの悉皆的収集を最優先した．国民の大半は政府が国力高揚を目的として掲げたこともあって，この立法に対して大きな反対はなかったが，医師，看護師，研究者，法律家などの専門家集団は，この法律には激しく反対し，医師会を中心とする反対勢力は法案成立後も反対運動を続けた．

　また，国外の関心も非常に高く，「アイスランド国民は，悪魔（deCODE社）に魂を売り渡した」とさえ批判された．例えば，欧州データ保護委員会は，1998年9月アイスランド政府に対して，インフォームド・コンセントの不可欠性，個人匿名化・非特定性の徹底，商業利益優先への警告などを発している．また世界医師会は，アイスランド医師会の立場への支持を表明した．この反対運動にはロッシュ社の最大ライバル，グラクソ・ウェルカム社（現在のGSK社）の強力な支援があったといわれている．

　アイスランド国民としては，国が推進する保健医療分野データベースに登録したくても，診療を受けている目前の医師が強くこの法律に反対している場合，医師との関係を考え，患者からあえて非登録に異議を唱えなかったといわれている．結局，2003年6月の時点で2万人以上のアイスランド国民が，データベースの収載に対して拒否権を選択した．deCODE社としては，医療機関に頼らずに直接収集できる血液サンプル採取や家系関係のデータベース「The book of Icelanders」の作成を精力的に進めた．

　2008年の時点で[7]，deCODE社の「家系情報データベース」は，その当時のアイスランド国民31万6,000人だけでなく，1900年以降に生まれたアイスランド国民全員，すなわち74万人全員の家系関係全体を包摂していた．また，血液から収集されたアイスランド国民のゲノム情報は，2013年では，95,000人がすでにSNPアレイ（80万塩基）によって計測していて（2,230人は全ゲノム・シークエンス），さらにこの情報を基礎に，前述の家系情報を用いて，当時のア

イスランド国民全員の全ゲノム情報を家系インピュテーション（family-based imputation）によって推定していた[8]．

iv）deCODE社の国家プロジェクトの破綻と「集合的遺伝情報」の概念の意義

医師会の反対もあって，患者の医療情報は「保健医療分野データベース」に登録されないケースも多かった．また，アイスランドの最高裁は，2003年に個人情報の保護に関して現状の「保健医療分野データベース」のレベルでは不十分と指摘し違憲判決を下している．さらに，国規模の医療情報データベースを構築する作業は，予想以上に困難であった．このような理由で，deCODE社は，革新的な意義との評価もあった国家的な「保健医療分野データベース」の構築を断念した．その後，deCODE社は，創社以来の経営不振とリーマンショックの影響もあって2009年11月倒産した．2012年12月にアムジェン社に買収されたが，現在は，deCODE社の元社員でつくったNEXTCode社にアムジェン社から受け継がれ，集めた遺伝情報の資産を用いた研究は続けている．

deCODE社のこの壮大な社会実験の失敗の理由は何だったのであろうか．多因子疾患の発症に関する疾患感受性SNPは，いずれも効果量（effect size）が低く，創薬の標的になるような多型を見出すことはほとんど不可能であった．アイスランド国民全員の遺伝情報を収集すれば，疾患原因遺伝子変異や創薬の標的が容易に見つかると考えたステファンソンの期待は甘かったといえる．

それでは，ステファンソンの構想した国家的ゲノム計画は全く的外れであったろうか．あまりにも早期に計画され，実現を焦ったため，国民のコンセンサスが十分でなかった点や，国民の遺伝情報データの使用を私企業に独占的に託した点が非難されるのは当然としても，その構想は時代を先んじた革新性をもっていた．その強烈なインパクトは欧州の国や人々を動かし，UK Biobankをはじめ，多数のバイオバンクの設立を促し，現在の「欧州型のゲノム医療の流れ」を形成した．アイスランドの国家遺伝情報計画から，欧州各国が受け継いだメッセージは，国や地域の「集合的遺伝情報」を基盤にして，未来の医療を築くという方向性であった．

2）UK Biobankとそのインパクト―「大規模前向きpopulation準拠型ゲノム・コホート」という概念の確立へ

i）「前向きpopulation準拠型ゲノム・コホート」という＜先見性＞

1998年，英国政府は，医学研究審議会（Medical Research Council：MRC）に「国規模で使えるDNAコレクション」の設立準備に向けて追加予算を与えた．この構想の指示を受けて1999年，医学研究審議会と医学研究支援団体ウェルカム・トラストは，この構想をどのような形で実現するか，集中した討論の結果，今後のゲノム医療の到来を迎え，その情報基盤を構築するためには，「大規模なpopulation準拠型の前向きゲノム・コホート」の創設が緊急に必要であるとの結論に達し，政府に提案した．この提案は現在からみると，時代を越えた先見性のある画期的な提案であった．例えば，提案時点から，これらの前向きコホートで究明する主要な対象は，＜「ありふれた病気」（多因子疾患）の病因に関係する遺伝的素因と環境要因の複雑な相互作用＞であることが掲げられている．また，アイスランドの国家プロジェクトが提示した＜遺伝情報を大規模に収集してデータベース化する＞ことの医学的意義は，参加者のその後の疾病発生を追跡するゲノム・コホートの枠内でしか，本来の価値を発揮できないと，明確に主張されている．そしてコホートにおいては参加者の＜遺伝子情報＞だけでなく，＜環境要因との相互作用＞も観測する必要性があることも明記されている[9]．

この提案は，さまざまな委員会での検討を経て2001年に政策として確立した．2002年には，

医学研究審議会, ウェルカム・トラストなどから総計6,100万ポンド（約120億円）の開始時の予算が決定し, ここに40〜69歳を対象とした50万人の「大規模前向きpopulation準拠型ゲノム・コホート」が,「UK Biobank」の名において, いよいよ開始されることになった.

　ここで, UK Biobankがアイスランドの「国家遺伝情報プロジェクト」から取り入れた新しい点は,「集合的ゲノム情報」の重要性であり, これまでのコホート研究と違い, 追跡調査する参加者の「環境要因」「生活様式」だけでなく, 個人の遺伝的構成を調べ, それと環境要因や生活様式との関係性において疾患発症を捉える「ゲノム・コホート」の視点である. ここで, 参加者の個人別の遺伝的構成は, ＜ゲノムワイドに分布する多数のSNPアレルのパターン＞で表現された. これによって, 多因子疾患の発症に関する遺伝的素因, 環境要因・生活様式の相互作用の寄与の解明を目的とする「大規模前向きpopulation準拠型ゲノム・コホート」という概念・研究方式が確立した. この研究デザインは, 疾患発症リスク要因の因果関係の解析が可能となる唯一の, そして最も完成した研究デザインである.

ⅱ）UK Biobankの開始当時の批判

　しかし, この枠組みもその先見性のゆえに国民に十分理解されず, UK Biobankは計画公表時に多くの批判を受けた. deCODE社の失敗に学んだUK Biobankは慎重に時間をかけて, この批判に丁寧に対応した. そのため計画が決定してから開始まで5年の年月がかかった. 創始時点では議論を引き起こした批判としては次のものがあった.

①前向きコホートの時間とコスト：前向きコホートでは, 健常者から出発し, 疾患発症の「自然史」過程を観測するため, 長期間を要する. また, 統計的検定での有意性のため, 一定数以上の疾患発症がなければならないので,「ありふれた病気」でも観察数は50万人, 100万人になるため, 多大な予算を必要とする. このような時間とコストがかかる研究デザインに対して, どうして「患者対照分析」ではいけないのかという主張がなされた. これに対しては, 現在では両者のデザインは補完的で, 因果理解を確立し回顧的調査のバイアスを除去するためには前向きコホートが必要であることは確立している.

②仮説非依存性の研究デザイン：次に多くの批判の対象となったのは, UK Biobankの＜仮説非依存性と網羅的アプローチ＞である. UK Biobankの前向きコホート研究では, 疾患を限定した従来型の疫学研究と違い, コホート研究の目的とする疾患は,「これから発生するすべての疾患」である. 将来の結果はopen-endで不確定である. このような研究計画は, 科学として許されるのか, このような研究方式に多大な予算をかけて, 国家事業として取り組んでよいのか, 当時の研究者や政府官僚のかなりの部分が疑問に思った. 現在では, 特定の候補を決めずに行う「網羅的アプローチ」はゲノム医療でも認められた通常の方式の1つである.

③ゲノム・コホートのELSI面：もっと直接的な批判は, この研究計画の倫理的・法的・社会的課題（Ethical, Legal and Social Issues：ELSI）に関する批判である. これは, UK Biobankも, deCODE社によるアイスランドの全国民遺伝情報データベースと, 同様な計画ではないかという警戒心である. これに対してUK Biobankは, 事業開始前の2002年に早くも小冊子「倫理管理綱領（Ethics and Governance Framework：EGF）」を公表し[10], 匿名化処理, 情報や試料の所有権の取り扱い, 私企業へ売却を行わないことなどを明記している.

　これら3つの諸批判に慎重に対応したUK Biobankであったが, その成功によって, 欧州型のゲノム医療の推進方式の土台を形成した.

3）前向きゲノム・コホートの第3の情報要素としての「家系情報」

　deCODE社のめざした国家プロジェクトのなかで, UK Biobankが受け継がなかったものは

「家系構造の情報」である．個々人のゲノムの違いを血縁関係のない任意の2人の間で比較した場合，300万塩基もの違いが存在するが，一方，親子関係にある2人の間では，その違いは50〜100塩基程度である．すなわち，家系情報が含まれていないコホート研究と比較して，家系ゲノム・コホート（family-based genome cohort）は，配列解析の測定誤差の除去も容易で，より正確に疾患要因を特定することができる．家系情報は，地域や国で集めた「集合的遺伝情報」という横構造に対して「遺伝情報の伝達」という世代継承（縦）構造をもたらす．

アイスランドの「家系構造が既知の遺伝子情報集団」の概念を引き継いだのは，オランダの北部で推進されている「Lifelines コホート研究」である[11]．Lifelines では，2006〜2010年の間に，三世代にわたる家族成員を含んだ16万5,000人の参加者をリクルートし，家族成員の遺伝情報や環境要因・生活様式を調べて，その後の疾患発症を追跡する三世代コホート（three generation cohort）事業を推進している．東北メディカル・メガバンク計画の場合，新生児の出生を基準として観測される三世代コホートで，欧米では実現が断念された出生コホートでもある．deCODE社の壮大な構想は，UK Biobank，Lifelines，東北メディカル・メガバンク計画を通して「大規模前向き population 準拠型家系ゲノム・コホート」型のバイオバンクの方式に受け継がれ確立した（**図1**）．

3. ビッグデータ化したバイオバンクから解明すべき主要な課題と困難

少し長くなったが，現在に至るバイオバンクの「2つの流れ」を詳細に考察することによってバイオバンクの基本軸を総括した．もちろん，この2つの流れの典型の間にさまざまな混合型のバイオバンクが存在する．それでは，このような流れで生まれてきたバイオバンクからどんな革新的な知識を発見すべきか検討しよう．

1）発見すべき「知識」が存在する観測項目間の「関係構造」

まず「疾患バイオバンク」は，先に論じたように疾患症例を多数集め，疾患のゲノム・オミックス機序を層別化することによって，その疾病の個別化機序の多様な広がりを明らかにする．個々の症例の個別化機序によるサブタイプを同定することによって，その疾患進行機序の解明の可能性も高まり，また病態進行の有効な予測も可能になる．したがって，疾患バイオバンクは，＜個別化医療の観点からの「治療医学」のレベルの質的向上＞を目標としたゲノム医療推進の方向性の上にある．これは，2010年から次世代シークエンサーの急激な発展に伴って怒涛のごとく進展した米国のゲノム医療の進め方に属する．

これに対して，大規模 population 準拠型バイオバンクは，社会福祉国家の理念のもと，＜国民医療の向上，特に「予防医学」のレベルの質的向上＞を目標とした，欧州で進められているゲノム医療の方向の上にある．

第1の「疾患バイオバンク」の根底にある理念は，疾患の層別化分類機序の解明が前提であり，その層別化のためには，「疾患のゲノム・オミックス機序」の解明とともに，それに相関して変動する患者の「臨床表現型」情報を包摂して全体としてサブタイプ化する必要がある．すなわち，解明の基本方針は，疾患のゲノム・オミックスなどの＜網羅的分子情報＞と病態，治療応答性，予後などの＜臨床表現型＞が関連して形成される「統合的な疾病プロファイル」において，個別化機序を発見することである．

これに対して第2の population 準拠型バイオバンクの目的は，国民医療の向上をめざして，有

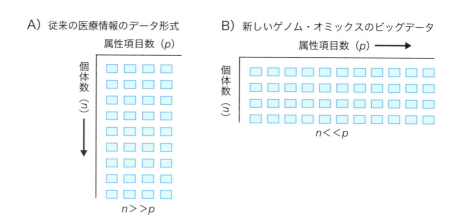

A）従来の医療情報のデータ形式 属性項目数（p） 個体数（n） n＞＞p

B）新しいゲノム・オミックスのビッグデータ 属性項目数（p）→ 個体数（n） n＜＜p

図2　従来の大規模データと新しい医療ビッグデータのデータ形式の違い

病率の高い多因子疾患の発症予防と重症化予防を目的としており，基本は発症機序・重症化機序の追跡と解明，そしてその予防にある．多因子疾患は，環境・生活習慣要因と遺伝的素因の相互作用によって発症するとされている．したがって，population準拠バイオバンクでは，環境・生活習慣要因と遺伝的素因の相互関係が，疾患発症に関連する構造を摘出する必要がある．

両バイオバンクにおいて，＜ゲノム・オミックス疾患プロファイル情報と臨床表現型情報（clinical phenome）＞あるいは，＜遺伝的素因と環境・生活習慣情報（exposome）＞との統合的関係のなかに，すなわち，異なったカテゴリーの情報の相互関係のなかに発見すべき「新知識」が埋まっている．

観測情報項目の多様化に伴って相関構造の組合わせは多元化して（多次元相関性），かつてのように簡単には有意味な関係を見出すことができない．バイオバンクのデータ量は，機械学習や人工知能の利用が必要となる段階に到達している．

2）「新しい医療ビッグデータ」としてのバイオバンク解析の困難性
─「新しい医療ビッグデータ」の「新NP問題」

ビッグデータ化したバイオバンクからの知識の発見を困難にしているのは「新NP問題」と呼ばれる問題である．バイオバンクの情報は，近年では，ゲノム・オミックスの網羅的分子情報を含む，いわゆる「新しいタイプの医療ビッグデータ」に属し，従来の医療情報や疫学情報の大規模データとは，ビッグデータとしての性質が根本的に異なっている．

従来の医療情報のビッグデータでは，計測される属性項目数（p）は大体の場合，数十項目程度で，多くても1人あたり数百項目程度である．これに対して，調査の参加者数である個体数（n）は，近年は大規模化しており，数千〜数万人単位，あるいは，それ以上の場合もある．すなわち，従来の医療情報のビッグデータでは個体数が属性項目数より多い（$n \gg p$）．データ全体には冗長性があり，統計解析には意味があり，回帰分析などの多変量解析も有効である（**図2**）．

これに対して，個人のゲノム・オミックスなどの網羅的分子情報を含む近年のバイオバンクでは，全ゲノムの一塩基多様体（SNV）の変異情報だけでも数千万という膨大な情報量であり，これにプロテオミクスやメタボロミクスなどの他のオミックス情報を含めると，一個人でも1億近くの属性項目数となり，一個人のデータですでにビッグデータである．この膨大な属性項目数に比して，測定可能な個体数は大規模なバイオバンクでも数十万〜100万である．すなわち，

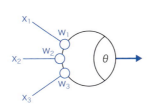

A）神経情報素子
（入力信号 x_i に重み w_i を掛けて
総和し閾値 θ 処理する）

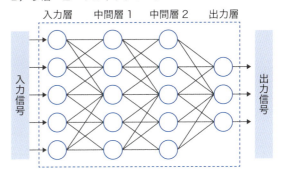

B）多層ニューラルネットワーク

図3　神経情報素子の基本的情報処理と多層ニューラルネットワーク

従来型の医療情報と逆に，個体数が少なくて属性項目（変量）の種類がはるかに多いため，圧倒的に $p \gg n$ となり，変量間の相関行列は次元落ちとなり変量間の相関性を利用した統計解析は実行できない．この問題は「新NP問題」と呼ばれている[12]．それぞれの属性項目を単変量解析する場合は問題ないが，多数の変量を同時に利用して解析することは困難である．

　もちろん，項目数を縮約して個体数以下にすれば通常の統計的分析は可能であるが，このような膨大な属性数において，どの変量が想定外の寄与を示すか事前に判断することは困難で，ヒトの判断で，変量を選択して縮約しても革新的な発見は不可能であろう．

4．期待される方法としての人工知能—特にDeep Learning（深層学習）

1）ビッグデータ分析における「構成性の原理」と特徴量の階層的組立て

　ビッグデータの全観測項目が独立した変動を示すとすると，ビッグデータの解析する方法は存在しないが，ビッグデータの項目間には，いくつかの変量が関係して低次の連関単位が形成され，その低次の連関単位がさらに関係して，高次の変動単位をつくるという階層的組立てが存在しているとする．この原理は，「principle of compositionality（構成性原理）」といわれ，言語学の意味論の分野で使われる概念である．このような場合，人工知能，特に最近注目のDeep Learningがビッグデータの解析として期待できる．

　人工知能（AI）と一言でいっても，さまざまな手法がある．近年注目の人工知能は，脳の情報処理から着想を得た「ニューラルネットワーク」である．これは，生体の神経細胞の回路網を模したもので，「ネットワーク型の情報処理システム」である．この「神経回路網」を構成する情報素子は，神経細胞（ニューロン）の機能を抽象化したもので，他の素子から伝播した入力信号を，重み付けして総和し閾値処理して自らの出力信号を形成し，他のニューロン素子へ伝搬する．ニューラルネットワークの最もよく使われる方式は，層状に並べた神経素子を入力層から多数の中間層を経て最終的な出力層へと順方向に伝搬する多層ニューラルネットワークである（**図3**）．

　これまでは，ニューラルネットワークが最終層で出力した信号と人間の与えた正解との差を，出力層から入力層方向へ遡って，ネットワーク結合の重みを修正する「逆伝播（back propaga-

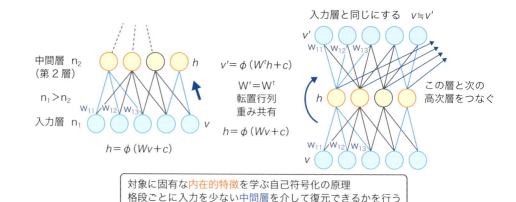

図4 Deep Learningの革命性とauto-encoder方式

tion)」の「教師あり学習」が学習方式として用いられたが，層の数が多くなると有効に働かなくなる欠点があった．

2）Deep Learningと「教師なし学習」の自己符号化（auto-encoder）

　Deep Learningは，この逆伝播法の限界のために沈滞していた多層ニューラルネットワークの欠点を，革命的に解決した新しいニューラルネットワーク学習方式による知識発見方法である．今までの機械学習は，データのもつさまざまな特徴を人間が抽出し，その特徴量をニューラルネットワークに与えて推論させ，人間が与えた正解と比較して，間違いがあれば正解を学習させる「教師あり学習」であったが，これでは，人間の推論を超えることはできない．これに対して，Deep Learningは「データの特徴」を学習する「教師なし学習」方式である．隣り合うそれぞれの層の間で，ネットワーク結合の重みを「教師なし学習」で逐一学習する．

　第1層の入力の各ノードから重みをつけて次の層のノードにネットワーク結合して信号を伝達するとき，例えば，1,000個のノードで重みをつけてネットワーク結合によって次の層の100個のノードにつなげたとしよう．ここで，逆にこの100個のデータを戻して，もとの1,000個のデータを復元させることを考える．もし1,000個のデータに対して1,000個のノードがあったら，これは1：1であるから，簡単にまた元に戻すことができる．ところが，1,000個のノードのデータに重みを付けて100個のデータに次元を落としてから，それを，もとの1,000個の状態に戻す場合は，その100個のノードが信号の本質的な特徴を捉えていないと十分な精度で戻せない．このように，層間で復元性を基準にして重みを決める（auto-encoder：自己符号化器方式）ことによって，正解を与えずに層間のネットワーク結合を学習する「教師なし学習」方式が確立された．

　この基準を次の層へのネットワーク結合に次々と適用すれば，次の層のノードは，前の層で抽出した特徴量を使って，さらに高次の特徴を捉えたノードとなる．このように「人間が与えた正解」を学習するのではなく，「データのもつ内在的特徴」を大量のデータの観察を通して抽出し，自動的に「特徴量の階層的組立て」を学ぶ方式が構築できた（**図4**）．

　有名なGoogleの猫の画像の学習にDeep Learningを用いた例などでも，ヒトがこれは猫であると教えずに1千万枚（3％ぐらいは人間の顔が入っている）の画像を与える．学習が収束した，多層ネットワークのノードを見てみると，第4層くらいで，基本的な画像の特徴である縦

や横の線を認識するノードが現れている．さらに，この基本特徴量を使って，より高次の画像の特徴を探索し，7層くらいではヒトの顔らしいノードが出てきている．さらにその次の層では，ネコの顔の平均的画像をあらわすノードが出てきている．このように Deep Learning においては，データが構成性原理を満たしている場合，その＜特徴量の階層的組立て＞を学習できることができる[13]．

3）ゲノム医療の第二世代化と人工知能による知識発見

バイオバンクで知識発見すべき＜観測項目間ネットワーク＞の遺伝情報側のデータ項目は，現在では主にゲノム配列であり，特に，変異や多様体（variant）のデータである．あるいは，いくつかの種類のオミックス情報（遺伝子発現プロファイル，プロテオーム，メタボロームなど）であり，まだ，ヒトによる仮説形成検証過程で，知識発見が可能な状態である．

しかし，疾病の機序に関する研究は急速な進展を示し，疾病の基底は，生体の「分子ネットワーク（遺伝子発現調節ネットワークやシグナル伝達ネットワーク）の調節不全」とする＜分子ネットワーク病態論＞が発展している[14]．この病態論に従えば，遺伝子側の情報もゲノムやオミックスのような量的なデータではなくて，「構造」をもった低次分子ネットワークになり，臨床表現型との相関ネットワークも，一方の対象が低次ネットワークである多重階層ネットワークになり，複雑性は飛躍的に拡大する．

また，population 準拠型のバイオバンクの＜遺伝的素因と環境（生活習慣）要因の相互作用＞に関しても，ホスト側の機構としてヒトのゲノムの変異や多型の遺伝的素因だけを考えていればいいという時代は過ぎた．DOHaD（発達プログラム）学説などでいわれているように環境は「エピゲノム機構」に影響を与えて，生体の遺伝子発現調節を変調し，生涯にわたる肥満や糖尿病などの罹患の発症の可能性を増加させる．また，腸内マイクロバイオーム（メタゲノム）においては，食習慣を介して腸内細菌の代謝物質が，疾病発症の腸内環境を形成する．さらに，最近注目されているT細胞レセプターのゲノム配列の免疫レパトア（免疫ゲノム）解析は，生体の置かれている病原的環境を反映する．

多因子疾患の疾患機序に関しては，ヒトのゲノムを配列解析しても多数のSNPが摘出されるだけで，環境と相互作用して発症する機構が不明確である．環境との相互作用を知るためには，エピゲノム，メタゲノム，免疫ゲノムなどの，ヒトのゲノムに作用するメタオミックスを調べる必要がある．このようにゲノム医療も第二世代化するにつれ[15]，バイオバンクが扱う情報も，さらに複雑度の高いデータとなる．

筆者らは，タンパク質相互ネットワークなどの生体ネットワークを Deep Learning で特徴的パターンを保存しつつ縮約する「ネットワークAI縮約法」の開発に成功し，疾患の創薬ターゲットを推論するAI創薬システムを構築し良好な成果を得た[16]．この手法をバイオバンク・ビッグデータに適応することによって，人工知能が，バイオバンクの新知識を発見する日は近い．

おわりに

本稿では，バイオバンクが，ゲノム医療の発展とともにその意義を新しく捉え直され，いまやゲノム医療実現の不可欠な情報基盤となっている現状や，それに至る過程を総括した．それとともに，バイオバンクで現在進行しているビッグデータ化に対して，探索すべき革新的な知識が，網羅的分子情報と環境要因・臨床表現型の間の多次元相関性のうちにあることを明確化し，その困難点を提示し，人工知能，特に Deap Learning が今後果たすと期待される役割を明

らかにし将来の方向を示した.

　人間が思いつかない知識を, 人工知能がヒトと相補って発見する時代が, 到来しつつある. 両者が協働することによって, バイオバンクや疾患データベースで発見された新知識が医療を根底から変革する日は近い.

文献

1) Collins FS : Nature, 429 : 475–477, 2004
2) Manolio TA, et al : Nat Rev Genet, 7 : 812–820, 2006
3) Asslaber M & Zatloukal K : Brief Funct Genomic Proteomic, 6 : 193–201, 2007
4) Heng HH : Bioessays, 29 : 783–794, 2007
5) Hudson TJ, et al : Nature, 464 : 993–998, 2010
6) 林かおり : 外国の立法, 218 : 92–106, 2013
7) Kong A, et al : Nat Genet, 40 : 1068–1075, 2008
8) Styrkarsdottir U, et al : Nature, 497 : 517–520, 2013
9) Barbour V : Lancet, 361 : 1734–1738, 2003
10) UK Biobank: UK biobank Ethics and governance framework, 2002
11) Scholtens S, et al : Int J Epidemiol, 44 : 1172–1180, 2015
12) Kitagawa G : Data Centric Science for Information Society.「Econophysics Approaches to Large-Scale Business Data and Financial Crisis」(Takayasu M, et al/eds), pp211–225, Springer, 2010
13) Jones N : Nature, 505 : 146–148, 2014
14)「先制医療と創薬のための疾患システムバイオロジー」(田中 博/著), 培風館, 2012
15)「AI創薬・ビッグデータ創薬」(田中 博/著), 薬事日報, 2017
16) Hase T, et al (in press)

＜著者プロフィール＞
田中　博：1981年, 東京大学大学院医学系研究科修了 (医学博士), '83年, 同大学院工学系研究科より工学博士. '82年より東京大学医学部講師, '90年, マサチューセッツ工科大学 (MIT), 客員研究員. '91年, 東京医科歯科大学教授. 2006～'10年, 同大学大学院 生命情報科学教育部長・大学評議員. '15年, 同大学名誉教授, 東北大学東北メディカル・メガバンク機構 (機構長特別補佐). '03～'07年, 日本医療情報学会理事長, '13年より日本オミックス医療学会理事長など. ゲノム・オミックス医療の推進, ビッグデータ解析・人工知能の医学への応用に従事. 本年より「ビッグデータ医療・AI創薬コンソーシアム」(文部科学省) を推進している.

索　引

※**太字**は本文中に『用語解説』があります

索 引

索引

執筆者一覧

●編　集

山本雅之　東北大学東北メディカル・メガバンク機構

荻島創一　東北大学東北メディカル・メガバンク機構バイオバンク事業部統合データベース室

●執　筆（五十音順）

岩田誠司　株式会社東芝技術統括部ソリューション開発センターライフサイエンス推進部

大津　敦　国立がん研究センター東病院

荻島創一　東北大学東北メディカル・メガバンク機構バイオバンク事業部統合データベース室

越智大介　株式会社NTTドコモ先進技術研究所

加藤規弘　国立国際医療研究センターメディカルゲノムセンター

嘉山孝正　山形大学医学部先進がん医学講座

河合洋介　東北大学東北メディカル・メガバンク機構ゲノム解析事業部アレイ解析室

川嶋実苗　科学技術振興機構バイオサイエンスデータベースセンター

川目　裕　東北大学東北メディカル・メガバンク機構総務・企画事業部遺伝情報回付推進室

木下賢吾　東北大学情報科学研究科/東北大学東北メディカル・メガバンク機構ゲノムプラットフォーム連携センター/東北大学加齢医学研究所

工藤久智　東北大学東北メディカル・メガバンク機構バイオバンク事業部バイオバンク室

栗山進一　東北大学災害科学国際研究所災害公衆衛生学分野/東北大学医学系研究科環境遺伝医学総合研究センター分子疫学分野/東北大学東北メディカル・メガバンク機構コホート事業部三世代コホート室

小崎健次郎　慶應義塾大学医学部臨床遺伝学センター

児玉悠一　国立遺伝学研究所DDBJセンター

後藤雄一　国立精神・神経医療研究センターメディカル・ゲノムセンター

佐藤慎哉　山形大学医学部医学教育学講座

澤田典絵　国立がん研究センター社会と健康研究センター予防研究グループ

清水厚志　岩手医科大学いわて東北メディカル・メガバンク機構生体情報解析部門

末松　誠　日本医療研究開発機構

鈴木洋一　東北大学東北メディカル・メガバンク機構総務・企画事業部人材育成室/上尾中央総合病院臨床遺伝科

髙井貴子　東北大学東北メディカル・メガバンク機構コホート事業部コホート情報管理室

髙木利久　科学技術振興機構バイオサイエンスデータベースセンター/国立遺伝学研究所DDBJセンター/東京大学大学院理学系研究科生物科学専攻

高山卓三　株式会社東芝技術統括部ソリューション開発センターライフサイエンス推進部

武林　亨　慶應義塾大学医学部衛生学公衆衛生学/慶應義塾大学先端生命科学研究所

田中　博　東北大学東北メディカル・メガバンク機構/東京医科歯科大学医療データ科学

檀上稲穂　東北大学東北メディカル・メガバンク機構ゲノム解析事業部アレイ解析室

津金昌一郎　国立がん研究センター社会と健康研究センター予防研究グループ

寺川貴裕　東北大学東北メディカル・メガバンク機構バイオバンク事業部バイオバンク室

永家　聖　東北大学東北メディカル・メガバンク機構バイオバンク事業部統合データベース室

長神風二　東北大学東北メディカル・メガバンク機構総務・企画事業部広報戦略室

信國宇洋　東北大学東北メディカル・メガバンク機構バイオバンク事業部試料・情報分譲室

橋詰拓明　東北大学東北メディカル・メガバンク機構総務・企画事業部知財戦略室

原田　成　慶應義塾大学医学部衛生学公衆衛生学/慶應義塾大学先端生命科学研究所

檜山　聡　株式会社NTTドコモ先進技術研究所

布施昇男　東北大学東北メディカル・メガバンク機構総務・企画事業部

増井　徹　慶應義塾大学医学部臨床遺伝学センター

三嶋博之　長崎大学原爆後障害医療研究所人類遺伝学研究分野

峯岸直子　東北大学東北メディカル・メガバンク機構バイオバンク事業部バイオバンク室

武藤　学　京都大学大学院医学研究科腫瘍薬物治療学

村上善則　東京大学医科学研究所人癌病因遺伝子分野

山内隆史　株式会社NTTドコモ先進技術研究所

山口泰平　株式会社東芝技術統括部ソリューション開発センターライフサイエンス推進部

山下理宇　東北大学東北メディカル・メガバンク機構バイオバンク事業部バイオバンク室

山本雅之　東北大学東北メディカル・メガバンク機構

米村滋人　東京大学大学院法学政治学研究科

◆ **編者プロフィール**

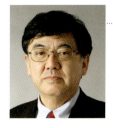

山本雅之（やまもと　まさゆき）

東北大学医学部および医学研究科修了．ノースウエスタン大学博士研究員，東北大学講師，筑波大学先端学際領域研究（TARA）センター教授を経て，東北大学医学系研究科医化学分野教授．東北メディカル・メガバンク機構長を兼任．環境ストレス応答の基礎研究とKEAP1-NRF2系を標的とする創薬研究に取り組んでいる．東北メディカル・メガバンク計画を通して，複合バイオバンク整備とゲノム医療普及に貢献しようと努力している．

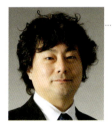

荻島創一（おぎしま　そういち）

東京大学工学部計数工学科卒業．東京医科歯科大学大学院医歯学総合研究科生命情報学博士課程修了．博士（医学）．同大学情報医科学センター特任助手，同大学難治疾患研究所ゲノム応用医学研究部門生命情報学分野助教，東北大学東北メディカル・メガバンク機構医療情報ICT部門バイオクリニカル情報学分野講師を経て，現在，同准教授およびバイオバンク事業部 統合データベース室長．日本バイオインフォマティクス学会理事，情報計算化学生物学会理事，日本オミックス医療学会幹事．米国医療情報学会会員，日本医療情報学会会員米国人類遺伝学会会員，GA4GHメンバー，NGS現場の会世話人．専門はトランスレーショナルバイオインフォマティクス，システム生物学，医療情報学．

実験医学　Vol.35　No.17（増刊）

ヒト疾患のデータベースとバイオバンク

情報をどう使い、どう活かすか？ゲノム医療をどう実現するか？

編集／山本雅之，荻島創一

実験医学 増刊

Vol. 35　No. 17　2017〔通巻605号〕
2017年11月1日発行　第35巻　第17号
ISBN978-4-7581-0366-4
定価　本体5,400円＋税（送料実費別途）

年間購読料
　24,000円（通常号12冊，送料弊社負担）
　67,200円（通常号12冊，増刊8冊，送料弊社負担）
郵便振替　00130-3-38674

© YODOSHA CO., LTD. 2017
Printed in Japan

発行人　　一戸裕子
発行所　　株式会社　羊　土　社
　　　　　〒101-0052
　　　　　東京都千代田区神田小川町2-5-1
　　　　　TEL　　03（5282）1211
　　　　　FAX　　03（5282）1212
　　　　　E-mail　eigyo@yodosha.co.jp
　　　　　URL　　www.yodosha.co.jp/
印刷所　　株式会社　平河工業社
広告取扱　株式会社　エー・イー企画
　　　　　TEL　　03（3230）2744（代）
　　　　　URL　　http://www.aeplan.co.jp/

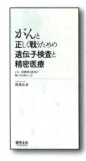
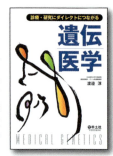
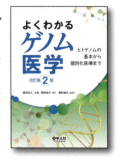
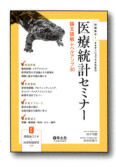

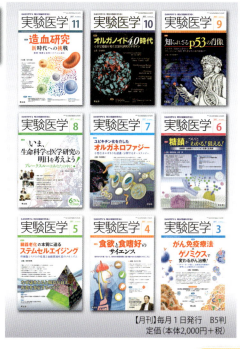
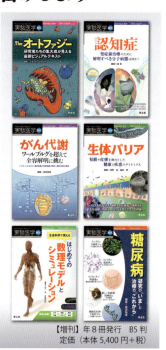

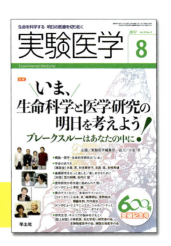
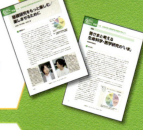
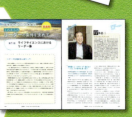